陈慎吾详解伤寒论方证与药证

CHEN SHENWU XIANGJIE SHANGHANLUN FANGZHENG YU YAOZHENG

陈慎吾　著

陈大启　陈　生　整理

河南科学技术出版社
·郑州·

内容提要

陈慎吾先生是现代著名伤寒临床家、教育家，原北京中医学院（现北京中医药大学）首任伤寒教研室主任。他一生致力于《伤寒论》研究，早年以《内经》释《伤寒论》，中年以各家之说注《伤寒论》，晚年以临床实践验证《伤寒论》。本书以《伤寒论》397 条经文为纲，以"方证""药证"为目，提纲挈领，条分缕析，逐一详解，帮助读者加深对伤寒论方证、药证的理解和掌握。本书适合广大中医临床医师、中医院校师生及中医爱好者阅读参考。

图书在版编目（CIP）数据

陈慎吾详解伤寒论方证与药证/陈慎吾著，陈大启，陈生整理. —郑州：河南科学技术出版社，2020.6
ISBN 978-7-5349-9877-5

Ⅰ.①陈… Ⅱ.①陈… ②陈… Ⅲ.①《伤寒论》—研究 Ⅳ.①R222.29

中国版本图书馆 CIP 数据核字（2020）第 052397 号

出版发行：河南科学技术出版社
北京名医世纪文化传媒有限公司
地址：北京市丰台区万丰路 316 号万开基地 B 座 1-114　　邮编：100161
电话：010-63863186　010-63863168
策划编辑：赵东升
文字编辑：赵东升
责任审读：周晓洲
责任校对：龚利霞
封面设计：中通世奥
版式设计：崔刚工作室
责任印制：陈震财
印　　刷：河南省环发印务有限公司
经　　销：全国新华书店、医学书店、网店
开　　本：720 mm×1020 mm　1/16　印张：18.5·彩页 2 面　　字数：332 千字
版　　次：2020 年 6 月第 1 版　　2020 年 6 月第 1 次印刷
定　　价：68.00 元

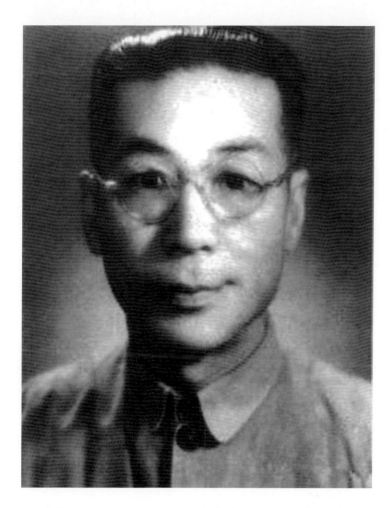

　　陈慎吾(1897—1972),福建省闽侯人,著名中医教育家、伤寒学家、仲景学说实践家,第三、四届全国政协委员

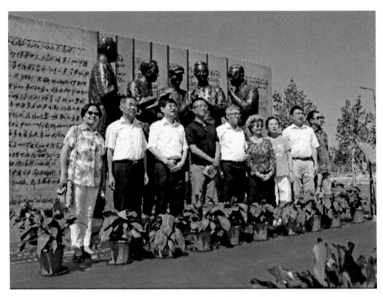

2016年9月3日,北京中医药大学领导与五老亲属在"五老上书"群雕揭幕现场留影

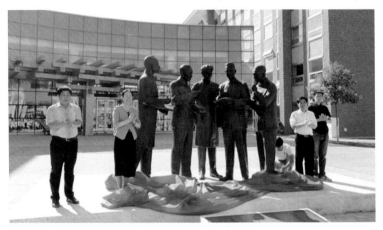

2019年8月30日,"五老上书"铜像落成仪式在北京中医药大学良乡校区举行

(五老铜像自左至右:任应秋、于道济、李重人、秦伯未、陈慎吾)

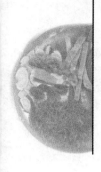

前　言

陈慎吾先生是我国著名的中医学家和中医教育家,是治学仲景学说的著名学者和仲景学说实践家。一生致力于中医教学、医疗及《伤寒论》研究,讲授经典著作《伤寒论》。1935－1938年,与胡希恕先生在北京西城区灵境胡同成立"国医著者联合诊所"。1938年执教于孔伯华主办的北平国医学院。1948年创办北平中医研究所(1949年改称北京中医研究所),后在此基础上成立"私立汇通中医讲习所"。1954－1956年,参加中医研究院建院工作。同年,调入北京中医学院(现北京中医药大学),担任伤寒教研组组长、院务委员会委员。

陈老一生致力于《伤寒论》研究,早期以《内经》释《伤寒论》,中期以各家学说释《伤寒论》,晚年以临床实践印证《伤寒论》。临证擅用经方,疗效显著,尤以柴胡剂治疗肝病为专长。在《伤寒论》的临床及教学两方面均达到较高的造诣。他多次参加全国《伤寒论》教材审定会,在审定会上反复强调《伤寒论》条文必须顺序不变的见解。

陈老认为,《伤寒论》中的方药,验之临床,无不有效。至于制方调剂,规律严谨,一药之差,或分量之变,则方义不同,治疗亦因之而异。用方应有"方证",方证就是用方的证据,证据既包括了病机,又包括病机反映在外的证候。张仲景的学术思想,对后来方剂制方原则如寒热杂投、升降相因等,产生了积极的影响。他崇尚仲景学说并以之指导临床,如擅用桂枝汤、麻黄汤、白虎汤、承气汤、小柴胡汤、柴胡桂枝汤、桂枝加葛根汤诸方剂以治因外邪引起的各种急性热病。在治疗内科杂病时,用桂枝甘草汤、苓桂术甘汤、炙甘草汤、瓜蒌薤白汤等剂治疗心疾。治疗肝病,以柴胡剂为主,把柴胡剂作为一味药来应用。他遵循保胃气的法则,常用理中汤、泻心汤、旋覆代赭汤诸方治疗不同类型的脾胃病。喜用小青龙汤、射干麻黄汤、麻杏石甘汤、葶苈大枣泻肺汤、麦门冬汤诸方以治肺病。惯用八味丸、四逆辈以治肾阳不足之证。常用桂枝汤、当归芍药散、桂枝茯苓丸、桃核承气汤、抵挡汤(或丸)、四逆散、半夏厚朴汤、温经汤、芎归胶艾汤等辨治妇科疾患。

陈老在教学时,要求学生从《伤寒论》原文入手,要做到使《伤寒论》脉证方药了然于心,方可融会贯通。1962年,当他见到本科学生基础课不够,基本功不牢,如此下去,实难担当发展中医之重任时,即与秦伯未、李重人、于道济、任应秋五位学者联合上书当时卫生部,史称"五老上书",强调一定要加强中医基础理论的研究和保证教学质量的不断提高,提出"要先继承好,才能有提高"的口号。1971年临终前,为了帮助青年教师开课,带病写了《伤寒论》教学参考资料万余言。

陈老讲解《伤寒论》有很多版本,经我们反复筛选、推敲,选定1957年讲稿为蓝本,参照其他讲稿,重新核实经文条目,精选陈老注解,成为本书的主体部分,后附弟子们跟师学习心得和临床实践经验,列为附录。

虽然,我们竭尽全力,想通过整理陈老的《伤寒论》讲稿,能把陈老对于《伤寒论》的研究精华传承下去,但由于学识所限,挂一漏万之处还请同道斧正。

最后,特别感谢著名中医学家王凤岐教授,生前就如何传承先祖父学术思想和宝贵经验,多次与我促膝长谈,指点迷津,倾注心血,付出辛劳,谨以本书告慰王老在天之灵。

陈 生

庚子正月于北京

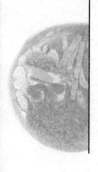

编　例

　　本编凡节录各家言论及个人发挥，为力求简短起见，均未注明姓氏、编辑体例，暂订如次。

　　各条内容分①编号、②标题、③经文、④经注、⑤详解、⑥方剂、⑦药物、⑧习题8项。①至④项为每条皆有，⑤至⑧四项则视需要而定。各篇篇末有一小结，综合说明本篇重点。篇中遇有复杂错综不易用文字阐明者，则用图表说明之。书末附经方证治分类，为急证选方，便于临床应用。

　　1.　**编号**　按伤寒论集成之例，全书分为397条，按条编号，以便检阅。

　　2.　**标题**　摘录每条大义，列于经文前，作为标题。

　　3.　**经文**　根据赵刻宋本，旁参成本，兼考《玉函》《脉经》《千金方》《外台秘要》诸书，作为对照。

　　4.　**经注**　以解释本条经文为主，文字力求简明。

　　5.　**详解**　凡本条经注未能备述，尚待发挥或文句待解释者，均列入本项。

　　6.　**方剂**　各方剂中之药物、剂量及煎服等法，皆据经方照录或加按语说明之。

　　7.　**药物**　各药后注明药性、药味、药类、药能、药征、调剂等。药征是供用本药之标准。

　　8.　**习题**　每隔数条，酌拟习题数则，为巩固学习及深入研究之阶梯。

　　编者就历年教学问难所得及临床体会，并征引前贤之言论写成此稿，希望能达到适合教学研究及临床参考之用。

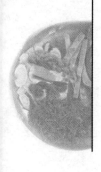

序一

著名中医教育家——陈慎吾

陈大启　孙志洁

先师陈慎吾,闽侯世家。幼承庭训,精于儒学,旁通岐黄。后因宗戚罹患,为庸医所误,遂立志业医以济世活人,于1930年拜河南名医朱壶山先生为师。朱老精通中医经典,崇尚临床实践,老师尽得其传,并与益友胡希恕老师相互切磋,问难仲景学说,相得益彰。1936年,鉴于中医事业日渐衰落,后继乏人,遂于临诊之余,致力于中医教育,直至1972年亡故。数十年如一日,勤勤恳恳,兢兢业业,为发展中医教育事业,贡献出自己的全部精力,是近代享有盛名的中医教育家。

一、含辛茹苦,潜心育才

1938年,因先师精于《内经》又擅用经方,由朱壶山先生推荐,受聘于北平国医学院,讲授《内经》与《伤寒论》。由于先师功底深厚,讲解清楚,使学生既明《内经》之理,又晓《伤寒论》之用,能于《内经》中理谕《伤寒论》辨证论治之法,又从《伤寒论》中明晰《内经》阴阳变化之旨,深受师生之好评。后因国难当头,该院于1940年被迫关闭。先师并未气馁,反而更增强其振兴中医事业,复苏民族文化之决心。他一面临诊行医,济世活人,一面带徒授课,力争使中医事业后继有人。

抗战胜利后,先师将带徒传艺变为集体授课,一面亲自给学生讲授《伤寒论》《金匮要略》,一面带领学生临床实习。如此言传身教,不仅使学生学习了中医学术,并且懂得了维护和发扬祖国医学之重要性。至1948年,终于创办了"私立北平中医研究所"。

二、喜得春风,桃李飘香

中华人民共和国成立后,党和人民政府制定了符合人民利益的中医政策,先师为此欢欣鼓舞。他不仅马上参加了中央卫生研究院中医研究所的工作,同时腾住房,筹资金,编教材,扩大北京中医研究所的招生,其学生以 30～50 人为一班,分级授课。他亲自讲授仲景学说及《内经》《难经》。因工作任务繁忙,常废寝忘食。在先师的精心培育下,学生学习成绩大多优良,当 1950 年北京市举行中医师考试时,在参加考试的 30 人中被录取者达 23 人之多,可见先师教学之精,用心之苦。

其后,先师在党和政府的支持下,继续扩大研究所的招生。至 1953 年,学生已达 150 余人。他为使学生学好中医,夜晚编写讲义,修订讲稿,常通宵达旦。教学时对经典中难以领会之处,总是循循善诱,耐心诠释,务使学生理解。同时还先后应门头沟与丰台区之请,设立分所,为郊区培养中医人才。在先师的不懈努力与精心管理下,北京中医研究所于 1955 年已逐步发展成具规模的中医学校,在校学生达 400 余人。

1956 年,为了进一步扩大中医教育,培养中医人才,在党和政府的大力支持下,完善了教学设备,增设了课程内容,并经北京市人民政府批准正式成立"私立北京汇通中医讲习所",先师备感欢欣鼓舞,亲任所长,全市招生,考试合格者入学,学制三年半。为了使学员更全面、更系统地掌握中医理论,他不辞辛苦,四处奔走,特聘北京名医学者耿鉴庭、谢海洲、赵绍琴、穆伯陶、许公岩、马秉乾、于道济、马继兴、许作霖、余无言、芦英华等,讲授医史、中药、方剂、内经、难经、内科、外科、妇科、儿科、针灸、正骨、按摩课,并增加了政治理论及部分西医基础课程。同时,组织了一个强有力的教学班子,使学生尽得名师传授,学业日进,医术日精。

三、凤愿以偿,杏林硕果

1956 年,党和人民政府为了继承和发扬祖国医学遗产,培养中医人才,创办了北京中医学院,先师对此高等中医学府的建立深感高兴。不久即欣然同意由中医研究院调往北京中医学院担任《伤寒论》教学,并出任伤寒教研组组长。到此时,可以说先师致力于中医教育事业的凤愿才真正如愿以偿。他为了集中精力更好更多地培养中医人才,于 1958 年毅然将自己苦心创办的北京汇通中医讲习所交北京市中医学校接办,全力以赴地投身到北京中医学院的教学工作中。

在从事中医教育的 30 余年中,先师共培养学生千余人,这些同志当年都曾亲聆先师教诲,为今天从事中医事业奠定了坚实的基础。据笔者所知,先师当年培养的学生,现已遍布全国,大多数已成为中医临床、教学及科研的骨干,正在不同的岗位上为中医事业的兴旺发达而奋斗。

四、鞠躬尽瘁,死而后已

先师调北京中医学院伤寒教研组任教的 10 余年中,是他致力于中医教育事业的鼎盛时期。在这期间,先师虽年逾花甲,但他意气风发,老当益壮,更加忘我地工作,他将其 30 余年教学之经验全部献给了学院,将其几十年治学之心得尽力传授给学生,将其一生中最后的精力全部贡献给中医的教育事业。为中医教育事业的发展,他做到了鞠躬尽瘁,死而后已。

在这十余年,先师为中医学院培养了一大批本科生、进修生、留学生等,他不顾年迈体弱,始终站在教学的第一线,为了使学生用到高质量的统编教材,他曾抱病工作,冒酷暑,长途跋涉,多次参加全国《伤寒论》教材审定会,在审定会上反复强调《伤寒论》条文必须顺序不变的个人见解。为了使学生理解《伤寒论》的深奥理论,他焚油继晷,精修讲稿,用浅显生动的言语,阐明《伤寒论》中深奥的哲理。为了使学生掌握《伤寒论》的理法方药,他亲临诊室,言传身教,用其丰富的实践经验,再现经方的妙用。为了使不同程度的学生都能学懂《伤寒论》,他改进教学方法,因人施教,用其高超的教学艺术,使学员皆有圆满的收获。

先师一生,为人公正刚直,待人谦虚谨慎,治学态度严谨,医疗品德高尚,确可为人师表。在旧社会,他为发展中医事业,不畏强暴,逆潮流而上。新中国成立后不顾个人得失,以治学育人为急务,遇有损害中医事业之言行,必据理抗争,从不苟且。其功深学厚,对中医理论之研究,造诣极深,但终不以专家学者自居。先师治仲景学说数十年,颇有独到见解,但其从未满足,总感尚有不足之处,几十年来,每讲《伤寒论》必精修讲稿,字斟句酌,故讲伤寒数十遍,每讲有新意,每遍见心得,弟子每谏其著书立说,但先师总淡然笑之曰:"著书立说不难,但只恐炉火不纯,误人子弟,悔之晚矣。"所以直至1963年年底,才集中其全部资料,准备锐意立说,有裨后学,但直至病逝未能完成其夙愿,竟成终身之憾。先师不仅学识精深,并且医德高尚,从不阿谀逢迎所医患者,不论贵贱贫富,一律以诚相待,以济世活人为本。中华人民共和国成立后,因其医术精深,多次被邀给中央首长诊治,其于诊后从不借以炫耀,即使在介绍病例时,一律讳去姓名职务,仅存医事,以示后学。由于先师学深似海,性洁如松,故深受多数师生之爱戴。

先师积数十年研究仲景学说之经验,在教学中,着重从理论上学懂《伤寒论》之大纲大法。他一生治学伤寒,早年以《内经》释《伤寒》,中年以各家之说注《伤寒》,晚年以临床实践验证《伤寒》,深得其益。故在教学时,要求学生从《伤寒论》原文入手,仔细推敲,反复玩味,要做到使《伤寒论》脉证方药了然于心,方可融会贯通,使学生既明其理,又晓其用,既可前承古人,又能创新见,获益匪浅。

他积数十年使用经方之经验,深知仲景之书辨证精深,立方严谨,若从理论上理解尚难得心应手,故在教学中极力强调要崇尚实践。他要求凡讲《伤寒论》之教师,必须善用经方于临床,他要求凡学《伤寒论》之学生,必须学会使用经方。在他的极力倡导下,学院从五九年级学生开始,即增设《伤寒论》临床实习课,由该教研室老师亲带临床,言传身教,使学生学《伤寒论》,用《伤寒论》,通过实践,体会《伤寒论》理法方药之妙。这种理论联系实际的教学,不仅大大提高了学生学习中医的热情,并且使学生真正获得了中医辨证之真谛。

先师在几十年的教学中,积累了丰富的教学经验,他不仅善于充分运用其深厚的文学功底,结合其丰富的临床实践,用生动活泼的语言给学生讲明深奥难懂的哲理,使学生听之易懂。更能够针对不同对象,因人施教。记得先师在1959年给中医学院第一期全国中医研究班(西学中)和全国中医进修班合班讲授《伤寒论》时,他一变给本科生讲课之常法,首先重点阐述了中医"辨证论治"的治病特点,用典型生动的实例,使西医学习中医的学生建立起中医"证"的概念。进而通过对《伤寒论》脉证方药深入浅出的分析,说明了《伤寒论》是怎样以外病为基础,通过六经辨证,示人以明辨病症的部位、性质,掌握病变的规律及施治的大纲大法,因而在临床中,它不仅适用于外感风寒,更可运用其法以治内、外、妇、儿之杂病。他以其运用经方的丰富经验,验证其理论于教学,说服力极强。从而使已具有一定临床经验的中医进修班的同志开阔了思路,提高了认识。同时,为了让学西医的医生学会中医,先师特为他们增添课后辅导及临床见习。他一面将辅导学生时提出的问题详加剖析,一面于临床中使学生懂得中医治病之理。仅此一事,可见先师教学水平之高妙。由于先师教学出色,学院于1961年为先师录制了《伤寒论》讲课录音,作为培养青年教师的资料,至今仍有其一定的指导作用。

先师自调往中医学院后,就将其全部精力投身于中医教育事业中,他一心想着中医事业的兴旺发达,一心盼着中医事业后继有人,至于个人之名利地位,则早已置之度外。故于1962年,当他见到本科学生基础课不够,基本功不牢,如此下去,实难担当发展中医之重任时,他心急如焚,遂与秦伯未、李重人、于道济、任应秋五位学者联合上书卫生部(史称"五老上书"),强调一定要加强中医基础理论的研究和保证教学质量不断提高,提出"要先继承好,才能有提高"的口号,这一口号代表了老一辈中医学者的共同心愿,也是先师积数十年中医教育之经验发出的心声。1971年,先师为了帮助青年教师开课,抱病写下了《伤寒论》教学参考资料万余字,为中医事业呕尽了最后一滴心血,于1972年7月病逝。

先师离开我们已有很多年了,常欲提笔缅怀先师之业绩,又恐学识有限,以蠡测海,故迟迟未能成文。今不揣浅陋,略述先师从事中医教育事业之一二,以尽弟子之心,告慰先师于九泉。

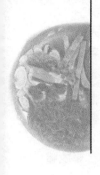

序二

著名伤寒学家陈慎吾教授学术思想探究

张长恩 （首都医科大学中医药学院）

张长恩，主任医师，教授。1936年生，早年随父习医，而后师事于北京著名老中医胡希恕、陈慎吾、宗维新等经方大师，曾任首都医科大学中医药学院伤寒教研室教授、主任、中医系主任。从事伤寒论教学、临床、科研工作50余年，崇尚仲景学说，临证擅用经方。

《陈慎吾详解伤寒论方证与药证》大作，是其弟子陈大启教授等，依据已故著名中医学家、教育学家、临床学家、伤寒学家陈慎吾先生，任教于自己主办的私立北平中医研究所、私立北京汇通中医讲习所，以及被聘于北京中医学院期间多次讲课讲稿及录音精心整理而完成的，真实、完整地反映了一代中医经方大师研究仲景学说的卓越成果，同时也展示了其学术思想。

一、倡导《伤寒论》是一篇文章，强调条文排列的连贯性

《伤寒论》的编次，具有其特定的编次意义，条文之间或隐或显，或前或后，彼此都有紧密的联系，章节段落，起止照应，较全面地反映了辨证论治的精神。

（一）六经各篇，首立概论

《伤寒论》每于六经各篇之首立各经病证一节，包括主证、主脉、分型、传变、预后判断、治则和禁忌等内容，从而在讨论六经病错综复杂的具体证治之前，先了解各经病的概况，做到原则掌握，临阵不乱。如太阳病上篇的第1～11条讨论太阳病概论。其中第1条为太阳病总纲，讨论太阳病的主症主脉，它为中风、伤寒所共有，故作为总纲放在篇首第1条。第2、第3条承接第1条说明太阳病一般可分为中风与伤寒两种类型，并叙述了各自的相异脉症。第4、第5条讨论太阳伤寒（包括中风）是否内传的诊断依据。第6、第7条相连接，从两个侧面来说明病变的性质、部

位及临床表现由病证性质与体质性质两个主要因素决定。风邪为主者为中风,寒邪为主者为伤寒,温邪所致者为温病。体质偏阳盛者发热恶寒,偏阴盛者无热恶寒。疾病的发生有常有异,体现了诊断疾病的辨证观。第8至第10条讨论太阳病的欲解时与病程。一般病程6天为一个阶段,病程较长者,可为两个阶段,12日愈。第11条辨明太阳病的主症发热与恶寒的真假。以上11条原文,系统地讨论了太阳病的主要脉症、分型鉴别、传与不传、异常病型与病证的鉴别、病程与欲解时的预后等内容,前后次序条理井然,如果把11条原文分散或前后颠倒,就将影响概论的完整性和理论上的逻辑性。

上述太阳病是这样,而其他阳明病、少阳病、太阴病、少阴病和厥阴病等也是如此。

(二)上下条文,发挥补充

《伤寒论》常把同一方证的不同条文放在一起,扩大其应用范围,或补充解释上一条原文所述脉症之病理机制。如第12条讨论太阳中风桂枝汤证的病机,紧接着第13条突出了太阳病桂枝汤证的主症。又如第35条为太阳病麻黄汤证,第36条为太阳阳明合病之症,也属典型的麻黄汤证。第37条说明太阳病日久麻黄汤证仍在,仍当用麻黄汤。第38条为大青龙汤证正证,第39条补充说明了不典型的大青龙汤证。第40条论小青龙汤之病机、主症及兼症,第41条补充了小青龙汤证之主症及药后转机。在论中这种编排不下20余处。耐心研读,自能体会,若把这些条文上下分开,就失去其编次的意义。

(三)前后条文,鉴别病证

具有某些相同症状的不同病证编在一起,于同中求异,做鉴别比较,是《伤寒论》重视鉴别诊断的具体表现,也是陈教授《讲义》编次的又一特点。如第26条上承第25条前半部分,以辨明同为太阳病用桂枝汤不如法致大汗出、脉洪大的脉症。第25条是当大汗出之时暂时见脉洪大而无大烦渴,第26条是大汗出之后转化为脉洪大而兼大烦渴不解,两者证治各异。前者仍为桂枝汤证,故用桂枝汤治疗;后者则为外邪化热伤津耗气入里,故用白虎加人参汤治疗。前后二证根据口渴与否做鉴别,若把这两条分散就失去其编次的意义。这样的条文,在论中尚有许多,细心研读,不难发现。

(四)病变过程,编次可见

从《伤寒论》的条文编次,还可以看出某些病证的发展过程及相应的治疗措施。其发展包括向病进或病愈两个方面发展。向病进方面发展主要由于失治或误治所致,向病愈方面发展主要是由于正治或自复之故。如第31条至第34条论葛根汤证由表入里的逐步转变过程。第31条基本上是太阳病,但症见肌肉强急,治疗用葛根汤,提示已开始向阳明转化;第32、第33条在前条基础上更见下利或呕吐,阳明见症更多一些,故称为太阳阳明合病;第34条见下利不止,喘而汗出,可能是第

32、第33条太阳阳明合病之进一步发展,治用葛根黄芩黄连汤。如将这4条原文分开,或前后颠倒,便看不出这一传变过程了。诸如此例,论中尚多,仔细体认,自能了然。

(五)误治变证,列举其异

《伤寒论》常把同一误治的各种不同变证放在一起讨论,以辨明人的体质因素是决定误治后是否产生变证、变证性质及临床表现如何的关键所在。如第62至第66条因为误汗太过,但由于患者素体有气血亏损、肺内蕴热、心阳不足、脾气虚弱之不同,就有身疼痛脉沉迟、汗出而喘无大热、心下悸欲作奔豚、腹胀满等不同的变证,治疗也就有桂枝新加汤、麻黄杏仁甘草石膏汤、桂枝甘草汤、茯苓桂枝甘草大枣汤、厚朴生姜半夏甘草人参汤之异。如此等等,均因患者体质差异而致误治后变证各异。

(六)相反相成,着意对比

《伤寒论》有时把某些意义相反的条文放在一起,着意对比,提醒不要顾此失彼,具体地体现了辩证法思想。如第68、第69条讨论误汗所致的虚寒证,紧接着第70条讨论误汗所致的实热证。如此编排,着意辨别虚实寒热。又如第251条讨论用承气汤的缓下法,反复告诫不可妄攻,紧接着第251至第254条讨论承气汤的急下法,提示当机立断攻下。如此编次,使缓下与急下形成鲜明对比,说明应用承气汤时,应根据临床具体情况而定,切不可胶柱鼓瑟。

(七)某个专题,集中讨论

《伤寒论》中有些看似无联系而实有一定联系的条文被编列在一起,针对某一专题反复讨论,前后参照,相互比较补充,也是其编次上的特点。如第42至第57条桂枝、麻黄参杂似乎显得比较混乱,其实是针对可汗与不可汗、轻汗与不可纯发汗这一主题讨论,内容相当丰富而完整。有太阳病外证未解,脉浮弱,宜桂枝汤发汗者;有汗后复下,外证未解,仍当用桂枝汤者;有太阳病误下后表不解,仍当用桂枝汤者;有太阳病日久,麻黄汤证仍在,仍当用麻黄汤发汗者;有太阳病发汗不彻,太阳病不罢,仍当麻桂合剂微发汗者;有脉浮数兼阳虚,不可纯用汗法者;有脉浮紧兼血虚,不可纯发汗者;有脉浮、浮数、浮紧不兼阴阳气血亏损而可用麻黄汤发汗者;有营卫不自汗出,宜桂枝汤更发汗者等。又如第90至第95条四逆汤、调胃承气汤、桂枝汤参杂似乎也很乱,但经过仔细分析,我们仍可以看出这些连在一起的条文是集中讨论汗法与温法、下法之间的先后缓急关系,辨明何时宜先汗,何时宜先温,何时宜先下,不得有误,否则为逆。汗法的代表方是桂枝汤,温法的代表方是四逆汤,下法的代表方是调胃承气汤。至于霍乱病及阴阳易差后劳复病另立为篇,集中讨论某一专题更不待言。

(八)同条原文,承上启下

《伤寒论》中还有许多条文具有双重的编排意文,即同一条原文不仅有承接上文的作用,而且还有启引下文转论另外专题的作用。如第15条前半部分承上补述桂枝汤平冲降逆的作用及应用范围,后半部分"若不上冲者,不得与之"为启下,引出桂枝汤禁忌证及变证。第16条既直承第15条后半部分桂枝汤禁忌证,又提出桂枝汤变证的处理原则,为下面几条太阳病汗后变证的具体治疗提供了原则性的依据。

综上所述,说明《伤寒论》原文的编排,实有规律可循,有精深的含义,从上述八种编次特点,可窥全貌。在1963年5月全国中医教材会议上,陈慎吾教授提出:"《伤寒论》是一篇文章,强调条文排列的连贯性。"这一提法,得到与会代表的一致赞同,这对《伤寒论》的学习、研究、应用起到指导性的作用,具有深远的历史意义。

二、主张学习《伤寒论》要掌握其中之"法"

陈教授在讲授《伤寒论》课时再三强调,"学习每一条原文后应该体会其中之'法'",认为学习《伤寒论》后所有条文中之"法"应该能在临床应用。他说:"《伤寒论》是中医基础医学,同时又是临床应用医学,包括各种急性热病及其变化的治疗法则,而以'伤寒论'命名者,盖因伤寒变传最快,变证最多,治疗最难,善后调理等法比一般疾病较为完备,故举以为例,以概其余。全书根据汉代以前,通过长期治疗经验的总结,实践证明,并无丝毫玄理羼入。2000年后至今日,仍不失为治疗万病之大法。故本论基本上属于朴素唯物之经典医学,不但集前代医学之大成,且启发后世之医学思想,奠定医学独特之体系。祖国医学书籍虽汗牛充栋,要皆不出大经大法,若整理提高,由此入手,必有矩可循,在理论上、临床上不难全面掌握。"例如第16条之坏病变证治法提纲,此条之"法"亦是治疗坏病之法则,亦是治疗所有疾病的法则。在此基础上,将此之"法"再分为三个大法。第一个大法是治病凭脉证不凭日数,必须观其脉证,应从脉证中测知所犯何种错误,即汗多亡阳者、烦渴谵语者、下后虚烦者、结胸者、吐后内烦者、腹胀满者、温针后吐者、惊狂者。第二个大法是凭脉证之中,侧重在证,但须脉证遍察而再处方药。第三个大法是凡正气不足之人,虽有表证,不可解表。由此不难看出,《伤寒论》原文,条条皆含"法",充分体会原文之定法与活法,才能活学活用,以此服务于临床。

三、认为《伤寒论》是辨证论治之书

陈教授在课堂上常说:"有许多病是相似的,但它不是一个病。"从这短短通俗易懂的一句话中,却高度概括了中医学辨证论治的核心。他认为,《伤寒论》不代表在汉代突然出现的新医学,也不是将古人之经验再成套地照样提出来的,而是总结古人之医疗理论及临床而形成的古代医学的精华。因此《伤寒论》近2000年以来一直指导着临床,迄今尚有疗效。陈老还认为《伤寒论》之所以能够指导临床,是因为书中贯穿着中医辨证论治的精神,并提示其丰富的具体例子。于是他在讲课时总结说："通过作书人(指张仲景)的实践证明,把古人的东西,自己再打烂,通过消化吸收,融会贯通,进一步创造性地发明了这种辨证论治的医学技术。"

在这种观点的基础上,陈教授进一步解释"辨证"是"分辨证据",即分辨主证与客证、本与标、寒与热、缓与急、前与后等方面。他认为,疾病是繁杂的,人体是复杂的,然而利用辨证的方法,则能够深入浅出,可以得到一个方案,若辨证用方正确,则效如桴鼓。

陈教授深知辨证的方法就是比较的方法,故将《伤寒论》中的证与证中的同一症状做了比较。

1. 证与证的比较

计有桂枝汤证与白虎加人参汤证、桂枝汤证与栀子豉汤证、麻黄汤证与葛根芩连汤证、麻黄汤证与麻杏石甘汤证及桂枝加厚杏汤证等都要做出比较。例如第25条桂枝汤证与第26条白虎加人参汤证的共同点为"大汗出"与"脉洪大",然这两者之"大汗出"与"脉洪大"是不同的。第25条桂枝汤证之"大汗出""脉洪大"是服药之后,药物作用于人体而引起的病证,如果不服药则不大汗出,脉亦不洪大;第26条白虎加人参汤证的大汗出、脉洪大是里热引起的病证,与服药无关。第26条中"大烦渴不解"亦为里有热的重要标志。因为桂枝汤是温剂,白虎汤是凉剂,两首方剂性质相反,然两个汤证在临床表现上虽有相似之处,若给白虎汤证患者误服桂枝汤则会引起火上浇油之弊。故要正确理解两汤证之区别,临证时方不致误。

2. 同一症状的比较

计有恶寒、汗出、渴、烦躁、腹胀满、身黄、厥、干呕、喘、但欲眠睡等,都要做出比较鉴别。例如恶寒有大恶寒与微恶寒之异。所谓大恶寒是表证的恶寒,其最大的特点是无论采取任何方法亦不能解决恶寒,只有将其病治愈方能解决;所谓微恶寒是阳虚的恶寒,它通过增加衣服、烤火、进热食等多种方法可以减轻。然从治疗的角度看,大恶寒虽重,但其治疗是相对容易的;微恶寒虽轻,且通过一些措施容易减轻其程度,但其治疗是不容易的。

四、强调学习《伤寒论》必须结合《金匮要略》

因为《伤寒论》是东汉张仲景所著《伤寒杂病论》之一部分,是由后人分为《伤寒论》与《金匮要略》。所以陈教授一贯主张,学习《伤寒论》必须结合《金匮要略》方能全面理解。于是他在1956年为研究仲景学说提出了如下指导意见:"《金匮》与《伤寒》原为一部书,《伤寒》是在各阶段中有许多种疾病,《金匮》是在各种疾病中分各个阶段。一纵一横而熟读,自有左右逢源之妙。"从而引起当时学者对仲景学说研究的高度重视。

例如,陈教授对39条大青龙汤证的见解,就是《伤寒论》结合《金匮要略》而提出的。第38条、第39条同为大青龙汤证,然此两条有所不同。大青龙汤证的病机是表有寒、里有热,故见发热恶寒、不汗出、烦躁等证。第38条是风寒重的大青龙汤证,即其中麻黄汤证之成分较重,故见"脉浮紧"与"身疼痛",治疗用大青龙汤,其主要目的为发汗以散寒;第39条是水湿重的大青龙汤证,是由外感引起水饮在外不得通之证,即"有水饮的人受寒"之证,故见"脉缓"与"身重",治疗用大青龙汤,主要目的为发汗以去水湿。他认为"《金匮》用大青龙汤就是去水湿用的,治水饮病"。水饮在人体下部,治当利小便,药用茯苓、白术等;水饮在人体上部,治当发汗,方剂可用大青龙汤。这些例证还有许多,仔细体认,自能触类旁通。

五、独特的"方证"理解

陈教授认为《伤寒论》的"方证"是辨证论治的基础单位,因此他对《伤寒论》的112个方证做了认真细致深入的研究。如对"桂枝汤证"的研究:第一阐明桂枝汤证作用机制,即"营卫和谐",营行在脉中,卫行在脉外,然两者是互相调节的,血虽在血管中,其功能可以发挥外表以维持在外之气,若血的功能不能发挥到外表,则在表之气其支持而散,亦消失其功。第二,明白此理,就能知桂枝汤的用途了:①太阳病中风证者;②太阳病中有汗者;③病在表,有热象,有邪气者;④表邪不解,病重药轻,针药并用者;⑤太阳病服药后虽减轻而未愈者;⑥营气和之营卫不和的自汗之证;⑦时发热,自汗出之证等。第三,明确桂枝汤的禁忌证:①表实无汗者;②太阳病下之后,气不上冲者;③温病不可用;④形成坏病者等。第四,明了桂枝汤的加减证,如桂枝加葛根汤、桂枝加厚杏汤、桂枝去芍药、桂枝去芍药加附子汤证、桂枝加附子汤等。第五,通晓桂枝麻黄合方证,如桂麻各半汤证、桂二麻一汤证、桂枝二越婢一汤证等,这为应用合方证开了先河。

六、对不带方剂的条文,提示方药

如第6条:"太阳病,发热而渴,不恶寒者,为温病。"他认为,太阳病必恶寒不渴,阳明病不恶寒反恶热有渴,温病不恶寒发热必渴,故温病非太阳病,而且是阳明病之类。"若发汗已"以后之一段条文示人温病不可发汗,发汗则更伤津液,热愈盛,渴愈甚。"若被下者"以后一段条文示人温病不可下,误下则变为坏病。"若被火者"以后之一段条文示人温病不可温。总之他认为:第6条未出治法,既言不可汗下,则麻杏甘石汤等,可随证选用。

第6条用麻杏甘石汤之见解与陈念祖相同。陈念祖在《伤寒论浅注》中说"治宜寒凉以解散,顺其性以导之,如麻杏甘石汤之类"。陈念祖言"麻杏甘石汤之类",而陈教授言"麻杏甘石汤等"。可见两者皆未拘泥于麻杏甘石汤一方,在此更重要的是提示一个治则,即治疗温病须用清法。此两者之见解与陆九芝在《伤寒论阳明病释》所提示的"汗、下、火皆误,所少者清法耳,仲景所以不出者,以清法轻重不一,非可泥定一方故也"之见解是一致的。

七、理解《伤寒论》须细读条文

陈教授认为,《伤寒论》一书,主要是突出六经辨证,并以理法方药具备而著称的一部中医古典著作。1700多年来,受到人们所尊崇而认定是中医必读之书。书中前后相应,首尾贯通,有浑然一气、似分又合之妙,后人遵而用之,极有征验,为畅发本义,抽绎妙理,揆其字义、语词,约分两端。

(一)明字义

1. 同音假借字,如"瞚"与"瞬"。目自动为"瞬","不能瞬"即目珠不能转动之意。又如"擗"与"辟"通。辟者倒地,"欲擗地"即欲倒地之意。

2. 有个别字,须根据具体病况而进行分析理解。如"协热而利","协"与"挟"通,"热"当指表证恶寒发热而言,是与此条协热下利之证较为符合。

3. 在条文间有当时民间口头语,如"中""不中",含可与不可之意。现在河南各地此类口头语民间甚是通行,故"桂枝不中与之也",即桂枝汤不用之谓。

4. 在断句方面,如额上陷脉急紧,当联为一句读,从"紧"字断句。如作"额上陷,脉急紧",则与疾病的具体情况不符。

5. 衍文,如"寒实结胸,无热证者,与三物小陷胸汤,白散亦可服"。寒实结胸的主方是三物白散,不可与小陷胸汤,故"小陷胸汤"及"亦可服"七字,当系衍文。考《千金翼方》所载条文,并无以上七字,可为一证。

(二)揆语词

论中语词计有①设问;②引用;③错综;④反复;⑤转换;⑥反衬;⑦排比;⑧摹状;⑨倒装;⑩警句;⑩省略;⑥避讳等。从上述12项中去探求,因篇幅所限,就不举例说明了,但以此为线索,可以探求其病机的变化,证候上的多样性及其治疗上的原则性。

总之,陈教授熟知中医经典,尤以《伤寒论》研究精深,认为《伤寒论》是中医理法方药完备的第一书,六经辨证是精髓,明辨六经辨证之理,则于外感病及内伤杂病均有实际意义。针对《伤寒论》文字古朴、文理深奥、注家繁多、实用性强的特点,他提出其学习方法要注意4个方面:一是熟读原文,重点掌握;二是注意文法,理解本义;三是参考注本,择善而从;四是结合临床,学以致用。

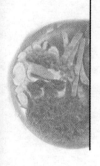

"五老上书"

对修订中医学院教学计划的几点意见

秦伯未　于道济　陈慎吾　任应秋　李重人

按语：1962年7月，针对高等中医药教育初期出现的西化偏差，北京中医学院秦伯未、于道济、陈慎吾、任应秋、李重人五位教授以强烈的责任感和主人翁意识联名向学校递交了包括培养目标、教学方法、课程设置、基本功训练等内容在内的《对修订中医学院教学计划的几点意见》。呼吁：中医教育要坚持中医主体，中医学院要培养高级中医师，应当强化中医和传统文化教育。这一事件在当时的教育界和学界引起了重大反响和热烈讨论，也得到了国家的极大重视和肯定，史称"五老上书"。

1982年，时任国家卫生部部长崔月犁批示：五点意见很好，可以解决中医后继乏人乏术问题。如果召集全国中医学院教改会议，应当把这篇建议发给大家参考讨论。

北京中医学院：

我院五六年级学生即将毕业了。这是我国第一批中医正规大学的毕业生，是中医教育的一件大事，是贯彻执行党的中医政策的又一次胜利。他们将担负起继承和发扬祖国医学的重大任务。唯这批毕业生的质量，虽然看来基本上能够达到培养目标的要求，但如果严格说起来，特别是在中医学术水平方面，还有不足之处，还不够理想。因此我们认为有必要吸取几年来的教学和临床实践过程中的一些经验加以改进，使今后更为符合要求，培养出质量更高的中医后继人才。

据我们了解，我院这批毕业生的中医学术水平，对常见疾病一般说可以独立诊治，对某些疾病已达到一定的疗效，对中医理论、概念虽然较明确，但能熟读熟记的较少；掌握的方剂、药物也还不够。特别是阅读中医古书尚有困难，运用理法方药、辨证施治处理疾病尚欠正确,看来基本功打得非常不够。

似乎用成为一个"高级中医师"的标准来衡量,还嫌不足。这班毕业生在毕业实习和写毕业论文时,自己感到空虚,一再要求补课,并提出补课的具体内容,如《内经》需要讲某些篇的原文,在写论文时,提纲拟好了,文献资料的搜集还不熟悉。有的想到某一理论,但不知出于何书,感到似是而非,在毕业实习时,有时老师说一方剂,学生开不出药味,甚至连方名还不知道等。总的看来中医理论和临证还学得不深不透。

根据以上情况,中医学院教学计划,实有讨论修改的必要。为了培养质量更高的中医后继人才,为了对党和人民负责,根据几年来我们在教学和指导临证实践中的经验,结合个人的一些看法,提出下列意见和建议。

一、过去的一点经验

据我们了解,过去从师学医,老师选择对象,首先要求文章要通顺。拜师以后,头两年学习内容主要是诵读,如《内经》(多数读《内经》节本)、《伤寒论》《金匮》,以后脉诀、药性、汤头等书读得烂熟,甚至要求某些注解都要能记住,同时为老师抄方。第三年以后,老师重点讲解和指出必读书籍,一面钻研,一面为老师做助诊工作,一般是半天临证半天读书。五年期满,老师认为有足够自行开业的能力时,才同意出师。如没学好,也可能要更长时间才出师的。出师以后有个别家庭经济条件好的,并不积极挂牌开业,还要从名中医"参师",这种参师学习,时间不是太长,三个月或五个月,以能接受老师独特的学识经验为主。清代著名医学家叶天士,曾从十七位老师学习,就是采取的这种方法。这是过去中医带徒弟的一种较好的方式。这样带出来的徒弟质量较高,将来的成就也较大。

总之,学中医要有相当的中文水平,这就为钻研医学文献打下了基础。有两三年的诵读功夫,使中医的一些基本理论和具体方药皆能烂熟于胸中,应用起来就能左右逢源,得到豁然贯通之妙。这种诵读的基本功,如果建立得深厚,将终身受用不穷。再有两三年时间的半天临证和半天读书,有较长的临证时间,对四时多变的多种疾病,都有机会接触和亲手诊治的经验。一些真才实学的中医都是这样学习来的。

从上述经验来看,中医学院的毕业生,主要是学习中医的时间太短,六年制的中医学院,实际上学习中医只有三年。用三年多的时间要求学好中医,时间上显然是不够的,此其一;在教学方法上,中医学院是按照现代正规大学的办法,实践证明优点很多,但忽略了过去教学的某些优点,如要求学生背诵和指导读书方法等,因之,学生没有练好基本功,此其二;高中生的古文程度太差,医古文仅数十学时,又未尽要求背诵,是以不可能突破文字关,此其三。……(以下缺如)。

二、培养目标问题

中医学院培养目标是高级中医师,学制是六年。这两点应该肯定,不可动摇。政治、体育课不在讨论范围。主要问题在于中医、西医课的对比和内容的具体安排,普通基础课,生理、化学课是为西医课服务的,医古文课是为中医课服务的。中医院校加西医课,其目的在于:使现代的中医师,具备一些自然科学和现代医学的基本知识,为将来医学科学研究工作打下基础,这是必要的,也是可以理解的。但必须在保证学好中医的前提下加西医课。过去的教学计划,两年半学完中医课,两年半学完普通课和西医课。中西课时数(不包括临床)的对比是1:1,这似乎是培养中西兼通的教学计划,因而西医没学好,中医也没学深透,因此培养目标就需重新考虑了。

我们意见:用一年半时间学习中医基本理论和临床,用三年的时间学习中医临床各科结合实习。共四年半学习中医,另一年半学习普通课(包括古文)和西医学课。这样大体上可以保证学好中医。课程具体安排另作讨论。

原订的中医学院教学计划培养目标:"具有现代医学知识"建议改为"具有一般的现代医学基本知识",对学生专业具体要求仅"能解决工作中的实际问题"一句,不够具体,需再讨论补充。

三、中医课程内容安排问题

中医学院现行教学计划所设置的15门中医专业课程,通过六年来的教学实践还是适合的。尤其是卫生部直接领导的五个中医学院所编的讲义,有系统有条理,简明扼要,文字浅近,对目前一般高中生水平来说,还是适合的。因此我们认为这15门讲义,基本上还可以用。不过为了不断提高教学质量,并与教学时数的增加相适应起见,都有重新安排补充教材的必要。如增加到488小时,是不是原来的《内经讲义》不适用了呢?我们认为原讲义仍然适用,因为它简明浅近,新入学的高中生容易接受,可以在70~80小时内讲授完毕,使学生对《内经》有了一个总的概念,也是对祖国医学理论有了一个大概轮廓。然后再精选《素问》《灵枢》两书里的原文(也可删节)100篇左右,用300小时左右精讲,务必将每篇大的原则,细的节目解释得清清楚楚,解释的深度应按各篇具体情况而定,可以适当的详细,彻底分析每个前缀、后缀、单词、术语、思想或思想群。通过这样较精确的深度,从而获得中医学术基础理论的实质。其他各科也可以按此类推,适当地选授一些与该科有关的原文。这样讲义和补充教材相辅而行的优点有三:首先,充实了讲义的内容,大大加强了讲义的深度;其次,增强了学生阅读古代著作的能力,给了他们今后钻研的一把开关的钥匙;第三,真正保证了教学质量,使教与学方面都获得不同程度的提高。现在北京中医学院毕业班学生,脑子里装有不少似是而非、似懂非懂的东西。如经常讲"肝肾同源"，问他如何同源？没有一个同学能在基本理论中找到答案。有的看到"肝为妇女之先天"一语，竟以为妇女身上真有个与男子不同的"先天"似的。所以最近绝大部分学生提出补讲《内经》原文的要求，甚至有的还提出具体要讲《至真要大论》《调经论》《灵兰秘典论》。这就是他们最近在临床上深感理论不多，理论不深，联系不起来，解释不下去，因此才提出这种急不可待的要求。根据这种情况，如果不采取讲义与教材相辅而行的办法，很难设想今后学生的质量是否可以提高。

四、大力提倡读书(包括背诵)的风气，练好基本功

根据学习中医的特点，单靠课堂讲授还不能解决问题，课堂讲授的时间加得太多也不是最好的办法。最好是除课堂讲授以外要有充分的时间由老师带领指导学生读书，把"指导读书"一项正式列入教学计划的时数之内，只有课堂讲授与指导读书并重，才能学得更深更透。

中医学院应大力提倡读书风气。当然，在学校学习期间，都可以叫作读书，这是广义的。我们所要提倡的读书，不仅可以帮助记忆，还可以帮助理解，许多不懂的东西，可以读之使懂，不通的可以读之使通，"熟读唐诗三百首，不会吟诗也会吟"，就是这个道理。从语言发展史讲，人类是从口头语到书面语，这是丰富知识最有效的办法。中医学院究竟该读些什么书呢？除15门讲义以外，我们认为各科都应增授"原文"的补充教材，这些教材一般是可以读的，例如精选的《内经》原文百篇，《伤寒论》原文，《金匮要略》和《本草》原文等，均可以读。读书的内容，应分作精读和泛读两种，精读不仅要求背诵，要读得深，读得细，读得透彻，还要翻来覆去地玩味，深思研究，甚至包括批注、做笔记等。泛读在一定程度上不要求那么深透，或者读懂了，或者能背诵了，或者是有一个较深的概念就行了。这两种读法可以相辅而行。只有精读没有泛读，所见者少；只有泛读，没有精读是无根之木没有基础。有了精读在语言文字方面下了功夫，便具有最基本的阅读能力(如词汇量，语法现象等)，才可以进行泛读，精泛并举，是完全必要的。因此读书虽是一种方法，是学生自己的事，但一定要有安排和指导，我们所指出的新的学时计划，其中就安排了指导读书的时间，在这一时间内教师要去亲自指导，主要指导学生如何读，包括选材料，个别讲解，组织讨论，做笔记，背诵等。因此，指导读书时间的重要性，并不次于课堂讲授。强调了这个时间的重要性，明确地列入教学计划，不能为任何时间所占有，才能保证练好"基本功"。

五、怎样突破文字关

中国文学与中国医学向来有密切的联系，历代的医学家大都是具有很好的文学修养，因而他们的著作能流传于后代，而文学家也必然阅览过医学书。如《黄帝

内经》是当作"子"书读的。远的例子不举,近年医家如曹家达、陈无咎、恽铁樵和陆士谔等,他们对中国文学均有著作。学习中医,不突破文字关,必不可能深造。"医古文选"这门课,就是为提高阅读中医古书而设立的,其用意甚善。唯过去课时太少,所选内容有局限性,而又没有要求精读背诵,因之达不到要求。我们建议,医古文选的内容须大大扩充,可选 100 篇左右的古文和 60 篇左右的医古文。其中还要包括一部分音韵学常识,熟悉和掌握一些词汇、意义等,同时要求学生在课余写些毛笔字,以便养成书写端正的习惯。

体育活动最好安排太极拳,如有条件,气功课可提前上,使学生在长时期锻炼过程中,既有深刻的体会,又可达到强身保健作用。

最后,建议在卫生部领导下,召集全院教师和学生代表开一次较长时间的教学会议,共同讨论。以上意见,仅供参考。

1962 年 7 月 16 日

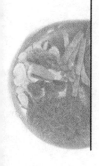

《伤寒论》简介

（一）著者生平

张机,字仲景,南阳人。东汉末年著名医学家。建安中(献帝年号,公元200年),官至长沙太守。史无传记,散见于晋皇甫谧、葛洪等人所记。学医于同郡张伯祖,尽得其术而出其上。为京师名医,当时称为上手。

（二）著者动机

建安年间,伤寒病流行,仲景族人众多,多死于伤寒,感此病威胁,而医者无法挽救,坐视丧亡,至堪悲悯,乃集汉代以前医学之大成,著书济世,名《伤寒论》(原名《伤寒卒病论》)。

（三）版本

《伤寒卒病论》经西晋之乱,原书散失。后人所见者,乃西晋太医令王叔和所搜集撰次,版本以明·汪剂川校刊金·成无己之注释本,及明·赵开美翻刻宋·林亿校本(即赵本)两种为佳。按伤寒论历代皆有注家,而以金·成无己为注家之始。

（四）内容

1. 六经辨证　伤寒论依六经分六篇,即太阳、阳明、少阳、太阴、少阴、厥阴。六篇之后附霍乱、阴阳易、差后、劳复等篇。共计397条,113方,药物仅80余味(世称397法),按赵本原书有辨脉、平脉、痉湿暍及不可汗等篇。经明·方中行校定,认为辨脉、平脉类叔和文字,痉湿暍已收入《金匮》书中,不可汗以下各篇,与经文重复,均割弃未列,本书从之。

2. 立法用药　凡辨证论治,首先要掌握四诊,审察病因,归纳其相似病证,详加分析比较,于同中求异,辨清八纲,选择八法,而定方药。在立方用药上,规律严谨,如小承气汤(208)与《金匮》中之厚朴大黄汤、厚朴三物汤,三方均用厚朴、枳实、大黄相同之药物,仅分量有差异,方名各异,主治亦不相同。又如桂枝去芍药加附子汤(22)及桂枝附子汤(174)亦药物同而分量有差异,方名与主治均不相同。药物不同者,更无论矣。如桂枝加芍药汤(279)治太阴腹满,小建中汤(100)则治虚寒(治虚劳见《金匮》),仅一药之差或剂量不同,君臣佐使有所变更,则主治判然,足证方义精详,有如此者。盖此皆临床上重要部分,不如法行之,则少获全功。

3. 煎法

先煎:先煮麻黄,去沫,内诸药(35)。

后煎:去渣,内芒硝,更上火微煮(29)。

再煎：煎后去渣，再煎(96)。

水煎：一般水，甘澜水(65)、潦水(262)、青浆水(392)。

酒水合煎：清酒七升，水八升(172)。

汤渍：以麻沸汤二升渍之(155)。

米汤合煎：煮米熟汤成(26)。

4. 服法

一剂分三服、再服，或顿服。

日三夜一服、日再夜一服、平旦服、凉服、温服、热服。

服后饮粥，汗后温粉扑之，一服汗停后服，若一服利则止后服，若谵语止更莫复服及服药后禁忌等。

5. 剂型

分丸、散、汤、蜜煎导(如今之坐药)，大猪胆汁导(如今之灌肠)。药物炮制：有炙、熬、炒、酒洗、苦酒浸等法。

6. 善后调理

慎风寒，节饮食，戒心劳、力劳、房劳等。

7. 文法

论中文字深奥，词简意赅，各条安排皆有一定次序，前后连贯，应作一篇文学读。断章取义，则失经旨，割裂窜改，尤非所宜。如"脉浮者，病在表，可发汗，宜麻黄汤"(51)，"脉浮而数者，可发汗，宜麻黄汤"(52)，若不连前解释，麻黄汤则无法应用。但凭脉浮或脉浮数即予麻黄汤，必致误汗。又如白虎加人参汤(26)，原非治太阳病方剂，而列入太阳篇与桂枝汤作比较；真武汤(82)，系少阴方剂，亦列于太阳篇，说明误汗之变，而启禁汗之端。不明乎此，则无法畅读，麻桂硝黄，误施酿祸，皆不讲论中文法之过也。

8. 字句

每一字句，皆有定法。

括号句："脉微弱者，此无阳也不可发汗。"(27)

自注句："以荣气不足，血少故也。"(50)

遥接句："此当发其汗……麻黄汤主之。"(46)

双起句："实则谵语，虚则郑声。"(210)

双收句："脉促胸满"(21)，"若微恶寒"(22)。

列举句："凡病，若发汗，若吐，若下，若亡血……"(58)

无汗：无汗只言汗之有无，未及原因"脉浮紧，无汗。"(46)

汗不出：桂枝本为解肌，若其人脉浮紧，发热汗不出者，不可与之也。(16)

不汗出：内有燥热不能作汗而出，"不汗出而烦躁者。"(38)

宜：宜是此方相宜，可以加减，"宜桂枝二麻黄一汤。"(25)

与：与是全方不变与之，"可与桂枝汤。"(15)

主之：主之是此病以此方为主，"桂枝汤主之。"(12)

论中常在无字处含有深义，陈修园论伤寒越读越有味，经方越用越神奇。日间临证，晚间查书，必有所悟，简介一端，余详后注。在全部疗程中，无论是驱邪(风寒暑湿燥火)以扶正，或是扶正(和营卫、调气血)以驱邪，无不随时注意保胃气、存津液，以培养自然抗病能力为本，此点尤为伤寒论之精神所在。

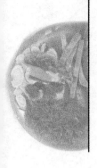

《伤寒杂病论》原序

论曰：余每览越人人虢之诊，望齐侯之色，未尝不慨然叹其才秀也！怪当今居世之士，曾不留神医药，精究方术，上以疗君亲之疾，下以救贫贱之厄，中以保身长全，以养其生。但竞逐荣势，企踵权豪，孜孜汲汲，惟名利是务；崇饰其末，忽弃其本，华其外而悴其内。皮之不存，毛将安附焉？卒然遭邪风之气，婴非常之疾，患及祸至，而方震栗；降志屈节，钦望巫祝，告穷归天，束手受败。赍百年之寿命，持至贵之重器，委付凡医。恣其所措。咄嗟呜呼！厥身以毙，神明消灭，变为异物，幽潜重泉，徒为啼泣。痛夫！举世昏迷，莫能觉悟，不惜其命，若是轻生，彼何荣势之云哉？而进不能爱人知人，退不能爱身知己，遇灾值祸，身居厄地；蒙蒙昧昧，蠢若游魂。哀乎！趋世之士，驰竞浮华，不固根本，忘躯徇物，危若冰谷，至于是也。

余宗族素多，向余二百。建安纪年以来，犹未十稔，其死亡者，三分有二，伤寒十居其七。感往昔之沦丧，伤横夭之莫救，乃勤求古训，博采众方，撰用《素问》《九卷》《八十一难》《阴阳大论》《胎胪药录》，并平脉辨证，为《伤寒杂病论》合十六卷，虽未能尽愈诸病，庶可以见病知源，若能寻余所集，思过半矣。

夫天布五行，以运万类，人禀五常，以有五藏。经络府俞，阴阳会通，元冥幽微，变化难极，自非才高识妙，岂能探其理致哉！上古有神农、黄帝、岐伯、伯高、雷公、少俞、少师、仲文，中世有长桑、扁鹊，汉有公乘阳庆及仓公，下此以往，未云闻也。观今之医，不念思求经旨，以演其所知，各承家技，始终顺旧，省疾问病，务在口给。相对斯须，便处汤药；按寸不及尺，握手不及足，人迎、趺阳，三部不参，动数发息，不满五十，短期未知决诊，九候曾无仿佛；明堂阙庭，尽不见察，所谓窥管而已。夫欲视死别生，实为难矣。

孔子云，生而知之者上，学则亚之。多闻博识，知之次也。余宿尚方术，请事斯语。

【注解】

越人：姓秦名越人，即扁鹊，渤海郡郑人，少时为人舍长，遇长桑君授与禁方。与扁鹊饮上池水，三十日，能见垣方一人，视病能见五脏症结。

入虢之诊：扁鹊过虢国，值虢太子死，诊为尸厥，曰太子形静如死却未死耳。仍使弟子子阳、子豹治以针灸之法,遂使太子起死回生。

望齐侯之色:扁鹊过齐,见齐桓侯,曰:君有疾在腠理,不治将深,桓侯不信;后五日复见,曰:君有疾在肠胃间,桓侯仍不信;最后五日复见,扁鹊无言而退。桓侯使人问其故,扁鹊曰:疾之居腠理,汤熨之所及;在血脉,针石之所及;其在肠胃,酒醪之所及;其在骨髓,虽司命无奈之何。今在骨髓,臣是以无请也。后五日桓侯果病。使人找扁鹊,扁鹊已去,桓侯遂死。

方术:用方药治病之法。

巫祝:古时用符咒祷告之法治病。

素问九卷:《内经》包括《灵枢》九卷,《素问》九卷。

八十一难:书名《难经》,内分八十一难。

胎胪药录:医书名,现已失传。

五行:金、木、水、火、土。

五常:即五行。

五岁:即五脏。

经络:血脉所通行之处。

府俞:府气所聚之处,俞与腧通,穴之在背者为俞。

神农、黄帝、岐伯、伯高、雷公、少俞、少师、仲文、长桑、扁鹊、公乘阳庆、仓公:都是古代医学家。

寸尺:寸是寸口,尺是尺中。

握手不及足:古时诊脉手足遍察。

人迎:在喉结两旁应手之大脉,法天。

趺阳:在足面属阳明胃脉,法地。

三部:即寸、关、尺三部,在腕上,法人。

九候:脉的部位。遍诊人体各部之气。又主脉象,寸、关、尺三部各有浮、中、沉,故名九候。

明堂阙庭:明堂即鼻。阙在两眉之间,庭为颜面及头部。

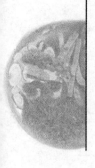

目　录

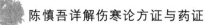

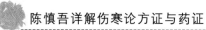

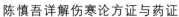

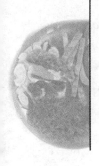

辨太阳病脉证并治(上)

1. 太阳病提纲

【经文】 太阳之为病,脉浮,头项强痛而恶寒。

【经注】 本条为太阳病总纲,凡脉见浮,证见头项强痛恶寒者即为太阳病,又称表病。按太阳病由于风寒之邪侵袭皮肤肌表,未涉及藏府,而人体本乎自然疗能,气血集中于体表部位,正邪交争,而呈上述脉证,即为太阳病。

脉浮:是气血向外充盈于体表,即正气抗邪之征。

头项强痛:是头部项部因受风寒,气血向上抵抗之征。

恶寒:是太阳病之必见证,其病因受寒时起,故恶之,虽发热而恶寒不止。

【详解】

伤寒:有广义、狭义两种,广义包括中风、伤寒、温病、湿温、热病等多种,即《伤寒论》全书所论者是也。狭义仅指外感风寒而言。

脉浮:脉是指腕上动脉而言,《濒湖脉学》云:"浮是阳脉,举之有余,按之不足",轻按即得谓之"浮"。浮而有力主病在表,浮而无力主病为虚,本条之脉浮是浮而有力。

强:音"墙",又音"酱",强直发板不能随意动转之意。

恶:音"物",以下恶风、恶寒、恶热等之"恶"字均同,是厌恶畏惧之意。

肌表:体表之肌肉。

自然疗能:人体本赋有调和气血,驱除邪毒,愈合伤痕之能力。

正气:包括人体正常功能和物质而言,如气血等。

邪气:指致病之因素而言,如因风寒致病,则风寒即为邪气。

2. 太阳中风提纲

【经文】 太阳病,发热汗出,恶风,脉缓者,名为中风。

【经注】 本条为太阳中风提纲,凡见太阳病的脉证,兼见发热、汗出、恶风、脉缓者,即为中风。

【详解】 太阳病中,因脉证和治法之不同,别为两类,一为有汗,一为无汗。有汗者恶风寒名中风。无汗者恶寒,其名伤寒。人体虚实不同,邪气感人,所见脉证,亦各有别,表虚者受邪则有汗,表实者受邪则无汗,别此二类,为桂枝与麻黄两汤不同之治法而设。

上述中风系感受风邪,而见发热、汗出、恶风寒,脉象浮缓,非口眼㖞斜、卒然倒地之中风病也。

发热:肌表感受风邪,气血集中肌表,郁而成热。

汗出:邪气在肌,阳气不能覆护腠理,故汗出。一般病证汗出热当解,今发热与汗出同时并见,汗出热不减,为本病之特征。

脉缓:乃松弛之象,非迟缓也,中风之脉是浮中见缓。

恶风:太阳病原有恶寒,今见汗出,如浴出水,故畏风尤甚。

中:音种,以下中风,中寒等之中字均同。

阳气:此处指体表之气,又名卫气。

腠理:肌腠纹理,血气所注之处。

3. 太阳伤寒提纲

【经文】 太阳病,或已发热,或未发热,必恶寒、体痛、呕逆,脉阴阳俱紧者,名为伤寒。

【经注】 太阳病,当寒邪侵表之时,皮毛先闭,正气充足者,初得病即能发挥其抵抗力而见发热,若正气一时不足或有所阻碍,已病之后,正气不能及时达表,即未能发热(未发是现在尚未发,非将来不能发也),伤寒初病在未发热时,误认为阴证,故先论及,无论其已否发热,若见恶寒、体痛、呕逆,脉全部俱紧者,即以伤寒名之。第一条提纲内言,太阳病脉浮,今又言脉紧,乃包括太阳之脉浮在内,故伤寒脉浮紧。

【详解】 本条所论之伤寒,是外感寒邪之统称,不包括广义伤寒,与西医感染伤寒杆菌之伤寒亦不同。上条言中风,本条言伤寒,是太阳病中两大纲领,本条虽未明言无汗,而中风指出有汗,伤寒未言有汗,则无汗之义自在其中。

或已发热或未发热:是说发热之迟早,关系正气之强弱,邪之轻重深浅。

体痛:因寒邪使表闭无汗,血气凝涩。

呕逆:呕是恶心,逆是气逆,因胃中之气被约束不能发越于外,里气逆而上行,故见呕逆。

阴阳俱紧:《脉经》谓寸为阳、尺为阴,柯韵伯谓“阴阳指浮沉而言,非专指寸尺”。验之临床,伤寒脉寸、关、尺三部皆紧。

紧:是脉管劲急,形如转索,主寒闭之象。

【习题】

1. 太阳病之征候为何?

2. 中风与伤寒各见何证、有何异同？

4. 辨太阳病传经与否之脉证

【经文】 伤寒一日，太阳受之，脉若静者，为不传；颇欲吐，若躁烦，脉数急者，为传也。

【经注】 伤寒包括中风言，即表病之义。

一日：是起病之日。

太阳受之：太阳指表，谓太阳病初起，表先受邪。若初病之脉象未变即是脉静，为不传变之征。若自觉颇有欲吐之势，是病有内向之机。若见躁烦之情，是内热已生之变，再诊脉象数急，即为传经之象征，此凭脉证而知传经与否也。

【详解】

相传有谓：伤寒一日，太阳受之，二日阳明受之，三日少阳受之，四日太阴受之，五日少阴受之，六日厥阴受之。此说出自《素问·热论》，考之临床，疾病虽有传经，决非日传一经。

传经：乃因感外邪而体表所生之病变，由外传内，由此及彼。如原为太阳病，今见阳明证，即为太阳传阳明。若见少阳证，即为太阳传少阳，已传阳明后复见少阳证，又为阳明传少阳。传经与否，凭现证而定，不可拘限日数。

并病：若传经后，原有之证仍在，谓之并病。

合病：若初病即同时两经或三经病俱见者，谓之合病。

躁烦：躁是手足躁扰，烦是心中烦闷。

数急：数是脉搏快，急是脉象骤然变化。

5. 辨伤寒传入何经之证

【经文】 伤寒二三日，阳明少阳证不见者，为不传也。

【经注】 伤寒二三日，约略之辞，《内经》有二日传阳明，三日传少阳之说，若二三日不见阳明证（不恶寒反恶热，口渴……）、少阳证（往来寒热，胸胁苦满，口苦……）者，为不传经也。

【详解】 上条言伤寒在太阳经有传与不传之辨。本条言伤寒二三日亦有不传入阳明少阳经者，盖两条寓有计日传经为不可凭之义也。

6. 温病提纲及误治坏病

【经文】 太阳病，发热而渴，不恶寒者，为温病。若发汗已，身灼热者，名风温。风温为病，脉阴阳俱浮，自汗出，身重，多眠睡，鼻息必鼾，语言难出。若被下者，小便不利，直视失溲；若被火者，微发黄色，剧则如惊痫，时瘈疭；若火熏之，一逆尚引日，再逆促命期。

【经注】 本条首句冠以太阳病,必有脉浮、头项强痛之太阳病脉证。唯渴而不恶寒,是温病所独有,即风寒与温病区别处。

中风、伤寒、温病三纲鼎立,区别判然,中风、伤寒属表热,发汗即解。温病属里热,可清,不可汗。若误汗必使津液愈亏,里热愈盛,身如火炽,变成风温矣。

风温病之脉象三部皆浮,热蒸而汗出,汗出太过,肌表气虚而身重,热盛神昏则多眠睡。热痰上闭,气壅不利,则鼻息必鼾,津亏喉舌失养,则语言难出,此风温之脉证也。

若被误下,体液被夺,小便不利,且无血濡而直视,膀胱气脱于下而失溲;若误用火治,则两阳相遇必动其血,轻则因血热而发黄色,重则热极生风,无阴以濡,筋失所养,见筋急而瘈、筋弛而疭之抽搐,肤色如火熏之焦黑,凡此皆误治之坏病,一次错误尚能苟延时日,若一误再误,则死期立至矣。

【详解】

灼:音"酌",火烤状。

鼾:音"酣",鼻声也。

失溲:遗尿、遗屎皆为失溲。

火:用烧针、熨背、灸、熏等治病之法。

惊痫:惊是惊风,痫是痫风,证见手足抽搐口吐涎沫,因风热痰所致。

瘈:音"赤",筋拘急而不得伸出。

疭:音"纵",筋弛纵而不得屈回。

两阳相遇:谓热病用热药治。

无阴以濡:阴指血液,谓无血液以润之。

凡外感发汗则热自去而身凉,温病发汗伤津液则热弥增。本条虽未出治法,盖温病非表有风寒,自不当汗,理热不实,自不当下,热性疾病,自当忌火,则用清凉和解之白虎加人参汤、麻杏石甘汤及竹叶石膏汤,或用六味地黄汤加生地黄、麦冬,滋阴以退火等治法以治之。唐容川云:"今人读伤寒至此,多视为借宾定主之文,谓先论此段撇去温病,以后乃单论伤寒,不知仲景此段,与上文伤寒中风为三大纲,读者当会其意也。"

7. 发病阴阳之辨

【经文】 病有发热恶寒者,发于阳也;无热恶寒者,发于阴也。发于阳,七日愈;发于阴,六日愈。以阳数七,阴数六故也。

【经注】 在发病性质上,有阴阳之分,阴阳分类含义广泛。柯、徐两氏谓:"阴阳指寒热而言,非专指经络荣卫"。这两种病大部分多根据患者体质强弱或受邪轻重深浅而定。体质强感受邪较轻,正气必能及时向外与邪气抗争,故恶寒与发热同时并见,为病发于阳。体质衰微或感受风寒较重者,正气郁而未发,不能及时或始终不能与邪气抗争,故无热恶寒,为病发于阴。"发于阳七日愈"以下,系按六日传经一周之说而论,盖阳奇阴偶,阳常有余,阴常不足。阳愈于始,阴愈于成;阳法火成数七,阴法水成数六。此说往往因受内外环境之影响,而病愈之日有所变更,不能恰如其数耳。

8. 行经与再经

【经文】 太阳病,头痛至七日以上自愈者,以行其经尽故也。若欲作再经者,针足阳明,使经不传则愈。

【经注】 太阳病中有头痛一证,举之以概其余。

【行经】 是本经自行。

【传经】 是他经相传。若经过七日以上太阳病不治自愈者,即为行经已尽。若本经虽然自愈,而有传入阳明之势,即为欲作再经,再经乃本经行尽又传入他经之谓。若见有欲作再传阳明经之势,经针足阳明穴,截其传路使邪不传则愈。

9. 太阳病欲解时

【经文】 太阳病,欲解时,从巳至未上。

【经注】 成无己云:"阳气连行,始于太阳,终于厥阴,六经各以三时为解。太阳从巳至未。阳明从申至戌。少阳从寅至辰。至于太阴从亥丑。少阴从子至寅。厥阴从丑至卯者。以阳行也速,阴行也缓,阳生于昼,阴生于夜。阳三经解时,从寅至戌,阳道常饶也;阴三经解时,从亥至卯,阴道常乏也。"《内经》曰:"阳中之太阳,通于夏气,则巳午未太阳乘王也。"此以阳气旺时疾病欲解,说明正邪进退之机及人体与天时之关系有如此者。

【习题】

1. 温病之特征及治法,试详述之。

2. 解释下列名词:行经、传经、再经、并病、合病。

10. 风家病痊愈日

【经文】 风家,表解而不了了者,十二日愈。

【经注】 风家是经常患中风之病家,其人在表证解后,理应精神清爽,今仍不过而别无病证,盖风家身体素弱,体力恢复亦迟,必于七日后(发于阳者七日愈),复经一候(五日),五脏元气始充,精神清爽方能病愈。

11. 表里寒热之真假辨

【经文】 病人身大热,反欲得衣者,热在皮肤,寒在骨髓也;身大寒,反不欲近衣者,寒在皮肤,热在骨髓也。

【经注】《金鉴》云："身体为表,藏腑为里,此以内外分表里也。皮肤为表,骨髓为里;六腑为表,五脏为里,此以身体之浅深、脏腑之阴阳,分表里也。病人,已病之人也,身大热,谓通身内外皆热,三阳证也;反欲近衣者,乃是假热虽在皮肤之浅,而真寒实在骨髓之深,阴极似阳证也。身大寒,谓通身内外皆寒,三阴证也;反不欲近衣者,乃是假寒虽在皮肤之浅,而真热实在骨髓之深。阳极似阴证也。"凡诊病遇脉证相反,当表里、寒热、真假莫辨之际,当依病人喜恶而定,盖病有疑似,若欲则无遁情,一般诊断,须深入探讨。

12. 桂枝汤证之一

【经文】 太阳中风,阳浮而阴弱。阳浮者,热自发;阴弱者,汗自出。啬啬恶寒,淅淅恶风,翕翕发热,鼻鸣干呕者,桂枝汤主之。

【经注】 太阳中风,包括第二条之全部脉证,而多鼻鸣干呕两证。"阳浮者热自发,阴弱者汗自出",此十二字似自注文字,本条重复说明第二条中风病之正证,并示桂枝汤为中风之正治方剂。

【详解】

阳浮阴弱:阴阳言脉,阳浮言举之见浮,阴弱言按之则弱,阳浮阴弱即浮缓也。

阳浮者,热自发:因表中风,气血自体内向外,充盈体表,由于阳浮而知热自内发。

阴弱者,汗自出:汗自内出,则阴即弱,由于阴弱而知汗自内出。

啬啬恶寒:"啬啬",不足也,言表虚恶寒之状。

淅淅恶风:"淅淅"为雨声,意为汗出体表如沃冷水,恶风之状。

翕翕发热:言热不甚剧,如合衣被然之发热。

鼻鸣:风邪热盛,引起鼻内涕液增多,不及排出,壅闭则鼻塞,呼吸则鼻鸣,排出则流涕。

干呕:有声无物,由于风邪外束,胃气上逆。

主之:此病始终应以此方为主,是正方正治法。

【方剂】 桂枝汤方

桂枝(去皮)三两,芍药三两,甘草(炙)二两,生姜(切)三两,大枣(擘)十二枚。

上五味,㕮咀三味,以水七升,微火煮取三升,去滓,适寒温,服一升。服已须臾,啜热稀粥一升余,以助药力。温覆令一时许,遍身漐漐微似有汗者益佳,不可令如水流离,病必不除。若一服汗出病差,停后服,不必尽剂。若不汗,更服依前法;又不汗,后服小促其间,半日许,令三服尽。若病重者,一日一夜服,周时观之,服一剂尽,病证犹在者,更作服。若汗不出,乃服至二、三剂。禁生冷、黏滑、肉面、五辛、酒酪、臭恶等物。

㕮咀:古人制药,不用刀切,惟于臼中敲碎,令之如口齿咬细状而后用之。

漐：音则，和润欲汗之貌。

如水流离：为发汗太过。

【按】 本方在论中凡二十见，主治为中风，解肌，解外，气上冲，调和荣卫等。脉象浮或浮虚，在解表更发汗时，多用本方。

凡无汗，脉浮紧（麻黄证），或里有湿热（如酒客），或阴阳俱虚（证象阳旦者），皆不可服。

设服之不当，或转白虎汤里热证，或成阴阳俱虚之四逆汤证，临床不可不慎也。

关于剂量之标准，古今不一，惟汉最小，李时珍谓："古之一两，今之一钱。古之一升，今之二合半。"钱天来云："汉之一两，今之二钱七分，一升今之二合半。"程扶生云："古以二十四铢为一两，一两为四分，六铢为一分（即二钱五分），按钱说，即汉之一两等于二钱七分（今多通用秤之三钱），古方截一剂三服者，是只取三分之一，每两今用一钱，再服者是取二分之一，每两今用一钱五分，顿服者，每两今用三钱，验之临床，亦颇适合。"

《金鉴》云："方中桂枝有'去皮'二字，宜删，盖桂枝去皮则失去气味之辛甘而成枯木，余每用时，桂枝尖不去皮，效力颇佳。芍药未注赤、白，用时可按方义，补用白芍，泻用赤芍，如本条表虚汗出，则用白芍为宜。"（《金鉴》即《医宗金鉴》）。

【药物】

桂枝：味辛甘，性温，发散药。

药能——散风寒，益气强心，扶阳，发汗，解肌，解热，健胃，祛痰，哮喘，镇痛，通瘀，利尿，防腐。

药征——自汗，冲气（在表恶风寒头痛，在里心悸上冲）痛。

调剂——虚实各证，在调剂上，皆有用本药之机会，惟视与何药配伍耳，温热病证绝少用之，盖本药有温辛发散刺激作用，大量或常用之，易诱起内热。惟利用此点，可以治寒性卒心痛。又温酒调桂末或加干姜末，可治大寒心腹胀痛。

芍药：味苦酸，性微寒，收敛药。

药能——收敛气血津液，止利，止痛，止拘挛，和血止烦。

药征——因血不和，筋肉凝结挛急者或身体不仁。

调剂——本药为收敛药，特别在血液内力强，若于发汗、祛痰、泄下、利尿、诸方剂内须慎用之。

甘草：味甘，性平炙温，缓和药。

药能——祛热，解毒，缓急，止痛，通便秘，治厥冷，可用于烦躁、冲逆等证。

药征——脏腑或筋肉所发之疼痛急迫感，无论是何原因，若无中满证者，皆适用之。

调剂——本药为黏滑性缓和药，内服可防止毒药吸收，故烈性药多与为伍。

生姜：味辛，性温，发散药。

药能——发汗,降水,利尿,健胃,止呕,治寒痛。

调剂——本药刺激肠胃之力大,能驱胃内停饮,兼能发汗,若胃有燥热或禁汗时忌用之。

大枣:味甘,性温,缓和药。

药能——健胃,祛水,缓痛。

药征——筋肉强急引痛。

调剂——祛水剂,忌芍药、甘草时用本药。

【习题】

1. 服桂枝汤之方法如何?

2. 桂枝汤中药物各主何性能?

13. 桂枝汤证之二

【经文】 太阳病,头痛发热,汗出恶风,桂枝汤主之。

【经注】 本条未言脉缓,示人若见此证,虽脉浮而不缓,凡病发于阳而上冲表虚者,皆可用桂枝汤主治,凭证法也。

【详解】 夫脉者,别阴阳,定表里,分寒热,识虚实者也。虽脉有变,凭证施治,证若有变,随证加减,凭证之中,尤当详辨主证。太阳病头痛、发热、恶风等证,桂枝、麻黄两汤皆有之;惟汗出一证,乃桂枝汤证所独有。审明主证,即以中风治之,此推广桂枝汤之用法。

14. 桂枝加葛根汤证

【经文】 太阳病,项背强几几,反汗出恶风者,桂枝加葛根汤主之。

【经注】 太阳病,汗出,恶风,桂枝汤证也,兼见项背强几几时,即于桂枝汤中加葛根以治之,此为加味法。

【详解】 李东垣谓:葛根能鼓舞胃气上行,谓其有发散性。《本经》云:葛根能输送津液,是言葛根有滋润性。(《本经》即《神农本草经》)

反:谓项背强几几,多因无汗,今汗出项背仍强,故云反。

几几:音"殊",短羽鸟也,动则引颈,自项至背,筋肉有强直拘挛感,不能俯仰,谓之项背强几几。

【方剂】 **桂枝加葛根汤**

葛根四两,麻黄(去节)三两,桂枝(去皮)二两,芍药二两,生姜(切)三两,大枣(劈)十二枚,甘草(炙)二两。

上七味,以水一斗,先煮麻黄葛根减二升,去上沫,内诸药,煮取三升,去滓,温服一升,覆取微似汗,不须啜粥,余如桂枝法将息及禁忌。

【按】 "不须啜粥"四字或系后人所加,宜删。本条桂枝加葛根汤的药物组成应遂宋·林亿所按,即桂枝汤加葛根四两,方中桂枝、芍药各为三两。以桂枝汤解肌祛风,调和营卫。葛根有解肌退热、升阳生津之功效,加入桂枝汤中,升津以濡养经脉,助桂枝解肌祛邪。将息:行正也。如汗不出乃行至二三剂,及一服汗出停后服是也。

【药物】

葛根:味甘辛,性平,发散药,清凉滋润。

药能——发汗,去热止渴,滋润筋脉,去胸膈烦热,生津止渴,可用于金疮、痘疹难出。

药征——项背强直或痉挛,以疏散津液为目的。

调剂——本药虽为发散药,然清凉滋润作用为强,故专主筋脉强急,和麻黄能治刚痉,和连苓能治脉促下利喘息。和竹叶防风治产后中风之喘。奔豚汤用之,主滋津液,和李根皮则主清热利水;补肾药作丸,能起阴有子。生葛根捣汁服,避瘴,解酒,解药力,干呕不止,心热吐血不止,衄不止,和藕汁治热毒下血,葛根半两水煎治小儿热渴久不止。

本药不可服用过量或日久,以防伤胃。

15. 桂枝汤证之三及不可与之一

【经文】 太阳病下之后,其气上冲者,可与桂枝汤,方用前法;若不上冲者,不得与之。

【经注】 太阳病是表证,表证宜汗,助正以驱邪出表,不应用下法抑正气使不得伸,故表证治法,宜汗不应下。若误下之,是虚其里,里虚正不得伸,邪必传里,所谓邪乘虚入。若其人正气甚充足(气血向上为气上冲),不因下之而虚,仍能上冲与邪抗争,是虽经误下,证在表而未变,即用原方原法可也,若气不上冲,是正气已被误下所伤,邪已去表传里之征,此时即不可更与桂枝汤,以解表也。

【详解】 太阳病用下法,其初必有可下之证,但表不解者,不可下,乃定法也,用汗吐下法驱除病邪,必于其邪所在之近处,驱之使出,故邪已深入传里,则不可使从汗解也。本条承上文以启下五条不可与桂枝汤及其化裁。

16. 坏病提纲及不可与桂枝汤之二之三

【经文】 太阳病三日已发汗,若吐,若下,若温针仍不解者,此为坏病,桂枝不中与之也,观其脉证,知犯何逆,随证治之。桂枝本为解肌,若其人脉浮紧,发热汗不出者,不可与之,常须识此,勿令误也。

【经注】 太阳病在三日内,因应解表,施用汗法后,或表证已除后见里证,若表尚未除而兼见里证,或原有表里证,医见病未解,遂过施各种治法,因用法不当,正气伤而病未除,此名坏病。夫表证已除有里证者,当然不能用桂枝汤为主治,若表证未除而气血已虚者,亦不当与桂枝以解表,幸勿感于日数,谓三日病应在表,而按表证治之,应知日数之不可凭,施治之无定法必须观其脉证,则知其所犯何种错误,而定施治之方针,但应依据误治所发生之病证医治,而不可依照病因医治,盖病因仅供治疗上之参考耳。

桂枝汤本为解散肌表之邪,与纯然发表者不同,若脉浮紧,证属伤寒,必见发热无汗,伤寒病须发汗,故不可与桂枝汤以解肌。有汗用桂枝汤,无汗用麻黄汤。此治伤寒大法,常须鉴别清晰,深思细考,勿误认桂枝汤为发汗剂也。

【详解】 本条为坏病之总纲,太阳中篇以次之辨证及治法,皆于此发端,已成坏病即不可与桂枝汤,盖正气不足之人,虽有表病,亦不可单纯解表,凭脉辨证,凭证辨病,治病当凭脉证,不当凭日数,遇脉证相反时,或舍证从脉,或舍脉从证,何舍何从,综合论治。桂枝汤原非发汗剂,如后第 42 条经文,太阳病外证未解,脉浮弱者,当以汗解,宜桂枝汤。又 57 条伤寒发汗已解,半日许后烦,脉浮数者,可更发汗,宜桂枝汤等条。虽云桂枝汤能发汗,乃调和营卫,啜粥微汗,非如麻黄汤之通九窍开毛孔,寒邪由大汗,一发而净尽,其峻烈之发表作用,与桂枝汤之解肌大异。

与:姑与本汤一次与服,非始终以此为主治之方也。

随证治之:是病之全体证候,非专指一证而言。

17. 不可与桂枝汤之四

【经文】 若酒客病,不可与桂枝汤,得之则呕,以酒客不喜甘故也。

【经注】 酒客为平素嗜饮之人,非一次饮醉者,平素饮酒之人,内积湿热,外感风寒,不宜甘药,服甘则呕,可减桂枝汤中之甘味药与之,非酒客中风不用桂枝汤。凡素积湿热者,皆仿此治法。

【详解】 《金鉴》注本条为过饮而病,以头痛、发热、汗出、呕吐等证以风邪,非酒客感风邪也。此解与前说不同,并存备考,余意仍以前解为正。

18. 桂枝加厚朴杏子汤证之一

【经文】 喘家作,桂枝汤加厚朴杏子佳。

【经注】 素常病喘者,每感外邪,其喘必发,谓之喘家,今喘家中风,用桂枝汤解表,加厚朴、杏子(即杏仁),舒脾利肺以治其喘,兼证用加味以治之,法已见前十四条,凡病痼疾,加以卒疾,当先治其卒疾法也;今随证加味并治者,亦法也,病有缓急,不可执一。佳者:盖言遵古法固应先治卒疾,但不如加味并治为佳耳。

【详解】 本条承上条立论,同感外邪,一是嗜酒患者,一是宿疾患者,而治法不同,示人以验证处方,知所达变。

19. 不可与桂枝汤之五

【经文】 凡服桂枝汤吐者,其后必吐脓血也。

【经注】 自15条至本条,皆论不可服桂枝汤之例,桂枝汤内有姜、桂,对于肺胃有热之人,当视为禁律,服之必定引起呕吐,服桂而吐,知肺胃有热,内热外感,失治则将来必发展而吐脓血,非服桂而致吐脓血也。

设肺胃有热,患中风病,姜、桂亦非绝对不可服用,加减与之未为不可,若酒客应减甘药,喘家宜加厚朴、杏子,皆其例也。

【习题】

1. 在何种情况下不可与桂枝汤?

2. 酒客、喘家、中风及中风坏病,各如何施治?

3. 卒疾与痼疾同时并见,何病先治?

20. 桂枝加附子汤证

【经文】 太阳病发汗,遂漏不止,其人恶风,小便难,四肢微急,难以屈伸者,桂枝加附子汤主之。

【经注】 太阳病之应取微汗者,今发汗太过,表证未解,而表阳已虚,卫外不固,致汗漏不止,汗出越多,阳气与阴液越伤,原为阳证,今已有亡阳之趋势。

恶风:是大汗后腠理愈疏,不禁风袭。

小便难:是气不下达,津液不行。

四肢微急,难以屈伸:微急必见于四肢者,是寒引拘挛,盖四肢距内脏最远,气血最难达到,测验阳气,多及四肢手足。《内经》云:"四肢者,诸阳之本也",是故也。

本条证属表未解兼表阳虚,用桂枝汤固表祛风,敛阴以止汗,加炮附子温经以扶阳。

【详解】

伤阴:汗、吐、下皆能伤津液,使体内营养缺乏,损伤体质。亡阳:因汗出过多,功能衰弱,生活能力因而衰减也。阴阳化生,长养互根,如环无端,阴之生由于阳,阳之长由于阴。伤寒论治,以得阳则生,若阳不亡,虽津液有伤,其津续能再生,阳已亡而津虽未伤,其津亦无由后继,是故医者,当知以养阳为先也。

【方剂】 桂枝加附子汤方

桂枝汤加附子(炮、去皮、破八片)一枚。

上六味,以水七升,煮取三升,去滓,温服一升。本云桂枝汤,今加附子,将息如前法。

【按】 本方盖仲师示桂枝汤为古方,附子为加味,用以固表祛风,回阳敛液。

【药物】

炮附子:味辛、性温、有毒、强壮药。

药能——强心,贫血,厥冷,湿寒,拘挛麻痹,体倦,体痛,历节痛,温经止汗。

药征——腹濡,乏力,手足厥冷,恶寒便溏,口中和,脉微弱。

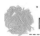

调剂——本药治因命门火衰,体力衰弱,与人参不同,盖人参须因胃衰弱而见心下痞硬。而本药则因心肾衰弱而见腹壁虚软为别。且本药较人参特别猛剧,故用于一切阴证而有上述之征者,不然有害无益。

本药附乌头而生,如子之附母故名。川产者佳,阴虚津液亏甚剧者,用附子刺激,津液未及滋生,先有竭涸之虑,故非阴阳兼顾,难免毫厘千里之差。

21. 桂枝去芍药汤证

【经文】 太阳病,下之后,脉促胸满者,桂枝去芍药汤主之。

【经注】 太阳病应用汗法解表,今用下法,此为误治。若下后气仍上冲,是正气未因误下所伤,表证仍在,可仍用桂枝汤治之(见15条)。今见脉促胸满证,是下后正气仍有上冲之势,但下后阳虚,表邪渐入,气滞于胸,正气虽未因误下所尽伤,其势已不能如未下前,照常畅达体表矣。促脉是数中一止之象,表邪未尽解之征。表未解仍用桂枝汤以解表,气滞胸满故去芍药之敛,使桂枝汤可专致其驱邪之力。

【详解】 夫因实作满者,去其实则满自去,因虚而满者,愈去则愈满;因热作满解其热,因寒作满驱其寒。

20条汗后亡阳,阳不外固。本条下后邪入,正拒于胸。阳不固则汗不止,邪气入则气不接,一药加减,而有内外邪正之异。

【方剂】 桂枝去芍药汤方

桂枝(去皮)三两,生姜(切)三两,甘草(炙)二两,大枣(擘)十二枚。

上四味,以水七升,煮取三升,去滓,温服一升。

22. 桂枝去芍药加附子汤证

【经文】 若微寒者,桂枝去芍药加附子汤主之。

【经注】 顺承上条,若阳气更虚,见微恶寒证者,非但去酸寒之芍药免阴邪内结,且须加辛热之附子,扶阳以散邪,正气得伸,其邪始退。

15条是言正气充足之人,上条是言正气稍弱,本条是言正气已弱,同属表证误下,见证不同,立此三法以应变。

【方剂】 桂枝去芍药加附子汤方

桂枝(去皮)三两,甘草(炙)二两,生姜(切)三两,大枣(擘)十二枚,附子(炮,去皮,破八片)一枚。

上五味,以水七升,煮取三升,去滓,温服一升。(本云桂枝汤,今去芍药加附子,将息如前法)。

23. 桂枝麻黄各半汤证

【经文】 太阳病,得之八九日,如疟状,发热恶寒,热多寒少,其人不呕,清便欲自可，一日二三度发。脉微缓者，为欲愈也；脉微而恶寒者，此阴阳俱虚，不可更发汗、更下、更吐也；面色反有热色者，未欲解也，以其不能得小汗出，身必痒，宜桂枝麻黄各半汤。

【经注】　太阳病得之八九日后，其变有三：①为欲解证；②为转阴证；③为表未解之桂麻各半汤证。太阳病得之八九口，为日已久，邪必转变，如疟状，言寒热发作有时也，热多寒少，为阳气进邪气退，其人不呕、清便欲自可，邪未入少阳亦未入阳明。一日二三度发，言寒热一日发二三次，属邪气微，而邪入者浅（日再发邪深较重。日一发或间日发，为邪气尤重，邪入尤深）。脉微缓者，属邪衰正未衰，脉证相和，故为欲愈，此为第一段。脉微而恶寒者，脉微主正气衰，恶寒是阳不足（上段脉微见缓，主邪衰微。本段脉微伴以恶寒，主正气微，同一微脉，所主不同）。此阴阳俱虚，阴指血，阳指气，气血虚者，必脉微而恶寒，故不可更行吐下法，盖前已遍施汗吐下法，而致脉微恶寒，故曰：不可更行，当于阴证治法中求之，此为第二段。太阳病至八九日，邪衰正未衰，又未传变，理宜表解身凉，今面色反有郁热之色，是表邪仍有未欲解者，惟其病状，时表闭而恶寒，时表弛而热出，专用桂枝汤则宽，专用麻黄汤则猛，两方并用，减轻其量，取其微汗而解。不得小汗身必痒，为自注句，邪郁于表，久不得出之故也，此为第三段。

【详解】　太阳病在八九日内，必遍施汗吐下法，故曰不可更发汗、更下、更吐也。

欲解：非不解亦非已解，乃有解之趋势。

未欲解：盖言解病之机尚未萌耳。

热多寒少：是正气旺盛，正能胜邪。

寒多热少：是正气不充，邪能胜正。

清：与圊同，正字通圊，厕别名。《说文》：厕，清也，以其不洁，当常清除之也。（《说文》即《说文解字》）

微脉：细而软，按之欲绝，若有若无，主气虚。

身必痒：是汗液在皮肤末能排出，故令皮下作痒。

宜：论中之凡云宜某汤者，有加减之意存焉。

【方剂】　桂枝麻黄各半汤

桂枝(去皮)一两十六铢，芍药、甘草(炙)、生姜(切)、麻黄(去节)各一两，大枣(擘)四枚，杏仁(汤浸，去皮尖及两仁者)二十四枚。

上七味，以水五升，先煮麻黄一二沸，去上沫，内诸药，煮取一升八合，去滓，温服六合，本云桂枝汤三合，麻黄汤三合，并为六合，顿服，将息如上法。

【药物】

麻黄：味辛、性温、发散药。

药能——解表发汗，可用于喘咳，诸疼痛，恶寒，黄肿。

药征——因水及邪气,郁于肺及皮肤,所产生之各证。

调剂——本药与桂枝为伍,可以发汗,过剂有汗多亡阳之患,入肺可以治喘,阳虚者忌用,故宜于实证,冷服能利尿,本药发汗,皆须温服。

杏仁:味辛苦甘、性温、滋润药。

药能——治喘咳、短气、结胸、心痛、浮肿,降气,行痰。

药征——因停水而喘咳者。

调剂——杏仁、麻黄同治水证之喘,其中分别,胸满以杏仁为主,身疼以麻黄为主。本药之逐水不能独立,在表合麻黄,在里合茯苓或葶苈等。又半夏治里水,主呕而咳,杏仁治表水,主喘而咳;本药有缓下作用多宜于实证。

24. 桂枝汤证之四

【经文】 太阳病,初服桂枝汤,反烦不解者,先刺风池风府,却与桂枝汤则愈。

【经注】 太阳病初服桂枝汤一服,反烦不解者,是未服汤时烦未显,今服汤后,反见烦而病不解,是表邪太盛,由肌表延至经中,病重药轻,药力不足以助正气驱邪离去,故反加烦,正气既不得伸,其病当然不解,故用针引阳气外出,以泄经中之热,仍兼服桂枝汤,解肌驱邪则愈。

【详解】 凡医家诊断疾病,必须当慎剧密,有胆有识,有为有守,不可固执成见,尤不可无定见,见异思迁,在服药后病势转加,每于药轻病重时所常见,医家与病家遇此,往往认为误药,此时当详察见证,勿怯勿躁,苟前药不误,加重与之即愈,偶一犹疑,变更前法,不愈再变,愈变愈错,愈趋愈远,辗转不治,因此致败者,比比皆是,所谓误人多方,成功一路,司命者可不慎诸。

风池:手足少阳之会,在耳后陷者中,刺可入同身寸之四分。

风府:督脉阳维二经之会,在项上入发际,同身寸之一寸,大筋内宛宛中,刺可入同身寸之四分。

25. 桂枝汤证之五及桂二麻一汤证

【经文】 服桂枝汤,大汗出,脉洪大者,与桂枝汤如前法;若形似疟,一日再发者,汗出必解,宜桂枝二麻黄一汤。

【经注】 脉洪大,是因服桂枝汤不如法,致大汗出,使阳盛于表之象。汗出而邪仍在,故仍须服桂枝汤以解肌,经云:"不可令如水流漓,病必不除"者即此义也,若大汗出,病形转变为疟,日再发者,是风寒之邪,非但在肌表者未解,且客于皮表之分,须从麻桂两解之法,方能驱邪净尽,不用桂麻各半汤者,盖因大汗之后,宜加桂减麻而与桂二麻一汤也。

【详解】

洪脉:指下极大,来盛去衰,主热。

弱脉:极软而沉细,按之乃得,主血虚。

如前法:即前十二条,啜粥,温覆及服用,禁忌等法也。

【方剂】　桂枝二麻黄一汤

桂枝一两十七铢(去皮),芍药一两六铢,麻黄(去节)十六铢,生姜(切)一两六铢,杏仁(去皮尖)十六个,甘草(炙)一两二铢,大枣(擘)三枚。

上七味,以水五升,先煮麻黄一二沸,去上沫;内诸药,煮取二升,去滓,温服一升,日再服。本云:桂枝汤二分,麻黄汤一分,合为二升,分再服。今合为一方。将息如前法。

26. 白虎加人参汤证

【经文】　**服桂枝汤,大汗出后,大烦渴不解,脉洪大者,白虎加人参汤主之。**

【经注】　服桂枝汤大汗出后,津液为大汗所伤,津伤里热愈炽,热蒸而烦,津亏故渴,里热外达,故脉洪大。白虎加人参汤者,为清里热、生津液、止烦渴之剂,故主之。

【详解】　太阳病,当以汗解,发汗不及,则病不愈,发汗太过,亦足为患,若大汗亡阳,则脉微而恶寒,四肢挛急虚其表也,若汗多伤津,燥热内炽,则转阳明,实其里也。

上条服桂枝汤大汗出,脉洪大而不渴,是邪犹在肌,故仍与桂枝汤解之;本条服桂枝汤,大汗出后,脉洪大,而大烦渴不解,是阳邪内盛,里热达表,故与白虎汤清之,里热除则表热自解,加人参以润燥,胃津生则烦渴自消。

同服桂枝汤后,同见大汗出,脉洪大,于恶寒与烦渴之有无而鉴别表里,上条不言恶寒者有文也。

如上所述,虽病因相同,而其结果致病,有阴阳、表里、虚实、寒热之不同,本条白虎加人参汤证,为阳明病,今列于太阳篇者,示太阳过汗能转阳明,其与桂枝汤作一比较。

【方剂】　白虎加人参汤

知母六两,石膏(碎绵裹)一斤,甘草(炙)二两,粳米六合,人参三两。

上五味,以水一斗,煮米熟汤成,去滓,温服一升,日三服。

《外台》:上五味切,以水一斗二升,煮粳米熟,去米,内诸药,煮取六升,去滓,温服一升,日三服。

【药物】

知母:味辛甘、性寒滑、解热药。

药能——消痰定惊,止渴,安胎,可用于骨蒸、下利。

药征——上清肺火,下润肾燥,烦热口干。

调剂——与贝母为伍清肺火,与石膏为伍清胃热,与黄柏为伍润肾燥,但多服伤胃,滑肠令泄。

石膏:味辛、性微寒、解热药。

药能——治口渴,烦躁,身热,咽痛,齿痛。

药征——以大烦躁渴,小便赤浊为准。

调剂——清热,润燥,降逆,但不大量用或不生用则无效,质重善走,阴证忌用。

粳米:味甘、性凉(平)、滋阴强壮药。

药能——和胃,清热,止渴,益气,止烦,利小便。

药征——调肠胃,生津液。

调剂——施用大凉药剂而防泻利时用之,浓米饮可代参汤。

人参:味甘、性微温(微寒)、强壮药。

药能——治心下痞坚,痞硬,支结,兼治呕吐不食,心痛腹胀,烦悸,诸血,下利。

药征——胃衰弱心下痞硬,心气弱。

调剂——柴胡桂枝干姜汤,虽胃衰弱,胃停水,然心下不痞;大柴胡汤证虽有心下痞,然其痞是实证;故皆不用本药,附子证有似本药之处,惟附子性猛烈,不适用于阳证,本药性和平,虽用阳证亦无不适,但不以健胃强心为目的,则无益也。

27. 桂枝二越婢一汤证

【经文】 太阳病,发热恶寒,热多寒少,脉微弱者,此无阳也,不可发汗,宜桂枝二越婢一汤。

【经注】 太阳病,发热,恶寒,当以麻黄汤或桂枝汤解表;热多,加用石膏以清之;寒少,减轻发散之麻桂,桂枝二越婢一汤,兼解表里,用桂枝最轻,即此义也。脉微弱者,此无阳也,不可发汗,十二字,是自注笔,为括弧句,戒以微弱之脉,是气血俱虚;此无阳也,是表邪不盛;遇此情况,虽是太阳病,亦不可发汗。观后文脉浮而数者,可发汗,宜麻黄汤(52条);及阳气重故也,麻黄汤主之(46条);与本条对照,其理自明。

【详解】 本条桂枝二越婢一汤之证不具备,以方测之,当有头痛、身痛、自汗等证,后文大青龙汤(38条),亦属表证兼里热者,大青龙汤较本方多杏仁少芍药,剂量较重,故本方主治阳虚而轻兼里热者,大青龙汤属阳实而重兼里热者。

【方剂】 桂枝二越婢一汤

桂枝(去皮)、芍药、麻黄、甘草(炙)各十八铢,生姜(切)一两二铢,大枣(擘)四枚,石膏二十四铢碎,绵裹。

上七味,以水五升,煮麻黄一二沸,去上沫,内诸药,煮取二升,去滓,温服一升。本云:当裁为越婢汤、桂枝汤合之,饮一升。今合为一方,桂枝汤二分,越婢汤一分。

【习题】

1. 解释以下各脉:微缓、微弱、洪大。

2. 白虎加人参汤有无表证?

3. 25、26 两条同见脉洪大,何以治法不同?

28. 桂枝去芍加茯苓白术汤证

【经文】 服桂枝汤,或下之,仍头项强痛,翕翕发热,无汗,心下满,微痛,小便不利者,桂枝去芍加茯苓白术汤主之。

【经注】 服桂枝汤或用下法,仍见头项强痛、翕翕发热等证,是虽经过汗下,此时邪犹在表,兼见心下满,是误治邪入之变,微痛是水饮内萌之征,无汗是表不解,水不外泄;小便不利,是水不下行,水不下出作小便,复不外出而为汗,内郁心下作满作痛,与桂枝汤以解外,因心下满去芍药,加茯苓白术以利小便,表里双解,诸证自愈,桂枝去芍药加茯苓白术汤者,治表不解里有水之方也。

【详解】 经文桂枝"去桂"当是"去芍"之误(见《医宗金鉴》)。

桂枝去芍药加附子汤,解表兼回阳,阳回寒自去;桂枝去芍加茯苓白术汤,解表兼利水,水去正自伸;同属误下坏病,两方皆去芍药。

本证与小青龙汤证同为表不解里有水,小青龙汤证是表不解,水在心下,作咳作喘,用解表兼驱水治法;本证亦属表未解,里有水,心下满痛,小便不利,亦用解表兼驱水治法;前方以麻黄汤为主,本方以桂枝汤为主。又本方较苓桂术甘汤多生姜、大枣,故本方兼顾肠胃。

【方剂】 桂枝去芍加茯苓白术汤

桂枝三两,甘草(炙)二两,生姜(切)三两,大枣(擘)十二枚,茯苓、白术各三两。

上六味,以水八升,煮取三升,去滓,温服一升,小便利则愈。

【药物】

茯苓:味甘、性平、利尿药。

药能——治小便频数或减少,驱胃内停水,止眩晕,益心脾,治惊悸,水肿。

药征——因水饮而见心下悸,或筋肉痉挛。

调剂——本药适用于表里阴阳虚实各证,为缓和性利尿药,与其他利尿不同。

白术:味甘苦、性温、利尿药。

药能——治小便频数或减少,骨节烦疼,风寒死肌,腹中冷痛,胃虚下利,舌本强,痰饮眩胃,风寒湿痹,吞酸嘈杂。

药征——小便频数或减少,而有停饮之征者。

调剂——本药性温,能去湿健脾胃,但有里热时忌用。

29. 甘草干姜汤证;芍药甘草汤证;调胃承气汤证之一及四逆汤证之一

【经文】 伤寒,脉浮,自汗出,小便数,心烦,微恶寒,脚挛急,反与桂枝欲攻其表,此误也。得之便厥,咽中干,烦躁,吐逆者,作甘草干姜汤与之,以复其阳;若厥愈足温者,更作芍药甘草汤与之,其脚即伸;若胃气不和,谵语者,少与调胃承气汤;若重发汗,复加烧针者,四逆汤主之。

【经注】 伤寒,脉浮,自汗出,微恶寒,颇似桂枝汤证,而小便数,脚挛急却非桂枝汤证,细绎各证;脉浮,属表未解;自汗出,属表虚;微恶寒,非如表证恶寒之剧,乃体温不足之征;心烦,正不得伸非属热象。小便数,与桂枝加附子汤之小便难,名虽异而实同,盖小便难言小便不畅,小便数亦因每次排量不多,致小便频数,皆肾气不下达之征。脚挛急,乃寒引拘挛,与四肢微急难以屈伸同一病理。综合各证,乃表证不解,表阳已虚,似应治以桂枝加附子汤,今反与桂枝汤单纯解外,以致阴阳俱虚,变为坏病,故《经》云:"反与桂枝汤欲攻其表此误也"。自"得之便厥"以下,是言服桂枝汤后坏病证状。厥是因亡阳而四肢厥冷;烦躁咽中干是津液不生;吐逆是胃寒气逆;此时回阳救阴应择其急务,与甘草干姜汤者,温胃复阳也。服汤后若阳回厥愈足温,当更用芍药甘草汤以和阴,筋得润而舒,其脚即伸,此阴阳俱虚,分治中先阳后阴之法也。本条至此,将误治变证与回阳和阴,先治分治救逆之法述写详尽,惟用药不能太过,倘服辛热之甘草干姜汤回阳太过,必致胃热,因热生燥,因燥而实,则胃气不和,以致谵语,救治之法,惟有少与调胃承气汤以和其胃,多与则泄下而非和矣,若重发汗,阳虚者以致亡阳,复加烧针以致伤阴,《内经》云:"荣气微者,加烧针则血不流行",阳亡阴伤,而用四逆汤复阳以回阴,此救逆之又一法也。本条详述:用药有温凉补泄之法,乃示人以病变万殊,设法御变,凭证立方之要,非漫然以药试病,寒热杂投也。

【详解】 太阳病以有汗名中风,无汗名伤寒,今经云:"伤寒脉浮自汗出",似前后体例不符,殊不知伤寒论一书,是一篇活泼文字,因人体质不同,病变各异,无汗者固以伤寒名之,而伤寒之后,转变自汗者亦常有之,故治病不凭病名,但见自汗即用桂枝汤,无汗即用麻黄汤可也,故有桂枝汤证、麻黄汤证之称。欲攻其表假设之词。

【方剂】 甘草干姜汤方

甘草(炙)四两,干姜二两。

上二味以水三升,煮取二升五合,去滓,分温再服。

芍药甘草汤方

芍药、甘草(炙)各四两。

上二味,以水三升,煮取一升五合,去滓,分温再服。

调胃承气汤方

大黄(去皮,清酒洗)四两,甘草(炙)二两,芒硝半升。

上三味,以水三升,煮取一升,去滓,内芒硝,更上火微煮,令沸,少少温服之。

四逆汤方

甘草(炙)二两,干姜一两半,附子(生用,去皮,破八片)一枚。

上三味,以水三升,煮取一升二合,去滓,分温再服。强人可用大附子一枚,干姜三两。

【药物】

干姜:味辛、性温、强壮药。

药能——驱除结滞水饮,温经,除胃冷寒邪,止呕吐、厥冷。除烦躁。

药征——水饮上迫,呕吐咳嗽,眩晕,烦躁,或厥冷由于局部衰弱者。

调剂——寒水下降而有下利厥冷等征候者,用附子,寒水上迫有呕吐烦躁等征候者用干姜;换言之,附子主水下降而兼治上迫;本药治水上迫而兼治下降;同治虚寒在调剂上大有分别。

附子之效在全身,干姜之效在局部,故肺胃肠寒用干姜,命门火衰用附子。

芒硝:味辛、咸苦、性大寒、泄下药、消炎软坚性。

药能——通大便,软坚,泄宿食治腹满,除少腹肿痞。

药征——阳实里证,积滞不去或有坚块者。

调剂——本药能治顽固之便秘,故大承气、调胃承气与桃核承气等汤,皆用本药,若少用,不惟不泄下,反呈利尿作用,夺取体中水分,肠液之分泌亦减,则更现便秘,此不可不注意者也。惟本药性大寒,且泄下作用有力,故适用于里证而阳实者,不然悉不可用。

大黄:味苦、性寒、泄下药、消炎性。

药能——通利实证,推陈致新,泄肠胃及血分实热,能刺激肠蠕动加速。

药征——便秘,慢性及急性肠胃病属实者,尿闭证,浮肿及蓄水。

调剂——本药为泻下剂,与枳实、芒硝等配用,则治阳明里实证,与水蛭、虻虫配用,则治瘀血证;与甘遂配用,则治水证;足证本药泻下之力强,故体质虚寒者忌用,但少量用之可以止泻。

30. 上条注文

【经文】 问曰:证象阳旦,按法治之而增剧,厥逆,咽中干,两胫拘急而谵语。师曰:言夜半手足当温,两脚当伸。后如师言。何以知此?答曰:寸口脉浮而大,浮为风,大为虚,风则生微热,虚则两胫挛,病形象桂枝,因加附子参其间,增桂令汗出,附子温经,亡阳故也。厥逆,咽中干,烦躁,阳明内结,谵语烦乱,更饮甘草干姜汤。夜半阳气还,两足当热,胫尚微拘急,重与芍药甘草汤,尔乃胫伸。以承气汤微溏,则止其谵语,故知病可愈。

【按】 本条是上条注文,不释。

【习题】

1. 解释下列各药之功能:桂枝,麻黄,生石膏,炮附子,茯苓,白术。

2. 以下各方方义如何:甘草干姜汤,芍药甘草汤,调胃承气汤,四逆汤。

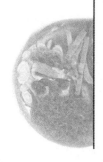

辨太阳病脉证并治(中)

31．葛根汤证之一

【经文】　太阳病,项背强几几,无汗恶风,葛根汤主之。

【经注】　本条较第14条,只差无汗一证,14条是桂枝汤证而多项背强几几证者,则于桂枝汤中加葛根以治之;本条是有上证而无汗者,则用上方加麻黄以发之,即葛根汤证也。

【详解】　本方为桂麻合方,去杏仁加葛根,杏仁疏通肺气,兼助麻黄以解表;葛根滋润经腧,力专于项背,以药测方,则知本方非以麻黄汤大发汗为主,而重在治项背强几几也。

麻黄、桂枝、葛根三药,皆能解表,麻黄发皮肤之汗,其合在肺;桂枝解肌表之邪,其合为脾;葛根发解经络之邪,其源在胃。凡津液不足之人,用葛根发汗而不伤津者,盖葛根能鼓舞胃气故也。

【方剂】　葛根汤

葛根四两,麻黄(去节)三两,桂枝(去皮)三两,生姜(切)三两,甘草(炙)二两,芍药三两,大枣(擘)十二枚。

上七味,以水一斗,先煮麻黄、葛根,减二升,去白沫,内诸药,煮取三升,去滓,温服一升,覆取微似汗,余如桂枝法,将息及禁忌,诸汤皆仿此(成本无"诸汤皆仿此"五字,按"白沫"当作"上沫")。

32．葛根汤证之二

【经文】　太阳与阳明合病者,必自下利,葛根汤主之。

【经注】　太阳与阳明同时受邪,两经证同时并见者,谓之合病。合病者,邪气盛也。阳明者,里热病也。寒邪外束,内合阳明,肠胃因郁成热,因热水分被夺,肠内水分未及吸收,迫使下利,此病虽有郁热,并非邪陷,故不用清法,而以葛根汤主治之。

【详解】　阳明病属肠胃燥热,有因燥结成实不大便者,有因热郁于里,并肠作利者;葛根汤主治,太阳与阳明合病,必自下利者乃可用之,若不大便者非所宜也。

表里同时皆病,治以先表后里为常法,用葛根汤者,先解表也,表解则郁热可除,汗出则水分分消,下利不治而自愈;且葛根能鼓舞胃气,滋阴润燥,虽汗而不伤津液,故用于本证为最适宜也。太阳与阳明合病,必自下利,葛根汤主之。以发表为主,太阳与少阳合病,必自下利,黄芩汤主之,以和解为主。阳明与少阳合病,必自下利,大承气汤主之,以攻里为主,三病治法不同,开郁止利则一致。

33. 葛根加半夏汤证

【经文】 太阳与阳明合病,不下利,但呕者,葛根加半夏汤主之。

【经注】 本条不下利但呕,何以知为太阳、阳明合病,盖以有两经之证在也。本条承上条立论,仍为寒邪外束,发热在里,惟多"但呕"一证,日呕日利,同属热滞,在肠在胃,皆是阳明,见证虽异,治法不殊,惟胃气喜降,故加半夏以降逆止呕,于解表开郁之中,而以调和胃气为本。

【方剂】 葛根加半夏汤

葛根四两,麻黄(去节)三两,甘草(炙)二两,芍药二两,桂枝(去皮)二两,生姜(切)三两,半夏(洗)半升,大枣(擘)十二枚。

上八味,以水一斗,先煮葛根麻黄,减二升,去白沫,内诸药,煮取三升,去滓,温服一升,覆取微似汗。

【药物】

半夏:味辛、性平、有毒、利尿药。

药能——祛痰,降逆,开郁,镇咳,止呕,可用于心痛、心悸、腹中雷鸣、恶心头晕者。

药征——因肺、胃、肠有停水,而见上逆之候者。

34. 葛根黄芩黄连汤证

【经文】 太阳病桂枝证,医反下之,利遂不止,脉促者,表未解也,喘而汗出者,葛根黄芩黄连汤主之。

【经注】 太阳病桂枝汤证,是邪热在肌,宜微汗而解,医误用下法,虚其肠胃,致吸收失职,表邪内陷,遂泄利不止;热上蒸作喘,喘满甚而汗出,虽有汗出,表仍未解,脉不迟微而急促,证明表证犹存,用本方表里双解。

【详解】 有表证兼自下利,乃太阳、阳明合病,葛根汤证也,因误下而利遂不止,本方证也。前者表邪外束,郁热不出,解表自愈;后者表邪内陷,邪热炽甚,清理为急。且喘而汗出,为邪热上蒸外追,仍有由体表排出之势,故重用葛根因势利导而不用桂枝之协力,用连芩清里热,下利自止。

喘而汗出:是里热极盛,因热而喘,喘其时而汗出,表里不解者,用葛根芩连汤清热解表。

汗出而喘:汗出是表证已除,表无大热,热郁于肺故喘,用麻杏石甘汤,清肺解里热。

【方剂】 葛根黄芩黄连汤

葛根半斤,甘草(炙)二两,黄芩三两,黄连三两。

上四味,以水八升,先煮葛根,减二升,内诸药,煮取二升,去滓,分温再服。

【药物】

黄芩:味苦、性大寒、清热药。

药能——止烦,去温热,可用于胸胁满,呕吐,下利,心下痞,镇痛。

药征——因实热而见上证者,作用重在心下兼及腹部。

调剂——本药与黄连大致相同,惟镇痛作用较强,合芍药治下利;合柴胡退热;合猪胆汁除肝胆热;合桑白皮泻肺火;阴证、虚证属寒性者忌用。

黄连:味苦、性大寒、清热药。

药能——除热,驱湿,止血,止利,可用于烦悸,心下痞,杀虫。

药征——解热去湿,烦悸,心下痞,作用重在上部,兼及肠胃。

调剂——苦寒药皆能清热,但泄下者多,惟本药既能清热,又能去湿,泄利时用之可以降火去湿,故能止泻,苦以坚之,本药当之无愧,能杀痢菌,并限制其活动。

【习题】

1. 葛根汤与葛根芩连汤同治下利,其区别何在?

2. 解释下列各药功能:葛根,黄连,黄芩。

35. 麻黄汤证之一

【经文】 太阳病,头痛发热,身疼腰痛,骨节疼痛,恶风,无汗而喘者,麻黄汤主之。

【经注】 表病中分有汗、无汗两大类,桂枝汤及其加减方,有汗之类也。麻黄汤及其加减方,无汗之类也。有汗为表虚,无汗为表实,表实主方为麻黄汤。麻黄八证中,头痛,发热及身疼,为表虚表实共见之证;腰痛、骨节疼痛及喘,为表实之所独见之证;腰痛骨节疼痛,为水热郁滞其间,不能排泄,水热既不能外散于皮表,转侵于肺而作喘,凡此皆因无汗所致;云恶风者,言太阳病原有恶寒,今除恶寒外兼有恶风也;言头痛者,乃头痛较一般为剧;不言脉紧省文也。

【详解】 发汗,有为解热者,有为排除水湿者。解表热时,麻黄则协桂枝,如葛根汤,大、小青龙汤及本方是也;排除水湿时,麻黄则不协桂枝,如甘草麻黄汤、麻杏石甘汤、越婢汤是也;前者有表热,后者皆无表热;诸疼痛,多因高热无汗所致,但身疼骨节疼痛,若无热而脉沉微者,多属附子汤、真武汤证,不可发汗也;无汗而喘皮肤散热兼能散湿,表闭无汗,则湿热不能泻泄于外,必壅塞于内,累及肺部作喘。《内经》云:"肺与皮合",此之谓也。

【方剂】　麻黄汤

麻黄(去节)三两,桂枝(去皮)二两,甘草(炙)一两,杏仁(去皮尖)七十个。

上四味,以水五升,先煮麻黄,减二升,去上沫,内诸药,煮取二升半,去滓,温服八合。覆取微似汗,不须啜粥,余如桂枝法将息。

36. 麻黄汤证之二

【经文】　太阳与阳明合病,喘而胸满者,不可下,宜麻黄汤。

【经注】　太阳与阳明合病,与前条之合病同,是太阳与阳明之证,同时并见者,喘而胸满,及表邪盛,气壅于胸,表气不达,迫而为喘,宜麻黄汤,解表自愈,虽有阳明证,因胃家不实,不可下也。

【详解】　阳明病可下,若与太阳合病,则表未解不可下;阳明病,腹满胃家实者可下,胸满胃家不实者不可下;34条喘而汗出,葛根黄芩黄连汤主之,本条喘而胸满,宜麻黄汤,两证一有汗,一无汗,前者因误下热入,其喘因热,汗亦因热,故以凉解;后者无汗,表邪较重,壅聚胸部,喘而胸满,故宜辛温发汗;同是喘证,则治法有解热、发汗之分,用药有甘寒、辛温之别也。

37. 麻黄汤证之三

【经文】　太阳病,十日以去,脉浮细,而嗜卧者,外已解也;设胸满胁痛者,与小柴胡汤;脉但浮者,与麻黄汤。

【经注】　太阳病,经过十日之后,有两种情况:①脉浮细而嗜卧属正邪交争,正气胜邪后,表邪已解而体力亦疲;②设十日已去,见胸满胁痛者,属外难解而内传少阳,与小柴胡汤治之;③若脉但浮不细,虽十日以去,为病仍在表,有麻黄证在,仍可与麻黄汤治之,勿拘日数。

【详解】

以:与已通。

脉细:细直而软,如丝线之应指,主血虚。

外:指表证而言。

设:假定之词。

小柴胡汤:方见后96条。

胸满胁痛:为少阳证,主以小柴胡汤治之(见后96条)。

与小柴胡汤、与麻黄汤:当有两汤让在(各详本条)不言者省文也。

本条以三"者"字分二段,以两汤分两病,以两脉分病之已解或未解。

【习题】

麻黄汤与桂枝汤在证治上有何区别?两汤互换,结果如何?

38. 大青龙汤证之一

【经文】 太阳中风,脉浮紧,发热恶寒,身疼痛,不汗出而烦躁者,大青龙汤主之。若脉微弱,汗出恶风者,不可服之;服之则厥逆,筋惕肉𬌗,此为逆也。

【经注】 太阳中风,应见汗出脉缓,今见脉浮紧,是伤寒脉;发热恶寒,中风伤寒共见证。不汗出、身疼痛是伤寒证,惟烦躁是本方独见证。今虽名为中风,而不汗出则证属伤寒,故重用麻黄汤发汗,加石膏清热,表里实者,服之自愈。若脉微弱,属里气不充,汗出恶风,为表虚不固。似此表里俱虚者,若误服之,则阳气不达四肢而四肢厥逆,津亏血少,而见筋惕肉𬌗,此为逆治。

【详解】

不汗出:是无汗出之可能。

烦躁:是因表邪重不汗出,内热盛不得外散。

弱:沉软,按之乃得,举之即无,主血气不足。

筋惕肉𬌗:筋跳肉动,主虚。

本方以麻黄汤为主,桂枝二越婢一汤以桂枝汤为主,两方只一药之差(越婢汤有芍药无杏仁),皆有内热外邪,以有汗、无汗别之。凡表邪兼里热证,若里热不除,正气不能达表驱邪,故服对证方剂,亦不能愈也。

本条名为中风,而见伤寒脉证,尤以不汗出为伤寒确诊;下条名伤寒,而脉浮缓虽未言无汗,当亦有不汗出证。病名有异,脉象有别,但凭不汗出一证,即与麻黄剂发汗,足证风寒定名,以有汗、无汗为桂、麻两汤而设,非凿分风寒之邪也。本经辨脉证论治,变化万端,惟凭主证,有定法也,上两条论风寒,以证为主,是言其常,本条及下条,以邪为名,是言其变,故风寒不可截然分之也。

【方剂】 **大青龙汤**

麻黄(去节)六两,桂枝(去皮),甘草(炙)二两,杏仁(去皮)四十枚,生姜(切)三两,大枣(擘)十枚,石膏如鸡子大(碎)。

上七味,以水九升,先煮麻黄,减二升,去上沫,内诸药,煮取三升,去滓,温服一升,取微似汗,汗出多者,温粉扑之,一服汗者,停后服,若复服,汗多亡阳遂虚,恶风烦躁不得眠也。

【按】 温粉者,米粉温用也。

39. 大青龙汤证之二

【经文】 伤寒,脉浮缓,身不疼,身重,乍有轻时,无少阴证者,大青龙汤发之。

【经注】 本条是包括上条发热、恶寒、不汗出而烦躁等证而言。

与上条不同者,脉浮缓,身不疼但重,乍有轻时耳。脉浮缓不言有汗,仍属表实,身重有轻时,知非阴证,盖阴证身重,则无轻减之时,虽身不疼,但见上证,即属表不解里有热,表实里热,可用本方发汗为主,惟须辨明无少阴证者,因少阴病亦有寒热无汗烦躁之证,误与本方,真阳立亡矣。

【详解】

发:发其汗也,水滞不作汗,而为水邪,有强发其水而使汗出之义也。

身重:有水身重,气虚亦身重,本条属有水而非气虚。

两条谆谆以表里虚者,均不可服本方为成,则本方不可用于气血衰弱之人可知也。

40. 小青龙汤证之一

【经文】 伤寒,表不解,心下有水气,干呕,发热而咳,或渴,或利,或噎,或小便不利,少腹满,或喘者,小青龙汤主之。

【经注】 伤寒表不解,而发热,必尚有无汗、恶寒或身痛等表实证,不言者省文也。干呕是心下有水气,此水气不能排泄于表,表气不利,胃气上冲所致,《针经》云:"形寒饮冷则伤肺",肺伤则咳,此咳亦因表不解,心下之水气上迫而发,故曰干呕、发热而咳,自此以下之或见证,乃形容水气变动不居,气化不行,津不升则渴,水在肠则利,胃气阻则噎,肾气阻则小便不利,水蓄膀胱则少腹满,水寒射肺,则喘息作,凡此种种,皆以表证不解,心下之水气欲出无由,变动不定,见证不一,故用小青龙之辛散,发汗驱水,主证一去,或证不治自愈。

【详解】 表闭多肺气不利,凡肺气不利者,多见气化不行而病水,"肺为水之上源",即此义也。

【方剂】 小青龙汤

麻黄(去节),芍药、细辛、干姜、甘草(炙)、桂枝(去皮)各三两,五味子半升,半夏半升。

上八味,以水一斗,先煮麻黄减二升,去上沫,内诸药,煮取三升,去滓,温服一升。若渴者,去半夏,加瓜蒌根三两;若微利,去麻黄,加荛花,如一鸡子,熬令赤色;若噎者,去麻黄,加附子一枚,炮;若小便不利,少腹满者,去麻黄,加茯苓四两;若喘,去麻黄,加杏仁半升,去皮尖。自"若渴者,去半夏"以次,乃后人所加。

【药物】

五味子:味酸、微甘、性温(五味俱备,酸咸为多)。

药能——敛肺,涩肾,固精止汗,强阴益精。

药征——咳逆而冒。

调剂——本药治冒,头似泽泻,然泽泻治眩冒,本药治咳逆而冒,滋补熟用,镇咳生用,又为健胃药,有实火者忌用。

细辛:味辛、性温。

药能——发汗,祛痰,可用于咳逆、上气、头痛、胁痛、逆满者。

药征——咳逆,胁痛,或心下坚大、水寒在内者。

调剂——本药根细、味辛故名,用少量有镇咳作用,若大量用则为吐剂。

41. 小青龙汤证之二

【经文】 伤寒,心下有水气,咳而微喘,发热,不渴,服汤已,渴者,此寒去欲解也,小青龙汤主之。

【经注】 本条承上条,重点指出,凡伤寒,心下有水饮之人,若见咳而微喘,为水寒射肺;发热不渴,为寒邪在表,即以小青龙汤主之,解表去水则愈。风寒挟水饮为病表,故不渴,不渴非病证,对服汤已,渴者而言,若本不渴,服汤后而反见渴者,乃水去欲解之征。

【详解】 本条没有表不解、干呕及或见证,其义在于本方以咳为主证,咳者,以心下有水气所致,故本方治咳,重在驱心下水也。

42. 桂枝汤证之六

【经文】 太阳病,外证未解,脉浮弱者,当以汗解,宜桂枝汤。

【经注】 太阳病,在外之头项强痛及恶寒等证,未能尽解,而见阳浮阴弱之表虚脉象时,应按中风治法,以桂枝微汗解肌为宜,若脉浮紧,则属麻黄汤证也。

【详解】 太阳病通称表病,表病之证属外不属内,故称外证,表里者有定位,内外者无定位也。

未解: 谓病证原有多种,今则减少,或病情本重,已见减轻,但未全解耳。

不解: 病无解之可能。

本条乃表病经治后,或经时日,外证仍在者,多宜桂枝汤,盖汗后表虚,脉多浮弱,经时既久,表闭已轻,宜桂枝汤微汗而解,凭脉论治,桂、麻不可误施。

43. 桂枝加厚朴杏子汤证之二

【经文】 太阳病,下之微喘者,表未解故也,桂枝加厚朴杏子汤主之。

【经注】 太阳病误用下法,致邪陷微喘。表证犹存,盖正气不因误下而全虚,表邪亦未因正虚而尽陷,其邪由皮入肌者,仍使之由肌外出皮表,用桂枝汤解肌,加杏仁降气治喘,厚朴宽胸以佐之,内外兼治,表解邪祛,其喘自愈。

【详解】 喘之一证,有因里气虚极,正气将脱者。有因里热壅遏,火气上逆者。有因表闭者,有因邪陷者,表里虚实,不可不辨。

本条与19条,病因虽异,病证相同,故治法不殊。

【方剂】 桂枝加厚朴杏子汤

桂枝(去皮)三两,甘草(炙)二两,生姜(切)三两,芍药三两,大枣(擘)十二枚,厚朴(炙,去皮)三两,杏仁(去皮尖)五十枚。

上七味,以水七升,微火煮取三升,去滓,温服一升,覆取微似汗。

【药物】

厚朴:味苦、性温、驱毒药。

药能——益气,下气,除惊,去心烦满,消痰,止呕,消食,消水,止吐酸水,化水盅,主治胸腹满,兼治腹痛。

药征——因食或水致积滞,而见胸腹满者。

调剂——由益气、下气、除惊、去烦观之,有作用于肝气疾病;由消痰、去呕观之,有治水作用;由止酸观之,有消食作用。满有虚实之分,本药以去实满为主也。

又本药在本方中,亦主胸满(实而恒存),异于桂枝去芍药汤证之胸满(虚而偶见),更异于人参证之心下痞硬(限于局部),本药则普遍膨满,是其别也。

44. 桂枝汤证之七

【经文】 太阳病,外证未解,不可下也,下之为逆。欲解外者,宜桂枝汤。

【经注】 太阳病,若外证有恶寒、头痛等证,未尽解时,虽有可下之证,亦不可轻用下法治之。凡表里兼病,先表后里,病在外者不可攻其内,病在上者,不可使之下,表证议下,不独变结胸、喘满、下利等证,即三阴坏病,亦多由误下所致,故当外证未解,虽见可下之证,亦不可下,应以桂枝汤为宜,因桂枝汤能解肌,兼能调和气血。

【详解】 下者,用药物通利大便也,本条与42条,皆说明外证未解,宜桂枝汤,当用汗法,不当用下法,反复权衡,审辨至再,盖汗下之法,使用至难,偶有误施,祸变立至矣。吾人临证,当加审辨,虽有汗不厌早、下不厌迟之说,须知禁汗之证,急下之法亦多,更有轻用麻、桂、硝、黄败事者,皆不善取法之过也,愿共熟读师论,凭证施治,执法不泥,庶机无大过矣。

45. 桂枝汤证之八

【经文】 太阳病,先发汗不解,而复下之;脉浮者不愈;浮为在外,而反下之,故令不愈。今脉浮,故在外,当须解外则愈,宜桂枝汤。

【经注】 太阳病,以先汗为正治法,一汗不解可再汗,再汗不解,只见其表证仍在,乃至三、四、五次汗之,亦无不可。若一汗不解,即变更治法而复下之,脉浮者下之,自不能愈,自"脉浮者不愈",至"故令不愈"十七字,是自注笔,谓脉浮为在外,病在外用下法,故不能愈。今脉浮,遥接"复下之"之后,言汗下之后,脉仍见浮,知病仍在外,虽经误下,不为坏病,当须解外则愈,解外之法甚多,施之于汗,下之后者,多以桂枝汤为宜。

【详解】 "脉浮者不愈"之浮,是下之以前脉象,今"脉浮"之浮,是下后脉象;浮为在外之浮,是解释浮脉主外。误下之前,脉浮是外未解,用桂枝汤,已见42条;外证未解,不可下,已见44条;今下后,脉浮,仍用桂枝汤,又一法也。上条言外证未解,本条言脉浮以辨汗下之法,更能推广桂枝汤之用途也。

46. 麻黄汤证之四

【经文】 太阳病,脉浮紧,无汗,发热,身疼痛,八九日不解,表证仍在,此当发其汗。服药已微除,其人发烦,目瞑,剧者必衄,衄乃解;所以然者,阳气重故也,麻黄汤主之。

【经注】 太阳病,脉浮紧,无汗,发热,身疼痛,麻黄汤证也,此病至八九日,有经尽,病证轻减,或表证自愈者,有病证不解、郁热反重者,若表证仍在,应勿拘日数,当发其汗,惟八九日,表证仍在时,服发汗药后,病势轻微者,即汗出而病除,但必于汗出时,见发烦、目瞑之瞑眩现象,此与战汗而解,同一理也;病热严重者,必见衄血,因衄血而久郁之高热,得放散而解;所以然者,指服汤后之情形,凡此种种,皆因阳气郁闭,经八九日之后,所积甚重故也。麻黄汤主之者,遥接此当发其汗句,并自注所服何汤也,本证始终须以此汤为主。

【详解】

瞑眩:是服药后之剧烈反应,书云:"若药不瞑眩厥疾弗瘳"。言无反应则病不能愈也。

战汗:凡病经日,服药中病,常作战汗,乃邪盛郁闭、正气不得伸之象。

微:言病之微,非除之微也,与剧者之剧,做病情轻重之比较。

发烦、目瞑、衄:皆服汤后,邪气动摇欲去之征,阳气重者,率多见之。

47. 伤寒病自衄者愈

【经文】 太阳病,脉浮紧,发热,身无汗,自衄者愈。

【经注】 太阳病,脉浮紧,发热,身无汗,太阳病伤寒之脉也,应以汗解之。今以阳气盛而致衄,因衄,热亦随去而病解,与发汗热退之理正同也。

【详解】 正气向外驱邪,血必随之充满肌表,因表闭无汗,热不能发散,郁热既久,伤及血分,上冲而成衄。

自衄:是热随血去,故古人以表病见衄为红汗也。

48. 二阳并病之治法及其类似证

【经文】 二阳并病,太阳初得病时,发其汗,汗先出不彻,因转属阳明,续自微汗出,不恶寒。若太阳病证不罢者,不可下,下之为逆,如此可小发汗。设面色缘缘正赤者,阳气怫郁在表,当解之、熏之。若发汗不彻,不足言,阳气怫郁不得越,当汗不汗,其人躁烦,不知痛处,乍在腹中,乍在四肢,按之不可得,其人短气但坐,以汗出不彻故也,更发汗则愈。何以知汗出不彻?以脉涩故知也。

【经注】 二阳并病,指太阳与阳明并病而言。由于太阳病时,服发汗剂,太阳病未除,复内传而转入阳明,其后症状,为内热熏蒸之故,连绵不断,微汗自出,不恶寒矣。以上为第一段,言并病之成。此时若太阳病罢,只见阳明,即可用下法,专治阳明病,若太阳病证不罢者,为表里兼病,凡表里兼病因有表证,不可议下,下之即为逆治,因有里证义不可大发汗,大汗愈伤津,阳明愈燥,如此病证只可小发其汗,先解其表,此治二阳并病之法也。若表热独盛,而未内传,证见面色正赤连绵不断者,乃热闭在表蓄积不出,当以汗解之,用小发汗法则无济,倘汗之不愈,熏之可也,此属表郁,非属太阳阳明并病。用熏乃大汗法,欲其表汗之外达也。若二阳并病,表未解而内已传者,不能谓热郁不得外越,当汗而不能汗,失去汗机,则其人因热扰于内而躁烦,邪循经行,而痛无定处,乍在腹中,乍在四肢,按之不可得,热迫肺部,呼吸短促,但坐不得卧,以上各证,皆以大汗,汗出不透达故也,更发汗则愈矣,何以知汗出不彻,以脉涩知血流不畅,表闭有所阻碍故知也。

【详解】 自条首至"不恶寒"是言并病之成,自"若太阳病证不罢者"至"解之、熏之"言各种治法,"若发汗不彻"以次至条末是解释上文。

彻:通也,达也,除也。

缘缘:连绵貌,自浅而深,自一处而满面之谓也。

熏之:《外台》熏法,以薪火烧地,良久扫除去火,可以水小洒,取蚕沙,桃叶,桑柏叶,诸米糠及麦麸皆可取用,令厚二三寸,布席卧温覆取汗,汗出便止,温粉扑之勿令遇风。

怫郁:郁滞不散也。

脉涩:《素问·平人气象论》云:"脉涩曰痹,言痹则血脉被阻,因而涩滞。"

49. 身重心悸尺脉微不可汗

【经文】 脉浮数者,法当汗出而愈,若下之,身重,心悸者,不可发汗,当自汗出乃解。所以然者,尺中脉微,此里虚,须表里实,津液自和,便自汗出愈。

【经注】 脉浮数,为表热之象,经曰:"诸脉浮数,当发热而洒淅恶寒,邪在表也"。夫邪气在表者,当汗出而愈乃定法也。若误下虚其里,证见身重心悸者,虽有表证未解,亦不可强发其汗,当先令其气血充实,有自汗之能力,病方能解。"所以然者"以次,言不可发汗之脉,及自汗解之理。尺主里,微属虚,尺微者,里虚也。身重心悸属不可汗之证,尺微属不可汗之脉。夫疾病之瘥,全赖人体之自然疗能,此种疗能,须表里气血充实,气血充实者,津液自调和,津液和者,必自能作汗,驱邪外出而愈。

【详解】 误下变证甚多,或表热内陷,或虚其气血,身重属气虚,心悸属血虚,气血俱虚者,虽有表证不可发汗,设强发之,必内伤津液,外伤表气,致表里俱虚。

当自汗出乃解者,言培其自汗出之能力,即培养正气,扶正即所以驱邪,故强人病表发其汗,虚人病表建其中。尺中,尺位也,寸关尺常称为寸口、关上、尺中。

50. 脉迟血少不可汗

【经文】 脉浮紧者,法当身疼痛,宜以汗解之。假令尺中迟者,不可发汗。何以知然? 以荣气不足,血少故也。

【经注】 脉浮紧者,伤寒脉也,身疼痛者,伤寒证也,脉证相合者,治以发汗之剂为宜,法也。假令尺中见迟,为血少之脉,不可发汗,汗必伤津,盖脉迟主寒、主滞、主血少,何以知然以下,解脉迟不可汗之故,其故为何? 以荣气不足,血少故也。

【详解】 本条与上条,皆说明气血虚者,不可发汗,惟上条是言下后里虚,本条是言未下血少,上条以证示脉,本条以脉断证,综错立论,凡此皆在禁汗之列也。

然:答辞,与难经然字同义。

51. 麻黄汤证之五

【经文】 脉浮者,病在表,可发汗,宜麻黄汤。

【经注】 脉浮者,乃正气达表之征,主邪在表,脉沉者,乃正气不能达表之征,主邪在里,虽伤寒证备俱,必以正气能达表,里气不虚,尺脉不微不迟者,方可用麻黄汤发汗也。

【详解】 本条虽未言证,必具有麻黄汤证,盖麻黄汤证,未有不见脉浮者,非脉浮即属麻黄汤证也,若但凭脉浮即与本汤,宜乎麻黄汤之所以偾事也。

麻黄汤之脉象,必见浮紧者,方可与之,今但言浮,并非前后不同,盖本条重在言正气,正气不虚,则见脉浮,方可发汗,正气虚者,不见脉浮,虽属伤寒,亦不可迳发其汗,须先急其里,后治其表也。前言麻黄汤浮紧,重在言邪,立论不同,非脉有误。

52. 麻黄汤证之六

【经文】 脉浮而数者,可发汗,宜麻黄汤。

【经注】 本条与上条,均系承前立论,言用麻黄汤时,脉象必须不沉而浮,不迟而数,方属表热,仍可发汗,否则不宜用之,非仅见浮数脉象,即与麻黄汤也。

【详解】 尺中脉微为里气虚,尺中脉迟为血不足,皆不可发汗。脉浮为正气达表,浮数为表热盛,皆可发汗,惟脉浮数必须有力,方可发汗,若浮数无力主虚,麻黄汤非所宜也。

53. 桂枝汤证之九

【经文】 病常自汗出者,此为荣气和,荣气和者,外不谐,以卫气不共荣气谐和故尔,以荣行脉中,卫行脉外,复发其汗,荣卫和则愈,宜桂枝汤。

【经注】 病指一般疾病而言,常自汗出之病,乃荣卫不相维系之故,致表气不固,不能行其卫外之职,以荣自行于脉中,卫自行于脉外,荣血虽能自循环,而与卫气失去联系,宜以桂枝汤复取微汗,盖自汗不已能伤正,发汗如法能调和荣卫,今因其自汗而更发之,使内外气血通畅,恢复其卫外之能,则阴阳无偏,自汗乃止。

【详解】 本条常自汗出,下条时发热,自汗出,皆可用桂枝汤调和荣卫,不必头痛恶风俱备也。但凭自汗一证,即可用之,是桂枝汤之用愈广矣。

古人谓:"精气之行于经者为荣,浮气不循经者为卫",病常自汗,由于肌腠不密,荣卫不利。

荣卫代表在外之血气,而不谓血气者,盖血气言其体,荣卫言其用,荣者荣华也,亦有称营卫者,营者营舍也,卫者护卫也,气行于周身而卫外者也,又气能行血,血能助气,此言其功能义,相辅相成。本条常自汗出,病属卫外失职,荣本无伤,血仍健运,治以桂枝汤,使气血调和,汗止则愈。夫气血偶伤,虽能偏盛于一时,阴阳互根,终必俱伤于来日,故表虚不已,自成里虚,先是病气,复将病血矣。

54. 桂枝汤证之十

【经文】 病人脏无他病,时发热,自汗出,而不愈者,此卫气不和也,先其时发汗则愈,宜桂枝汤。

【经注】 病人脏无他病,谓其病无关内脏,但非中风,一般中风之发热汗出,必兼头痛恶寒等症,且发热自汗无歇止时,今时有发热,时自汗出而不愈者,既非中风,亦非如上条之荣卫不和,乃卫气本身卫外不固耳。卫气失职时则自汗,汗后则热去,热去气血复来,复来更发热,发热即自汗,如此循环,而成无定时之表虚证,桂枝汤能调和荣卫,通畅气血,故先其表气不固时以调之,恢复其卫外之机能自愈。

【详解】 本条言桂枝汤有敛汗退热之能,此以发汗遂其固表之功也,方同中风而服法不同,先其时发汗,则功用专住固表,脏病之有发热汗出者,乃骨蒸劳瘵之属。

55. 麻黄汤证之七

【经文】 伤寒,脉浮紧,不发汗因致衄者,麻黄汤主之。

【经注】 伤寒曾服发汗剂,汗不能出,因而致衄,属阳气重,故衄后仍脉浮紧,应以麻黄汤主之,不可同汗后表未解,桂枝汤主之之例也。

【详解】 "者"字:言脉象,言不发汗因致衄之脉仍浮紧,乃夹叙法,于正文之中,夹叙治疗及病证之经过情形也。46条,衄乃解,言服药后证仍未解,衄后方解。47条,自衄者愈,言并未服药,自衄即解。本条虽已见衄,麻黄汤之脉证仍在,不言证,省文也,非衄后皆与麻黄汤也。

56. 桂枝汤证之十一

【经文】 伤寒,不大便六七日,头痛有热者,与承气汤,其小便清者,知不在里,仍在表也,当须发汗;若头痛者,必衄,宜桂枝汤。

【经注】 伤寒不大便至六七日,为太阳传阳明之期,若因肠胃燥热所波及之头痛,此头痛非关表证,乃为里热上冲,有热者,里有热也,与发热之发于外者有别,此证属阳明,择承气汤中之相宜者与之。

次论阳明里热,小便必浓而赤,今小便清,知无里热,既无里热,则头痛仍为表证,不大便为津液不布,表证当须发汗,宜桂枝汤,不用麻黄汤者,恐大汗津伤则真转阳明矣。

若头痛者必衄,详郁热在表之头痛。剧者必衄,乃夹叙笔法,盖里热波及之头痛,以不大便为主,表热波及之不大便,以头痛为主。

【详解】 本条为桂枝汤与承气汤之鉴别。

57. 桂枝汤证之十二

【经文】 伤寒,发汗已解,半日许复烦,脉浮数者,可更发汗,宜桂枝汤。

【经注】 伤寒,服发汗剂后,表证已解,经过半日许复烦,乃未净之余邪,复集而烦;若脉象浮数,表示正气仍欲驱邪出外而解,可更发汗以助之,宜桂枝汤。

【详解】 桂枝汤本可治烦,服桂枝汤后反烦不解(见24条)。本条之半日许复烦,是在服药之后,无论所服何汤,于更汗时,多以桂枝汤为宜,因汗后脉常见弱也。重感必首见头痛、恶寒等证,今首见内烦,非重感可知。

发汗已解而复烦,颇似栀子豉汤证,今以其脉象浮数,故知病仍在外,可更发汗,宜桂枝汤,脉不浮数者,不可与之,自42至本条共16条,详述桂、麻两汤之使用法。

【习题】

1. 汗下之法如何应用?在脉证上如何鉴别?

2. 何谓营卫?

58. 疾病痊愈之总纲

【经文】 凡病,若发汗,若吐,若下,若亡血,亡津液,阴阳自和者,必自愈。

【经注】 凡病盖不限于中风伤寒也,汗吐下是治有余病之法,亡血亡津是不足之病之成因,统有形之气血、无形之气化而言,无论虚实疾病,能使阴阳自和者,必能自愈。

疾病由于阴阳之偏,治病者救偏也,补不足损有余,不可误施。

【详解】 本条大意,重在病愈之理,非论治疗之法,阴阳自和者,必自愈,为病愈不易之理,至如何平和阴阳,乃以次各条所论,本条为以次各条应变之总纲。

阴阳之和,有用去实之法者,有用补虚之法者,有合用者,有分用者。但无论如何,总以使生活能力恢复常态,身体各部俱无障碍,阴阳无偏多偏少之虞,即为自和。

59. 察小便之利否而定津液之存亡

【经文】 大下之后,复发汗,小便不利者,亡津液故也。勿治之,得小便利,必自愈。

【经注】 大下之后反发其汗,汗下失序,津液重伤,小便不利者,为津伤之证,勿治之,言不可见小便不利,而利其小便,须恢复其功能,使津回小便自然通利。换言之,得见小便自利之时,亦即津液恢复之日也。

【详解】 本条是伤津而未至亡阳,下条是亡阳后已转虚证。津伤而阳不亡者,其津自能再生。阳亡而津不伤者,其津无由后继。故善医者,应于汗下之后,详细诊察,并予不惜津液者戒也。

60. 下后复汗内外俱虚证

【经文】 下之后,复发汗,必振寒,脉微细。所以然者,以内外俱虚故也。

【经注】 下之虚其里,汗之虚其表,下后复汗,适足伤津,大汗不已,必致亡阳;振寒为体温不足之征,脉微细为气血俱虚之候,所以必呈此脉证者,以内被下而血虚,外被汗而气虚之故也。

【详解】 本条为太阳汗下误施,而转少阴之坏病。振寒,与寒怵而振同,盖身寒至发抖也。脉微,属气虚鼓动无力。脉细,属血虚,经络不充。必者,肯定之词,预测病变必然之结果也。

61. 干姜附子汤证

【经文】 下之后,复发汗,昼日烦躁不得眠,夜而安静,不呕,不渴,无表证,脉沉微,身无大热者,干姜附子汤主之。

【经注】 下之虚其里,汗之虚其表,下后复汗,则表里俱虚。阳旺于昼,阴旺于夜,阳虚者,于阳旺时出与邪争,争则烦躁不得眠;于阴旺时不能与邪争,不争则安静;更于不呕非少阳,不渴非阳明,无表证非太阳;身无大热,言表里俱无热也,脉沉主里,脉微主气虚。综上所述,知阳气大虚,阴寒气盛,阳不胜阴,浮越将去,而见真寒假热之烦躁,急以干姜附子,药少力专,直促阴中回阳为主。

【详解】 昼烦夜静多为阳虚,夜烦昼静多为阴虚,虽不尽然,亦可作诊病之参考,60 条言阴阳俱虚,本条阳虚,59 条阴虚。

【方剂】 干姜附子汤

干姜一两,附子(生用,去皮,破八片)一枚。

上二味,以水三升,煮取一升,去滓,顿服。

62. 新加汤证

【经文】 发汗后,身疼痛,脉沉迟者,桂枝加芍药生姜各一两人参三两新加汤主之。

【经注】 发汗后,谓表证已除。身疼痛者,乃因汗后见血气暴虚,筋不得养;脉沉主里,迟主血少,循环不利;新加汤者,桂枝汤多加芍药,疏通血流;生姜协助人参,健胃生津。桂枝汤有调和气血之功能,不令暴虚之体,重感风寒,故本方为调血生津之总方。

【详解】 按本条虽用桂枝汤,非为解表,若有表证,脉必见浮,重用芍药,知邪未内陷,芍药酸寒用以和阴。如芍药甘草汤和阴以治脚挛急。本条亦和阴以治身疼痛;新加人参,重在健胃、培本以生津;用桂增姜,滋阴不避辛温者,盖津回水不行,亦足为病。故古方滋阴,亦不避姜夏之辛燥,若概用清凉阴柔之品,津液未生,胃气先损,津液方回,又成蓄水矣。

【方剂】 新加汤

桂枝(去皮)三两,芍药四两,甘草(炙)二两,人参三两,大枣(擘)十二枚,生姜(切)四两。

上六味,以水一斗二升,煮取三升,去滓,温服一升,《本》云:桂枝汤,今加芍药、生姜、人参。

63. 麻杏石甘汤证

【经文】 发汗后,不可更行桂枝汤。汗出而喘,无大热者,可与麻黄杏仁甘草石膏汤。

【经注】 发汗而表不解者,可用桂枝汤更汗,常法也,发汗后表邪虽解而里热并于肺者,则不可更行桂枝汤,变证也;本条原以阳气甚重,在寒邪外束之时,肺中蕴热已盛,虽经发汗解表,而肺热未除。今证见汗出而喘者,表虚里实也;无大热者,言表无大热而肺热仍炽也;此时若误用桂枝加厚朴杏子汤以治喘,必致肌腠愈虚而肺热愈炽矣。本方以麻、杏入肺利气,石、甘安中除热为治。又本方与麻黄汤仅一味之差,表里寒热,主治判然。

【详解】 本条汗出而用麻黄、无大热而用石膏者何也,盖麻黄协桂枝则发汗,力专于表;麻黄合杏仁则利水治喘,镇咳。麻黄合石膏,则清里除热,止汗,表无大热时用之,力专于里矣,自本条以次5条,皆论脏府之变证。

【方剂】 麻黄杏仁甘草石膏汤

麻黄(去节)四两,杏仁(去皮尖)五十枚,甘草(炙)二两,石膏(碎,绵裹)半斤。

上四味,以水七升,先煮麻黄,减二升,去上沫,内诸药,煮取二升,去滓,温服一升。

64. 发汗过多桂枝甘草汤证

【经文】 发汗过多,其人叉手自冒心,心下悸,欲得按者,桂枝甘草汤主之。

【经注】 发汗过多,外亡表阳,内虚心气,表阳受气于胸,心气暴虚,则胸中阳气不足,胸阳不足,则心下之气乘虚上奔,使心悸动不宁,欲叉手加诸心上,按护求定,防其气逆也。用桂枝补助心阳,甘草和中培本。

【详解】 《难经》云:子能令母实。《内经·宝命全形论》云:水得土而绝,故用甘草和中土,上保心神,下防肾气上逆。

【方剂】 桂枝甘草汤

桂枝(去皮)四两,甘草(炙)二两。

上二味,以水三升,煮取一升,去滓,顿服。

【按】 本方立义,贵在单捷,与芍药甘草汤及甘草干姜汤,有异曲同工之妙。

65. 发汗后苓桂枣甘汤证

【经文】 发汗后,其人脐下悸者,欲作奔豚,茯苓桂枝甘草大枣汤主之。

【经注】 发汗后,心阳虚,肾气发动,水邪乘虚上逆,故脐下悸动,欲作奔豚。上条心下悸,是伤心气,属虚。本条脐下悸,是伤心气而肾水动,属上虚下实,故重用茯苓以渗水,桂枝保心止冲,甘草、大枣补土以制水。

【详解】 凡发汗剂,是助正气向外向上驱除病邪,发汗太过,则邪去而正气亦虚。但药力助正气向外向上之势,一时未能平复,若下焦素有水饮之人,水随冲势上犯而作脐下悸动矣。奔豚为水气病名,《金匮》云:奔豚病从少腹起,上冲咽喉,发作欲死,复还止。

苓桂枣甘汤证者,水在下焦者也,治奔豚欲作非已作;若已作,当用桂枝加桂汤。

【方剂】 茯苓桂枝甘草大枣汤

茯苓半斤,桂枝(去皮)四两,甘草(炙)二两,大枣(擘)十五枚。

上四味,以甘澜水一斗,先煮茯苓,减二升,内诸药,煮取三升,去滓,温服一升,日三服。

作甘澜水法:取水二斗,置大盆内,以勺扬之,水上有珠子五六千颗相逐,取用之。

【按】 用甘澜水者,取其轻活速走,不助水邪。柯氏谓:此水状似奔豚,性则柔弱,又名劳水。

本方即苓桂术甘汤,去白术,加大枣,倍茯苓,彼治心下逆满,气上冲胸,此治脐下悸,欲作奔豚,盖水停中焦,故用白术,水停下焦,故倍茯苓,茯苓治水,主证为心下悸,而多兼小便不利证。

66. 厚姜半甘参汤证

【经文】 发汗后,腹胀满者,厚朴生姜半夏甘草人参汤主之。

【经注】 发汗后表证已解,脾气素虚者,因汗而脾阳愈虚,虚则脾之转输功能衰弱,转输不利,饮食不消,气壅湿滞,则腹胀满。此时补之则愈窒,攻之则愈虚,故本方以参、姜、草助阳,厚、半行滞,乃补泄兼施而并行不悖也。

【详解】 本方因脾阳虚致胃病实,即清气不升,浊气不降,脾陷胃逆,则生胀满,今之胃扩张、慢性胃炎而见腹满者,多为本方之适应证。

【方剂】 厚朴生姜半夏甘草人参汤

厚朴(炙、去皮)半斤,生姜(切)半斤,半夏(洗)半斤,甘草(炙)二两,人参一两。

上五味,以水一升,煮取二升,去滓,温服一升,日三服。

67. 苓桂术甘汤证

【经文】 伤寒,若吐,若下后,心下逆满、气上冲胸,起则头眩,脉沉紧,发汗则动经,身为振振摇者,茯苓桂枝白术甘草汤主之。

【经注】 伤寒本宜汗解,今用吐下之法治之,表证虽解,胃气已虚,素有痰饮之人,乘胃气虚,上逆心胸,而见心下逆满、气上冲胸等证,起则头眩者,上虚之象也。脉沉紧者,里有寒邪也;此时若发汗,里寒不除,气逆愈甚,经脉空虚,而身为动摇振振,用本方驱饮扶阳,和中止冲。

【详解】 此因吐下致胃虚而水动,乃真武汤证之轻者,前贤谓冲气,是土虚木乘,本方属肝病实脾法,桂枝疏木,甘草和中,苓术泄水以燥胃湿。

【方剂】 茯苓桂枝白术甘草汤

茯苓四两,桂枝(去皮)二两,白术二两,甘草(炙)二两。

上四味,以水六升,煮取三升,去滓,分温三服。

68. 芍药甘草附子汤证

【经文】 发汗病不解,反恶寒者,虚故也,芍药甘草附子汤主之。

【经注】 发汗病不解,乃误发虚人之汗,致阴阳俱伤,反者,不应然而然也,恶寒者,体温不足,里虚之故也,本方用附子温经,芍药益血,甘草利中,乃扶阳和阴,补虚之剂也。

【详解】 下后复汗,昼日烦躁,亡阳重证,干姜附子汤主之;发汗后,身疼痛,脉沉迟,亡津液证,新加汤主之。本条因发汗,致阴阳俱虚,急以本方救逆。本条发汗并不太过,惟以其人本虚,不应发汗,初宜用建中汤,其表自解,盖强人病表发其汗,虚人病表建其中,此虚家禁汗之例也。

本条为芍药甘草汤证,而兼阳气虚者,故知必有脚挛急之证也。

【方剂】 **芍药甘草附子汤**

芍药三两,甘草(炙)三两,附子(去皮,炮,破八片)一枚。

上三味,以水五升,煮取一升五合,去滓,分温三服。

69. 茯苓四逆汤证

【经文】 发汗,若下之,病仍不解,烦躁者,茯苓四逆汤主之。

【经注】 虚家误汗则亡阳而表虚;误下则亡阴而里虚,汗下未能驱邪,反伤其正,致表里俱虚,阴邪未去,正邪交争,乃生烦躁假热一证,此时阴盛格阳,真阳欲越,本方用四逆汤复阳,参、苓益虚,温补兼行,且干姜、生附之属,兼能散邪,安内以攘外,乃救逆之又一法也。

【详解】 本证虽易误认,而手足必微厥。有烦渴,亦必喜热饮而恶寒饮,设脉洪大亦必散,浮数亦必虚,61条专力回阳;上条阴阳兼顾,本方则于阴刚兼顾之中,务培其本者也。

人参、茯苓,皆治心烦及心虚鹜悸,两药合用,有安定神经之效,茯苓前贤称为益阴,夫渗利之品,乃去旧生新之义,盖脾胃喜燥恶湿,燥必暖,阳以旺,湿必寒,阳以衰,且使人参遂其健胃之功,与理中之术,同一义也。

【方剂】 **茯苓四逆汤**

茯苓四两,人参一两,附子(生用,去皮,破八片)一枚,甘草(炙)二两,干姜一两半。

上五味,以水五升,煮取三升,去滓,温服七合,日三服。

70. 发汗后有虚实之异

【经文】 发汗后,恶寒者,虚故也;不恶寒,但热者,实也。当和胃气,与调胃承气汤。

【经注】 表证当以汗解,发汗之后表解,不当恶寒而恶者,乃正气虚,即芍药甘草附子汤证(见前68条);若汗后不恶寒,表已解,但热是胃实,当与调胃承气汤,和其胃气。

【详解】 同一汗后,病变不同者,以人体素有虚实寒热之不同故也(表1)。《灵》《素》经中,凡论五脏,必兼言胃,凡论虚寒,必结以实热,以上自58条至本条共计13条,皆论太阳之病变,而结以调胃承气汤者,凡病须保胃气之深义存焉,胃气和者,正气无不充,阴阳无不和,明乎此,则和阴和阳,自有蹊径。

表 1 汗吐下后病变施治表

条数	初治	今证	今治	附注
58	若汗吐下亡血亡津液	阴阳自和	自愈	总纲
59	大下之后复发汗	小便不利	得小便必自愈	亡津液
60	下之后复发汗	振寒,脉微细		内外俱虚
61	下之后复发汗	昼日烦躁不得眠,夜而安静,不呕不渴,无表证,脉沉微,身无大热	干姜附子汤	亡阳重证
62	发汗后	身疼痛,脉沉迟	新加汤	亡津液
63	发汗后	汗出而无大热	麻杏石甘汤	肺部郁热
64	发汗过多	叉手自冒心,心下悸欲得按	桂枝甘草汤	心气虚
65	发汗后	脐下悸,欲作奔豚	苓桂枣甘汤	下焦水动
66	发汗后	腹胀满者	厚姜半甘参汤	脾虚气滞
67	若吐若下(发汗)	心下逆满,气上冲胸,起则头眩,脉沉紧(发汗则身振振摇)	苓桂术甘汤	胃虚肝乘,水饮内动
68	发汗	病不解反恶寒	芍药甘草附子汤	阴阳俱虚
69	发汗若下	病仍不解,烦躁	茯苓四逆汤	阴盛格阳,真阳欲越
70	发汗后	不恶寒,但热	调胃承气汤	实热
		恶寒者	芍药甘草附子汤	虚寒

【习题】

1. 何谓阴阳自和?

2. 亡阴亡阳之见证及治法举例以明之?

3. 同系误汗或汗下误施,何以见证不同?

4. 下列各方之用法:麻杏石甘汤,桂枝甘草汤,苓桂枣甘汤,厚姜半甘参汤,苓桂术甘汤,芍药甘草附子汤,谓胃承气汤。

71. 五苓散证之一

【经文】　太阳病,发汗后,大汗出,胃中干,烦躁不得眠,欲得饮水者,少少与饮之,令胃气和则愈。若脉浮,小便不利,微热消渴者,五苓散主之。

【经注】　太阳病,发汗后,今有两种病变,其一为胃素燥者,因大汗出,表证已解,胃因过汗,致津液干,因干而生烦躁,因烦躁而不得安眠,所谓胃不和则夜不安是也,此证饮水即解,唯胃中干,欲得饮水自救时,最易多饮,若任意多饮过量,复生他变矣,少饮胃气逐渐自和而愈,此为一段。其二为胃素有水者,虽经发汗,脉仍见浮,是表未尽解,水不下行,则小便不利,水蓄不化液生津,则咽干口燥而渴,微热者,有别于白虎汤证也,饮水入胃不化,小便复不利,则愈饮愈渴而成消渴之状,主治以五苓散解表兼去体内积水之障,诸证自除。

【详解】 五苓散证,是肾水不注入膀胱,致小便不利,水充于胃,津不四布则渴,故用本方以散之,小便利则积水去而热渴自除也。

大汗出,是发汗之注释,非发汗后,又大汗出也。

【方剂】 五苓散

猪苓(去皮)十八铢,泽泻一两六铢,白术十八铢,茯苓十八铢,桂枝(去皮)半两。

上五味,捣为散,以白饮(即米汤)和服方寸匕,日三服,多饮暖水,汗出愈,如法将息。

【药物】

猪苓:味甘、性平、利尿药。

药能——解热,去肿胀,腹满急痛,淋肿,脚气,浊带下,止渴,利尿。

药征——小便不利而渴。

调剂——本药利尿作用颇似茯苓、泽泻,然本药解热止渴作用为强,惟不如茯苓能治心悸及筋肉痉挛,尤不如泽泻能治眩冒,本药用于实证,凡亡津而无湿证者忌用,故入补药不如茯苓也。

泽泻:味甘、性寒、利尿药。

药能——去湿热,消渴,治头眩,耳虚鸣,止泄利。

药征——眩冒而渴,小便频数或不利。

调剂——本药性寒,有去湿热及治渴之特能,与苓术同为利尿药。本药仅适用于阳虚证,不适用于阴虚证。与白术之适用于阴虚证不用适于阳虚证正为相反。茯苓适用于表里阴阳虚实各证,此三药之不同也。

72. 五苓散证之二

【经文】 发汗已,脉浮数,烦渴者,五苓散主之。

【经注】 太阳病,已发汗,脉见浮数,属表有热,理宜解表,证见烦渴,应兼清里,惟本证因肾排泄失职,肠胃蓄水故烦,水蓄气郁故热,水津不布故渴,必仍有上条之小便不利证,仍治以五苓散,解表散水,里热自除。

【详解】 上条大汗后表未解,本条亦汗后表未解,凡里有水,患表证者,不去其水,表必不除,本方之烦渴,属表未解、里有水候。白虎汤证之烦渴,已无表证,纯属里热,不难鉴别,且白虎汤必见洪大或滑数之脉象也。

73. 五苓散证与苓桂姜甘汤证之鉴别法

【经文】 伤寒,汗出而渴者,五苓散主之。不渴者,茯苓甘草汤主之。

【经注】 伤寒汗出而渴者,言五苓散,非专适用于中风,亦适用于伤寒,惟须汗出之后,表不实者方可用之,渴之一证是五苓散与茯苓甘草汤两方之鉴别点,渴证有因里热灼伤津液者,阳明证也。有里寒不化津液者,少阴证也。五苓之渴,因水毒淤滞,阻碍津液之分布,原因在于肾不行水,小便利则愈。茯苓甘草汤,证如五苓,而水聚之主因在胃气不降,热亦较轻,故不渴也。

【详解】 茯苓甘草汤,重用生姜,必有呕证。经云:呕家本渴,今反不渴者,以心下有支饮故也,以方测证,本方证为上冲,心悸而呕,小便不利者,本方与苓桂术甘汤及苓桂枣甘汤,仅一味之差,主治不同,与五苓散同以苓桂为主,列表于后,以资鉴别(表2)。

表 2 五苓散与苓桂等汤鉴别

方名	药物	主治病证	说明
五苓散	桂枝十八铢,茯苓半两,白术十八铢,猪苓十八铢,泽泻一两六铢	汗出脉浮小便不利微热消渴	肾行水,水聚于胃
苓桂姜甘	桂枝二两,茯苓二两,生姜三两,甘草(炙)三两	如五苓散证而不渴者	胃气不降,水聚于胃
苓桂术甘	桂枝三两,茯苓四两,白术二两,甘草(炙)二两	伤寒若吐若下后,心下逆满,气上冲胸,起则头眩,脉沉紧(发汗则动经,身为振振摇)	心下有水气,气上冲胸中者
苓桂枣甘	桂枝四两,茯苓八两,大枣十五枚,甘草(炙)二两	发汗后,脐下悸,欲作奔豚	脐下有水,气上冲甚者

【方剂】 茯苓甘草汤

茯苓二两(《玉函》茯苓作三两),桂枝(去皮)二两,甘草(炙)一两,生姜(切)三两。(《玉函》即《金匮玉函经》)。

上四味,以水四升,煮取二升,去滓,分温三服。

74. 五苓散主水逆证

【经文】 中风发热,六七日不解而烦,有表里证,渴欲饮水,水入则吐者,名曰水逆,五苓散主之。

【经注】 中风言表证之有汗者,发热因肌不解,六七日是六经传遍之期,无论病发于阴或病发阳,入七日间,理宜病愈,今至期,非但中风发热不解,内烦复见,故曰有表里证,此皆水蓄在里,气化不行,内外郁闭之故也,津液不布,故渴欲饮水,胃已蓄水,不能复纳,故水入则吐,此名水逆,五苓散者,治水逆之主方也。

【详解】 71、72、73三条,皆言五苓散证为汗后之变证,本条虽未言汗,而冠以中风,当亦有之,盖本方治有汗之表不解,表实须待发汗者非其治也,瘟疫病中多不可汗证,是不可以表实之法汗之,若见五苓散证时,固不禁用本方也。71条,示水不行、津不布与胃中干之区别;72条,示水蓄气郁,表里俱热,应与白虎汤比较;73条言五苓散,功在利肾水,茯苓甘草汤,功在散胃水,凡一切水病,局部有热者,去其水则热自除。本条重申,五苓散治兼表里,为利肾行水,解表,除热之主方也。

75. 发汗致虚之耳聋及喘之起因二种

【经文】 未持脉时,病人叉手自冒心,师因教试令咳,而不咳者,此必两耳聋无闻也,所以然者,以重发汗,虚故如此。发汗后,饮水多,必喘,以水灌之,亦喘。

【经注】 汗多亡阳,未持脉时,病人叉手自冒心,此望而知其为胸中阳气不足,桂枝甘草汤证也;师因教试令咳,而不咳者,言耳聋证,此以问诊知为汗后心阳虚,精气不上通之耳聋证也,所以然者,以重发汗,虚故如此,明其致聋之因,属重汗之虚也,欲行汗法时,不可不慎。71条,发汗后,大汗出,胃中干,烦躁不得眠,欲得饮水者,少少与饮之,之余义,发汗后,若饮水多,胃气不及下降,水势上侵,故必作喘。

以水灌之亦喘者,连141条,病在阳,应以汗解之,反以冷水灌之,若灌之,其热被劫不得去,弥更益烦,虽烦而热势仍在表不在胃,故不渴,服文蛤散以散之,若不愈,则清热止渴,似嫌不足,须用行水去热之五苓散。水灌表闭之证,亦能作喘也,《经》云:形寒饮冷则伤肺,即此义也。

【详解】 本条为虚家耳聋,与少阳耳聋之辨识,参附汤与柴胡剂,当知所择焉。古人治热郁不得外越,久治无汗之证,乃用水攻,是利用其刺激,使气血达表,则汗出而解,五苓散证者,非热郁不得越,乃水滞生热,小便利则愈,若以水灌之,反闭其表,而作喘矣。

76. 不可更汗证及汗吐下后栀子豉汤证之一

【经文】 发汗后,水药不得入口,为逆;若更发汗,必吐下不止。发汗吐下后,虚烦不得眠,若剧者,必反复颠倒,心中懊憹,栀子豉汤主之;若少气者,栀子甘草豉汤主之;若呕者,栀子生姜豉汤主之。

【经注】 本条承74条水逆而言,发汗后,表证已解,胃气大虚,若胃素有停水,则水药不能复纳,故入口即吐,此名为逆,此时若误认为伤寒之呕逆,更发其汗,胃气愈虚,一误再误,必使肠胃功能全衰而吐下不止矣。凡病毒在表者汗之,在上者吐之,在下者下之,今汗、吐、下后,为表里已无病毒存住,惟余热作烦,故谓其烦曰:

虚烦,非似61、69两条,因正虚所见之烦躁也。不得眠者,因津液虚,余热乘胸所致。心中懊恼,胸中壅滞不畅也,较烦为剧。反复颠倒,较不得眠为剧。虽余热轻重有别,皆以栀子豉汤主之。若伤及胃气于上证中,更见急迫少气之状,是热伤气也,本方加甘草以益气和中。《经》云:交阴阳者,必和其中也,若见胃气上逆而呕者,本方加生姜散气止呕。

【详解】 发汗后伤津而胃燥者,太阳转阳明证也;亡阳而胃寒者,太阳转太阴证也,此与前第70条,发汗后恶寒者虚故也,不恶寒,但热者实也,宜合参。少气,与短气不同,少气者,气息微少,多在大吐下后,短气多属有所阻也。懊恼,闷乱不宁,后世所谓嘈杂,似饥而甚,似躁而轻者。自本条以下6条,论栀子豉汤及其变证。

【方剂】 栀子豉汤

栀子(擘)十四个,香豉(绵裹)四合。

上二味,以水四升,先煮栀子,得二升半,内豉,煮取一升半,去滓,分为二服,温进一服(得吐者,止后服)。

豉即黑豆所制者,解毒,和胃,故瓜蒂散用之,一以缓毒,一以顾胃,本方用之,一以解前药余毒,一以调吐下后胃气不利,一以防栀子寒胃,前贤以为吐药,验之临床,似属非是。

栀子甘草豉汤

栀子(擘)十四个,甘草(炙)二两,香豉(绵裹)四合。

上三味,以水四升,先煮栀子、甘草,取二升半,内豉,煮取一升半,去滓,分二服,温进一服(得吐者,止后服)。

栀子生姜豉汤

栀子(擘)十四个,生姜五两,香豉(绵裹)四合。

上三味,以水四升,先煮栀子、生姜,取二升半,内豉,煮取一升半,去滓,分二服,温进一服(得吐者,止后服)

【药物】

栀子:味苦、性寒、清热药。

药能——清热,消渴,治心烦懊恼不得眠,有通小便特长,治血热,发汗。

药征——因热而呈剧性心烦,兼治发黄或出血者。

调剂——本药与黄连皆为清热药,但本药兼有利尿特性,故不难鉴别。与黄柏合用清肾热。本药能治吐衄、血痢、下血、血淋、损伤瘀血等。能治胃热,面赤,酒皰,鼓鼻,疮疡,目赤热痛,大小肠热,烫火伤,清胃脘,泻心肺邪热,自小便出。

香豉:味苦、性寒、解毒、清热药。

药能——解瘴气恶毒,去烦躁满闷,发斑,发汗,止呕逆,煮服止血痢,腹痛,研末涂阴茎疮,治中药毒、犬咬。

药征——心中懊憹,或结痛,或满而烦者。

调剂——本药为除热解毒药,凡无实毒而见上述证候时,配用之,又本药可解六畜胎毒或鸟兽肝中毒,用本药浸水,绞取汁,服数升即愈。

【习题】

1. 五苓散证与白虎加人参汤证如何区别?

2. 与苓桂四方(如表)之主证如何区别?

3. 饮水多之喘与麻黄汤及桂枝加厚朴杏子汤之喘,在鉴别诊断上有何区别?

77. 栀子豉汤证之二

【经文】 发汗,若下之而烦热,胸中窒者,栀子豉汤主之。

【经注】 发汗或下之,其热不为汗下所解,其烦是因热所发,故曰烦热,热壅于胸,窒塞不通,用栀子豉汤,清心肺之热,宜上焦之郁,则气通津布矣。

【详解】 栀子豉汤证,其见证在汗吐下后,乃津亏热郁,升降失宜,以其热在胸膈之上,与上条热犯脑部、烦不得眠者,部位虽殊,病因实同也。

78. 栀子豉汤证之三

【经文】 伤寒五六日,大下之后,身热不去,心中结痛者,未欲解也,栀子豉汤主之。

【经注】 伤寒五六日,为太阳传里之期,若病已转阳明,经大下之后,当即病解,今热不在肠胃,是未转阳明,大下诛伐无辜,徒虚胃气,表证虽因误下而解,心中则因误下而结,正虚邪热乘之,结于心中,因结致痛,较诸心烦。胸中窒为重,未欲解也,言热不因误下而解,非表证未欲解也,栀子豉汤主治在胸之虚热证,非以解表证之热也。

【详解】 本条证乃热结胸中,用本方者,火郁则发之之义也。

79. 下后栀子厚朴汤证

【经文】 伤寒下后,心烦腹满,卧起不安者,栀子厚朴汤主之。

【经注】 伤寒下后,心烦者,即76条之虚烦也,邪热在胸,故不得卧。腹满者,因下后胃虚邪乘,气滞于腹,故不得起。胸腹壅滞致卧起不安,以栀子治虚烦,以枳、朴除其满,不用香豉者,专其除满之力也。

【详解】 未下心烦腹满,则须下。下后心烦腹满,则不可下。但最易误认其为下之不尽而更下之,或误为里虚之满而补之,均属失治,本方为两解上虚下实之剂也。

【方剂】 栀子厚朴汤(方脱枳实二字)

栀子(擘)十四个,厚朴(去皮)四两,枳实(水浸,炙,令黄)四枚。

上三味,以水三升半,煮取一升半,去滓,分二服,温进一服(得吐者,止后服)。

【药物】

枳实:味苦、性寒。

药能——驱逐结实之毒,胸满,胸痹,腹满腹痛。

药征——心下胁下及直腹肌,因食水积滞而见结实之征候者。

调剂——本药治心下痞满,类似柴胡证之胸胁苦满,但较之为强,部位较下。

又,本药治直腹肌拘挛,颇似芍药,但结实为其征,而拘挛较轻;其治腹满,又似厚朴,但本药以结实为主,胀满为客。厚朴以胀满为主,结实为客。而驱逐食水毒,兼治胸满,则有同功,惟其征候,虽然有别也。

80. 栀子干姜汤证

【经文】 伤寒,医以丸药大下之,身热不去,微烦者,栀子干姜汤主之。

【经注】 凡药服汤剂性急力促,服丸药性缓力延,宜丸、宜汤,各因其证,伤寒转属阳明者,应以汤下之,若误以丸药大下之,因药力缓,则热不能去,药力延,则泄利不已,虚其肠胃,徒见其弊,未见其利也。微烦一证,非阳气重之发烦,乃胸有虚热,腹有虚寒,上热下寒互不维系,故用栀子、干姜,清胸热而温胃寒。

【详解】 凡阴阳痞结,食道狭窄,噎膈,咽塞如梅核气,将成翻胃者,多以本方主之。

【方剂】 栀子干姜汤

栀子(擘)十四个,干姜二两。

上二味,以水三升半,煮取一升半,去滓,分二服,温进一服(得吐者,止后服)。

表3 栀子证治表

方名	药物	主治病证	说明
栀子豉汤	栀子(擘)十四个,香豉(绵裹)四合	①发汗吐下后,虚烦不得眠,若剧者,必反复颠倒心中懊侬,栀子豉汤主之 ②发汗若下之,而烦热,胸中窒者,栀子豉汤主之 ③伤寒五六日,大下之后,身热不去心中结痛者,未欲解也,栀子豉汤主之	表里无病毒,惟有余热,乘胸致懊侬不得眠或烦热胸中窒或身热心中结痛
栀子甘草豉汤	栀子(擘)十四个,生姜五两,香豉(绵裹)四合	发汗吐下后虚烦不得眠,若剧者必反复颠倒,心中懊侬,栀子豉汤主之,若少气者栀子甘草豉汤主之	热伤胸中阳气
栀子生姜豉汤	栀子十四个(擘),生姜五两,香豉四合(绵裹)	发汗吐下后虚烦不得眠,若剧者必反复颠倒,心中懊侬,栀子豉汤主之,若少气者,栀子甘草豉汤主之,若呕者,栀子生姜豉汤主之	胃气上逆

（续 表）

方名	药物	主治病证	说明
栀子厚朴汤	栀子(擘)十四个,厚朴(去皮)四刃,枳实(水浸,炙令黄)四枚	伤寒下后,心烦腹满,卧起不安者,栀子厚朴汤主之	虚热在胸气滞于腹,上虚下实
栀子干姜汤	栀子(擘)十四个,干姜二两	伤寒医以丸药大下,身热不去微烦者,栀子干姜汤主之	虚热在胸虚寒在腹,上热下寒互不维系凡用栀子豉汤病人旧微溏者不可与服之

81. 不可与栀子豉汤

【经文】 凡用栀子汤,病人旧微溏者,不可与服之。

【经注】 旧微溏者,胃气素虚寒也,虽烦非热,栀子苦寒,故不可与。

【详解】 凡用栀子,当守此条,本条亦系以胃气作结。

【习题】

1. 栀子豉汤主证为何?

2. 栀子豉汤加生姜、加甘草及加干姜,三方方义为何?

3. 栀子豉汤何病忌服? 其故为何?

82. 真武汤证之一

【经文】 太阳病,发汗,汗出不解,其人仍发热,心下悸,头眩,身瞤动,振振欲擗地者,真武汤主之。

【经注】 太阳病发汗,理宜汗出而解,今汗出不解,其人仍发热,更见心下悸,属心下气虚,寒饮内动。头眩,属上部虚,头目眩晕。身瞤动,属下焦气虚,阳气不充,津液不足,经失所养。推原其故,盖因发虚人之汗,致亡阳动经,气血俱虚,寒水乘之,身不能自主,呈振振欲仆地之状,用真武汤,温经复阳兼祛寒水。

【详解】 擗音僻,仆也,本条补充汗后之救逆法,为少阴治水之方,更为以下禁汗各条之开端。

【方剂】 真武汤

茯苓、芍药、生姜(切)各三两,白术二两,附子(炮,去皮,破八片)一枚。

上五味,以水八升,煮取二升,去滓,温服七合,日三服。

若咳者,加五味子半升,细辛一两,干姜一两。若小便利者,去茯苓。若下利者,去芍药,加干姜二两。若呕者,去附子,加生姜。

【按】 加减法为后世所增。凡论中加减法皆属之。本方宋本载于316条之后,今为讲解便利,移录于此。

83. 不可汗之一

【经文】 咽喉干燥者,不可发汗。

【经注】 咽喉干燥者,虽有阴阳虚实之分,总以其津液不足,不可汗也。咽喉干燥,证虽在上,而心脉从心系入肺,上挟咽,肾脉入肺中循喉咙,故主心肾之精血皆虚,若发汗伤津,必致呼吸窒息,饮食困难,转成危证,因不可发汗,复伤之也。

【详解】 表证发汗,乃不得已之手段,犹有啜粥、温粉扑之等法,考虑周详,反复立论,非脉证确切,不可行也,今更重申禁律,立法审慎于此,奈后之学者不察,误汗酿祸,比比皆是。愿吾辈学者,今后每于临床必须施汗剂时,更默识禁律一遍,然后行之,庶几无大过矣。

咽喉干燥者,上焦津液不足也,凡肺结核、喉头结核等,皆是此例,凡病结核者,必营养不良,津液亦必不足,云不可发汗者,谓纵见可汗之证,亦不可行,慎之至也。

84. 不可汗之二

【经文】 淋家,不可发汗,发汗必便血。

【经注】 淋家,谓久患膀胱、尿道病者也,淋家肾水虚乏,膀胱则燥,下部津液不足。若汗之,无津可发,必动其血,从小便出。

【详解】 淋病,小便如粟,小腹弦急,痛引脐中,后人有石淋、沙淋、血淋、气淋之分。

85. 不可汗之三

【经文】 疮家,虽身疼痛,不可发汗,汗出则痉(《玉函》作痓)。

【经注】 疮家,盖言久病痈疽溃疡之人,疮家则气血素耗,肌表并虚,纵有身疼痛等可汗之证,亦慎不可发汗,若误发虚人之汗,则津液越出,阴虚生热,热极生风,筋火所养而成筋脉强急、脊背反张之痉病。

【详解】 "痉",谓身热足寒,头项强急,恶寒,时头热,面赤,目赤,独头动摇,卒口噤,背反张者是也。《经》云:太阳病,发汗太多,因致痉,产后跌仆,损伤津液者,多病痉。

86. 不可汗之四

【经文】 衄家,不可发汗,汗出,必额上陷,脉急紧,直视不能眴,不得眠。

【经注】 衄家,久患鼻出血之人也,衄家阴血素伤,发汗最易亡阳,额上陷者,阳气上亡也,脉急紧,直视不能眴者,阴血伤,不荣于目也,盖诸脉皆属于目,目无血荣,故睛不能转而直视,脉同时亦见紧急不安之象,凡阴虚者,不得眠,阳气不能行于阴,亦不得眠,凡此皆由于气血俱虚而阴血所伤独重。

【详解】 眴,音眩,目动也,三阳之脉,起于鼻目额间,三阳之气,合并于上,本条言三阳之经血虚者,不可发汗也。

87. 不可汗之五

【经文】 亡血家,不可发汗,发汗则寒栗而振。

【经注】 《针经》云:夺血者无汗,夺汗者无血,凡素患吐血、衄血、便血或妇人崩漏等证者,皆为亡血家,失血之初,无阴则阳独而生热,阳独无偶既久而汗之,则阳从汗越,热随气衰而身寒,阴阳俱虚者,筋虚不能自收持,致全身动摇振振,故曰:发汗则寒栗而振。

【详解】 上条衄家发汗与本条亡血家发汗,皆属阴阳俱虚,其区别在于上条证多亡阴,本条重在亡阳;上条衄血证见头部,本条亡血证见全身。栗,心摇也,悸重而栗轻,阴阳相争,阳气怯弱,故心摇而栗。振,振动也,战重而振轻,正虚而不与邪争,或相争甚微,故身动而振。

88. 不可汗之六

【经文】 汗家重发汗,必恍惚心乱,小便已阴痛,与禹余粮丸。

【经注】 平素多汗出者,为汗家,汗家表阳素虚,且汗为心液,今汗家重发汗,不特表阳重虚,心阴亦虚,心虚则恍惚无主,神志不宁,重汗伤津,致下行津液,亦见枯涩,小便已阴痛属虚,与禹余粮者,乃补阳固脱之剂,方阙。

89. 不可汗之七

【经文】 病人有寒,复发汗,胃中冷,必吐蛔。

【经注】 病人,指一般疾患而言。有寒谓未病之先,原有里寒,里有寒者,胃气必虚,胃虚不能消谷,饮食停滞而成蛔。其人若感寒邪,复发其汗以治之,则胃气愈虚,胃中必冷,冷则蛔不能安,故吐也。

【详解】 凡吐蛔之证,皆属重病,蛔多不止者死,吐蛔不能食者死,疾病之安危,系诸胃气,胃阳绝者死,阳复者生,惟温病吐蛔属热非寒,当须注意。

表里兼病,以先表后里为常,而本条则应用理中、四逆辈或送乌梅丸,以先里后表为治也,以上 7 条,立禁汗之法,以胃作结,禁汗法尚有 6、23、27、38、39、49、50、68、76 等 9 条,应并及之。

【习题】

并论以前禁汗法之理由安在?

90. 汗下施治法

【经文】 本发汗而复下之,此为逆也,若先发汗,治不为逆,本先下之而反汗之,为逆;若先下之,治不为逆。

【经注】 自本发汗至第一段之治不为逆,谓病有本宜汗解,当然始终不宜下解,若汗之不愈,而后下之,此为误下,于治为逆,盖表病虽应发汗,有一汗不能即愈者,纵先发汗,病虽未愈,再汗可也,非治逆也;第二段自本先下之至治不为逆,谓病有本宜先下后汗者,而反先汗之,亦于治为逆,若先下之,病虽未愈,汗之可也,先下之未愈,非治之逆也,先下之先字,隐寓下后表证未除,然后"反汗之"之意先下之者,先其所急也。

【详解】 本发汗,本先下,"本"字示正治之法,本发汗,当然不可用下法,非有先后之可议,本先下尚可后发汗,示人勿失其序,上段之逆在后下,下段之逆在先汗。

表里兼病,先表后里定法也,伤寒病中,有里急而先里后表者,亦法也,本条即说明汗下有缓急先后之序,误施则逆治。

91. 表里施治次第桂枝汤证之十三

【经文】 伤寒医下之,续得下利,清谷不止,身疼痛者,急当救里,后身疼痛,清便自调者,急当救表,救里宜四逆汤,救表宜桂枝汤。

【经注】 本条承上条,本发汗而复下之为逆,是说复下之不当虚其里气,而见续得下利清谷不止,虽有当再发汗之表证,此时已不能再发汗矣。上条云"若发汗治不为逆者"此也,治机已失,虽有身疼痛之表证,而以救误下之里虚为急,先里后表,若便通调整,里已获救,表证仍当急救,四逆汤者,复其阳也,桂枝汤者解其肌也。

【详解】 救里者,复其阳扶其正也,攻里者,下其热去其实也,一般治法,攻里多先表后里,恐邪气内陷,温里,多先里后表,盖里寒,则里气不建,即不足以达表驱邪也。

清谷,下利完谷也,肠胃虚寒,消化功能消失,其便必无臭气。表里俱病者,治法不一,葛根黄芩黄连汤、桂枝加芍药大黄汤、桂枝人参汤等,皆表里兼治之法也。164条解表宜桂枝汤,攻痞宜大黄黄连泻心汤,先表后里之法也。上条云汗下有先后之序,本条先温里后解表之法也,兼病合治、分治及缓急先后之序,应取法于此。

92. 表里阳气虚之治法

【经文】 病发热头痛,脉反沉,若不差,身体疼痛,当救其里,宜四逆汤。

【经注】 病见发热头痛者,表证也,表证脉当浮,今脉反沉,表病当愈(盖一般表病,若脉不浮而见沉,则表病当愈),若脉沉而表病之身疼痛仍不愈时,是属阳虚,凡阳虚正气不足之人,患表证时,气血不能达表,常见沉脉,此时须扶其正,不能迳解其表,扶正当救其里,救里宜以四逆汤回阳,阳回里和,则表自解,若里和后,表仍不解时,再解其表,此亦先里后表法也。

【详解】 本条说明,凡表证见沉脉,不可以常法汗之。初病即见脉沉者,属阳气衰,本条是也。汗后见脉沉者,属津液虚,62条是也。回阴回阳,健胃健肾,各有法度。上条示表里证治有先后缓急之辨;本条示表里证治有主客本末之别,表里兼病,须治其里者,救其里则表自解,回阴之法,务培其本者,救其阳则津自生,凡此皆言阴阳互根之用,综合治疗之法也。

93. 表里津液虚之治法

【经文】 太阳病,先下而不愈,因复发汗,以此表里俱虚,其人因致冒,冒家汗出自愈。所以然者,汗出表和故也;里未和,然后复下之。

【经注】 太阳病之有表里证者,本以先汗后下为常法,今医先下之而不愈,因复汗之,以此汗下先后失序,遂致表里俱虚,误下之后,寒邪乘虚侵于上,而成冒证,冒为清阳不澈,昏蔽头目,凡虚家感外邪,亦最易成冒。冒之治法,仍须解表,气血调和,汗出自愈。"所以然者"以次,为注文,解的是冒家汗出何以能愈,以汗出表和故也。若诊得里未和时,然后再下,不得认为下后邪陷,见病不愈,逐用下法也。

【详解】 发汗虚表示能救表,下之伤阴亦能存阴,故汗下缓解先后轻重之施,要视其证,得其平斯可矣,即阴阳自和者,必自愈之义。且过汗致冒,冒须汗解,下之伤津,仍须下解,非上工不能也,今示例以启后学,阴阳之辨,不可拘于定法。

94. 依脉之阴阳虚实定表里汗下之法

【经文】 太阳病未解,脉阴阳俱停,必先振栗汗出而解。但阳脉微者,先汗出而解;但阴脉微者,下之而解。若欲下之,宜调胃承气汤。

【经注】 太阳病虽未解,而脉三部大小浮沉迟数已见停匀无偏,乃阴阳自和者,必能自愈。但邪正交争时,必先见战汗,故曰必先振栗汗出而解。《难经·五十八难》云:阳虚阴盛,汗出而愈,下之即死;阳盛阴虚,汗出而死,下之而愈。盖伤寒阳虚阴盛,即左盛于右者,表病里和也,故云先汗出而解,阴虚阳盛,即右盛于左者,里病表和也,故云下之而解,但不宜大下,宜调胃承气,微和胃气,恐伤正也。

【详解】 太阳病未解,必是经过治疗或病经多日,正气已虚,凡此当汗解时,必先振栗,理同战汗。本条是说明,正虚之人,常见阴阳脉象不同,须辨其表里虚实,以定汗下。

95. 桂枝汤证之十四

【经文】 太阳病,发热汗出者,此为营弱卫强,故使汗出,欲救邪风者,宜桂枝汤。

【经注】 太阳病,发热汗出者,中风病也,营弱卫强者,盖卫受邪不固,邪盛则实,曰卫强。营无邪反急,正夺则虚,曰营弱。即前 12 条阳浮而阴弱,阳浮者热自发,阴弱者汗自出之义。邪风对正气而言,本条云邪,上条言正,欲救邪风者,宜桂枝汤,乃重中和营卫即所以救邪风,扶正即所以驱邪也。

【详解】 桂枝汤为中风主方,即为和营卫之主方,邪在肌者则解肌,邪扰正者调营卫,故本方既能驱邪又能扶正。

论中见桂枝汤方者,凡 20 条计 12、13、15、24、25、42、44、45、53、54、56、57、91、95、164、234、240、276、371、386 等条,截至本条,虽尚有六条未见,而方又已大致备具,不可与桂枝汤者凡 5 条 5、16、17、19、29 等条,《金匮》中见桂枝汤方者,有两条。

【习题】

1. 表里兼病其治法如何? 举例以明之。

2. 但阳脉微者何以先汗出而解? 但阴脉微者何以下之而解?

3. 营弱卫强应作何解?

96. 小柴胡汤证之一

【经文】 伤寒五六日,中风,往来寒热,胸胁苦满,默默不欲饮食,心烦喜呕。或胸中烦而不呕,或渴,或腹中痛,或胁下痞硬,或心下悸,小便不利,或不渴,身有微热,或咳者,小柴胡汤主之。

【经注】 伤寒五六日,为传变之期,若证见往来寒热,胸胁苦满,默默不欲饮食,心烦喜呕,或胸中烦而不呕,或渴,或腹中痛,或胁下痞硬,或心下悸,小便不利,或不渴,身有微热,或咳者,为太阳证罢,已内传少阳,即以小柴胡汤主治之。

【详解】

伤寒五六日中风:言小柴胡汤证常见于伤寒五六日之时。中风初感,亦能见之。故曰伤寒五六日中风,而不曰伤寒中风五六日也。进言之,中风五六日当能见之,而伤寒初感,亦能见之,综错叙出,含义甚广,虽云五六日,而不拘于日数也。

往来寒热:在恶寒时不发热,在发热时不恶寒,此代表少阳病之寒热,与太阳病之发热恶寒同时并见者不同,又寒热往来,发作无度,与疟疾之寒热,休作有定时者不同,邪在半表半里,正与之争,无定时亦无定处,故往来寒热也。

胸胁苦满:胸胁属少阳部位,邪在其处,故有胀满之苦,肝脾肿大病亦常见此证。

默默不欲饮食:一般疾病邪由阳入阴则静,自外入内,常默默寡言,邪在表能食,入里不能食,今邪在表里之间,侵及胃部,谷不能消,故不欲饮食。

心烦喜呕:心烦因胸胁苦满而烦,喜呕与不欲饮食同义,因邪入化热,正邪相拒,故气逆而喜呕。

若热蓄胸中,不及心下,则胸中烦而不呕,若热邪涉及阳明,则或渴,或腹中痛,侵及肝脾部分,则胁下痞硬,若饮水多,水在心下不行,则心下悸,小便不利,或不渴,邪热外达,则身有微热,邪热上侵,或见咳。

以前四者,为少阳主证,亦即小柴胡汤主证,后之或见证乃小柴胡汤之兼见证,因人体有殊,见证各异。本方使用之标准,但见一二主证即可,不必悉具,兼证不拘有无,但少阳主证,口苦,咽干,目眩,多为本方之必见证,容后论之。

少阳部位,在胸腹二腔,古称三焦,占领部位既大,所属藏器亦多,故本方主治病证极广,如脑病、五官器病、咽喉病、呼吸器病、胸膜病、心脏病、肺结核、肝、胆、脾、肾、生殖器等病,及疟疾、疮疡、胃肠病之不属于阳明太阴者,一藏乃至数藏,原发亦或续发各种病变,凡见有本方主证,而无阴证机转者,皆以本方主治之也。

【方剂】 **小柴胡汤**

柴胡半斤,黄芩三两,人参三两,半夏(洗)半升,甘草(炙)、生姜(切)各三两,大枣(擘)十二枚。

上七味,以水一斗二升,煮取六升,去滓,再煎,取三升,温服一升,日三服。

若胸中烦而不呕者,去半夏、人参,加瓜蒌实一枚。若渴,去半夏,加人参,合前成四两半,瓜蒌根四两。若腹中痛者,去黄芩,加芍药三两。若胁下痞硬者,去大枣,加牡蛎四两。若心下悸,小便不利者,去黄芩,加茯苓四两;若不渴,外有微热者,去人参,加桂枝三两,温覆微汗愈;若咳者,去人参、大枣、生姜,加五味子半升,干姜二两,按加减法,后人因或字所加。

【药物】

柴胡:味苦、性平、驱瘀药,解热解凝。

药能——宣畅气血,散饮食积聚,寒热气结,推陈致新,调经治疟特效。

药征——胸胁苦满,往来寒热,或胁下痞硬。

调剂——凡胸腹胃中结气,不问因水、热、血毒、凝聚等证,察有上述药征时,即可用本药,如仅见上述原因证候,而无本药征,用之有害无益。

97. 小柴胡汤证之二

【经文】 血弱气尽,腠理开,邪气因入,与正气相搏,结于胁下。正邪分争,往来寒热,休作有时,默默不欲饮食,藏府相连,其痛必下,邪高痛下,故使呕也,小柴胡汤主之。服柴胡汤已渴者,属阳明也,以法治之。

【经注】 血弱气尽,言人之气血,在一旦空虚之时,如妇女经水之适来适断等,腠理因气血一时之虚而开,邪因腠理开而长驱直入,陷于胁下,结聚不散,胁下者,少阳之位也,正邪交争,则寒热交替,时作时止矣。

自血弱气尽至结于胁下,是释胸胁苦满句,自正邪分争至休作有时,是释往来寒热句,默默不欲饮食,言邪由半表半里,侵犯胃部,盖藏府之气相连,上下相通,邪在上焦为邪高,邪气传里为痛下,正邪相拒于里,故气逆而作呕,自"藏府相连"至"故使呕也",是释"心烦喜呕"句,以上各证,以小柴胡汤主治之。小柴胡汤或证中原有渴证,为热涉及阳明,今服汤已而仍渴,此渴必甚,是热入阳明,仅治少阳则无济,故曰,属阳明也,以法治之,法详于后。

【详解】 本条为上条注文,示小柴胡汤有主证四则,而以胸胁苦满为首也。96条为太阳转少阳,本条为少阳转阳明,服柴胡汤后治愈少阳而遗阳明也。

98. 不可与柴胡汤

【经文】 得病六七日,脉迟浮弱,恶风寒,手足温。医二三下之,不能食而胁下满痛,面目及身黄,颈项强,小便难者,与柴胡汤后,必下重,本渴,饮水而呕者,柴胡不中与也,食谷者哕。

【经注】 得病六七日为疾病转变之期,脉迟为寒,浮为气虚,弱为血虚。恶风寒为表邪仍住。手足温而不厥,亦无濈然汗出,是为系在太阴。盖其人气血素虚,感受风寒,邪入里而表未除之证,医见邪入,遂二三下之,下后虚其胃气致不能食,又因误下邪陷致胁下满痛,此满属虚。面目及身黄者,邪陷太阴,湿郁于中也,颈项强者,邪独在表也。小便难者,脾不转输湿不下行也。以上见证,乃误下后脾胃已虚,表仍未解,温中散寒之治法,自在其中。此时若仍与柴胡汤,则黄芩性寒,削伐生气,柴胡宣通疏散,致脾愈虚,脾虚下陷,后必下重矣。本渴,饮水而呕者,为水停心下,此属饮家,即此义也,若误与柴胡汤,则热愈减,水不能除,胃气虚寒,必成食谷则哕之证。

【详解】 本条为柴胡剂之辨证法。

99. 小柴胡汤证之三

【经文】 伤寒四五日,身热恶风,颈项强,胁下满,手足温而渴者,小柴胡汤主之。

【经注】 伤寒四五日,为传变之期,身热,属阳明证,恶风属太阳证,颈项强属太阳兼少阳证,胁下满属少阳证,手足温而渴,属邪乍入里而未深,似此疾病,治表则遗里,治里则遗表,表里经络,原为相通,少阳居间,位介表里,枢机宣畅,内外可达,故三阳合病,治取少阳也。

【详解】 本条与上条比较,如恶风、颈项强、胁下满、手足温等证皆同,而治法不同者,前条以二三下后里虚,本条未下,不虚身热而渴,脉不迟弱,则虚实寒热,自能鉴别,故用小柴胡汤时,虽云但见一证便是,不必悉具,而虚寒性疾病,当禁用之也。

100. 小柴胡汤证之四与小建中汤证之一

【经文】 伤寒,阳脉涩,阴脉弦,法当腹中急痛,先与小建中汤。不差者,小柴胡汤主之。

【经注】 阳脉、阴脉,指浮沉而言,伤寒之脉,浮取涩滞,主血不流利,胃气不足。沉取弦直,主里寒兼痛之象,胃虚且寒者,脉阳涩阴弦,必腹痛甚急,虽有伤寒之邪传入少阳,亦当先与小建中汤,益阴和阳,中气已建;不差者,非腹痛不差,乃柴胡证不差也,故可再与小柴胡汤以治之。

【详解】 本条申述上条,补出有里虚之见证及治法。伤寒承上条言,少阳之证,自在其中,不言证者,省文也,如前91条,身体疼痛兼下利清谷者,先"四逆"后"桂枝"之义,非用小建中治腹痛不效时再用小柴胡,以药试病也。小柴胡汤,脉本见弦,或证中亦有腹痛,与小建中之区别处,在于浮取脉涩,气血不足者不可与之,故知小柴胡汤,治有余之病,脉必不清也。腹痛有虚实之分,按之痛,重按却不甚痛者,为气痛属虚。重按痛而坚者,有积属实。气痛不可下,下之愈甚。有积必须下,下之即愈。

【方剂】 小建中汤

桂枝(去皮)三两,甘草(炙)二两,大枣(擘)十二枚,芍药六两,生姜(切)二两,胶饴一升。

上六味,以水七升,煮取三升,去滓,内饴,更上微火消解,温服一升,日三服。呕家不可用建中汤,以甜故也。

【药物】

胶饴:味甘、性大温。

药能——缓急迫,健脾胃,益气力,补虚冷,止肠鸣。

药征——腹中痛,里急。

调剂——本药性大温,治急迫,因有丰富之滋养成分,多用于里证(肠、胃、脾),而不适于表证;适于虚寒证,不适于实热证。本药与甘草所治急迫,殆相伯仲,然甘草性平,可通用于表里、阴阳、虚实各证,此其别也。

久呕之病家,不可与建中汤,盖以胶饴、甘草、大枣,甜药过多之故也,若审系小建中汤证,呕家得之,加减以投,亦无不可。

101. 柴胡汤之使用范围及服后之情况

【经文】 伤寒中风,有柴胡证,但见一证便是,不必悉具。凡柴胡汤病证而下之,若柴胡证不罢者,复与柴胡汤,必蒸蒸而振,却发热汗出而解。

【经注】 凡伤寒中风,而见柴胡证者,但见一证便是,使用本方之标准,不必全数病证备具,而后用之也。凡柴胡汤病证,为病在半表半里,宜用和解之法,今误用治里之下法,若邪不因下而内陷,柴胡证未罢,虽非坏病,而正气亦必因误下而里虚,于再服柴胡汤正邪交争时,必先内热蒸蒸,恶寒振振,然后发热,战汗而解。

【详解】 便是云者,言外有凡表里证之兼柴胡一证者,汗下须慎之义也,一证指主证中之一证,或见证不与也,37、144、229、230、266等条可证。

本方见于论中者,凡18条,除厥阴,差后各见一条外,余均在三阳篇内,故伤寒中风,有柴胡证,但见一证者,指阳证言可知,阴证不适用本方,如96条,下后胁下满痛,及123条但欲呕、胸中痛、微溏者等证,皆不可与柴胡汤是其例也。此言柴胡证误下后,若其证不变,复与柴胡汤,其病欲解时,必见战汗也,战汗之理,前46条已略言之,其状在未汗之前,病势急剧,及其汗出,则霍然而解,盖正气欲驱邪从汗而解,而邪据较深,作汗甚难,柴胡汤非发汗剂,若邪近表,往往汗出,近里亦常下利而解也。

102. 小建中汤证之二

【经文】 伤寒二三日,心中悸而烦者,小建中汤主之。

【经注】 伤寒二三日,为初感寒邪,正气尚未疲惫之时,若见心悸而烦,是其人气血素虚,邪欲入内之征。凡虚家感寒,虽有可汗之证,亦不可行。如49条云,身重心悸者,不可发汗,亦此义也,小建中汤主之者,旨在中气既建,寒邪自解,培本之道也。

【详解】 本条之证,是除伤寒表证外兼见心中悸而烦,非仅见心中悸而烦也,心中悸属气寒,烦属血弱,虚被邪授则见是证,小建中汤虽系扶正之方,其中含有桂枝汤方义,故亦能驱邪。

103. 小柴胡汤证之五及大柴胡汤证之一

【经文】 太阳病过经十余日,反二三下之,后四五日,柴胡证仍在者,先与小柴胡汤,呕不止,心下急,郁郁微烦者,为未解也,与大柴胡汤,下之则愈。

【经注】 太阳病,述病之来源,过经是表证已罢传入他经之辞。十余日,为日已久,若证见少阳兼阳明者,治不当下,医反二三下之,虽下后经过四五日之久,柴胡证仍在者,先与小柴胡汤,不可先治其里,服小柴胡汤后,若呕仍不止,兼见心下急,郁郁微烦者,为热结于里,致少阳仍未尽解,故必以大柴胡汤,下其结热,降其逆气,此治二阳并病之法也。

【详解】 本条为太阳转入少阳阳明之证,虽十余日之久,二三次之下,只见少阳证在,仍先从少阳入手施治,若治后阳明证仍在者,再以治少阳、阳明并病之法治之,不可以承气专攻阳明也,经云:呕多虽有阳明证,不可攻之者此也。过经,经中凡四条,如太阳病过经十余日,伤寒十三日,过经谵语者,须下者,过经乃可下之,与本条,此四条皆无表证。又过经与传经不同,盖传经言其传,或兼见本经病证。过经,言已过,必无本经病证。

心下急,心下急结,较痞硬之自觉稍重,切腹则轻,郁郁微烦,其满在腹,视小柴胡汤证之胸胁苦满,有上下之分,而无轻重之别,大柴胡汤证,属邪在胸腹部,而兼胃实者,柴芩去满,姜夏止呕,去参草之补中,而增枳芍之疏泄,以治心下急结,用大黄荡涤阳明郁热,大枣护肠,泄不伤正。

【方剂】 **大柴胡汤**

柴胡半斤,黄芩三两,芍药三两,半夏(洗)半升,生姜(切)五两,枳实(炙)四枚,大枣(擘)十二枚。

上七味,以水一斗二升,煮取六升,去滓,再煮取三升,温服一升,日三服。

一方加大黄二两,若不加,恐不为大柴胡汤。

【按】 本方两解少阳误下之邪,桂枝加大黄汤,两解太阳误下之邪。

104. 以丸药误下少阳之变

【经文】 伤寒十三日不解,胸胁满而呕,日晡所发潮热,已而微利,此本柴胡证,下之以不得利,今反利者,知医以丸药下之,此非其治也。潮热者,实也。先宜小柴胡汤以解外,后以柴胡加芒硝汤主之。

【经注】 本条承上条而言,伤寒过经十余日,表证虽去,而病不解,其证为少阳、阳明并病,胸胁满而呕,少阳证也,日晡所(甲酉时)发潮热,阳明证也,医见有阳明证而下之,下后续见微利。自此本柴胡证至潮热者实也,为自注笔,医用下法,从不得利也,今下之病不愈,反见微利者,知医所用之下剂是丸药,而非汤药,治法不当之故也,夫下剂之用,在于祛热,通便次之,今不得其治法,便通而热不除,盖丸药留滞,汤药快利,潮热属实,不宜丸药,本病宜先以小柴胡汤,治少阳,后以柴胡加芒硝汤,兼治阳明,而泄丸药未尽之势。

【详解】 上条为少阳、阳明并病,经过二三下后之变证及治法,本条为丸药下后之变证及治法,论中云十三日者,惟见本条与下条,恐为十余日之误。日晡所,日至悲谷之处,丸药盖巴豆剂,如千金紫丸(巴豆、代赭石、赤石脂、杏仁,糊丸),备急丸(巴豆、大黄、干姜,蜜丸,酒服二三分)等,凡热性病用下剂,非仅通便,在驱热毒,故宜清热性之汤剂。

【方剂】 **柴胡加芒硝汤**

柴胡二两十六铢,黄芩一两,人参一两,甘草(炙)一两,生姜(切)一两,半夏(本云五枚洗)二十四铢,大枣(擘)四枚,芒硝二两。

上八味,以水四升,煮取二升,去滓,内芒硝,更煮微沸,分温再服。不解,更作。

甘草、芒硝治六腑积聚,因其利而复下,所谓通因通用之法也,本方较大柴胡汤为轻。

105. 阳明病丸药下后变证及调胃承气汤证之二

【经文】 伤寒十三日,过经谵语者,以有热也,当以汤下之。若小便利者,大便当硬,而反下利,脉调和者,知医以丸药下之,非其治也。若自下利者,脉当微厥,今反和者,此为内实也。调胃承气汤主之。

【经注】 伤寒十余日,表证已罢,但病不解,由太阳过经转入阳明而见谵语者,以有热邪在内故也,当以汤药下之,调胃承气汤主之。

【详解】 条中两"若……者"段,不属本文,上段由下利推测而知,必曾服丸药,下段由脉推测知属内实。

小便利者,大便当硬:水分偏走肾与膀胱,其肠必燥,大便当硬。

而反下利:丸药之性,既缓且长,不能洗涤肠热,去坚实,其药毒留中,能使之下利不已。

自下利者,脉当微厥:自下利属虚,故脉当见微厥之象,正气虚,真武、四逆所主也。

自利脉和,此为内实:脉和见于常人为无病,脉和见于自利之人,属脉有余可知。

谵语:属胃中有热上熏,则神昏而谵语。

上条是少阳坏病,本条是阳明坏病。

【习题】

1. 大、小柴胡汤之方及主治病证?

2. 小柴胡汤之使用禁忌?

3. 小建中汤之主证?

106. 桃核承气汤证

【经文】 太阳病不解,热结膀胱,其人如狂,血自下,下者愈,其外不解者,尚未可攻,当先解其外,外解已,但少腹急结者,乃可攻之,宜桃核承气汤。

【经注】 太阳表病不解,内热郁结于下焦膀胱部位,其人如狂者,因热甚血瘀于下之影响,与阳明证之谵语同理,阳明病,下其燥屎,谵语自止。本证下其瘀血,则如狂自愈,皆无形之热,邪从有形而散也,惟其外证不解者,未可攻下其结,而防引邪下陷,当先表后里,俟外证已解后,只余少腹急结者,乃可以桃核承气汤去其血热之结。

【详解】 本方列于柴胡汤中,盖新瘀血之桃核承气汤证,颇似少阳也。

【方剂】 **桃核承气汤**

桃仁(去皮尖)五十个,大黄四两,桂枝(去皮)二两,甘草(炙)二两,芒硝二两。

上五味,以水七升,煮取二升半,去滓,内硝,更上火微沸,下火,先食温服五合,日三服,当微利。

【药物】

桃仁:味甘苦、性平(稍寒)、驱痛药。

药能——驱瘀血及凝结,通月水,破蓄血,镇咳,镇痛,缓下,杀虫。

药征——少腹满痛,或泄脓血,或经水不利,或如狂者。

调剂——本药为驱瘀妙品,因其解凝性强,而有缓下作用,故以瘀血急结少腹满痛者为其主要征候,其余一般血证,如非血虚者,间亦配用之,惟本药稍寒,有解热性,若非热结凝滞之证,应慎用之。

107. 柴胡加龙骨牡蛎汤证

【经文】 伤寒八九日,下之,胸满,烦惊,小便不利,谵语,一身尽重,不可转侧者,柴胡加龙骨牡蛎汤主之。

【经注】 伤寒八九日,为传变之期,若少阳兼阳明证,本不当适下,若误下之而邪陷于胸,邪因热化,上燥而发烦惊,气不下行,则小便不利,热盛胃实,则谵语,一身尽重,不可转侧,属热盛气虚。本方以柴胡汤治胸满,以龙骨、牡蛎镇压烦惊,热得镇不上攻,谵语自止,气得通能下达,小便自利,热去气行,则身重除,身重除则能转侧,故以柴胡加龙骨牡蛎汤主之。

【详解】 烦惊、谵语、身重皆属痫证,往往发于温病被火,《经》云:若被火者,微发黄色,剧则如惊痫是也。惟本条少阳兼阳明误下后,亦能致之,龙骨、牡蛎者,镇压烦惊之特效药物也。

白虎汤证中有腹满、身重、难以转侧、谵语、遗尿等症,而以腹满、谵语为主,本方以胸满烦惊为主。

【方剂】 **柴胡加龙骨牡蛎汤**

柴胡四两,龙骨、黄芩、生姜(切)、铅丹、人参、桂枝(去皮)、茯苓各一两半,半夏(洗)二合半,大黄二两,牡蛎一两半,大枣(擘)六枚。

上十二味,以水八升,煮取四升,内大黄,切如棋子,更煮一两沸,去滓,温服一升。《本》云:柴胡汤,今加龙骨等。

【药物】

龙骨:味甘涩、性微寒、收敛药。

药能——收敛浮越之正气,治烦惊,遗精,脱肛,吐衄,崩带,疟,痢,涩肠。

药征——有衰脱之征候,脐下动,或烦惊,失精。

调剂——用本药主目的为治衰脱与脐下动,其副目的为治正气浮越、烦惊、失精等。

牡蛎:味咸涩、性微寒、收敛药。

药能——敛汗,收脱,止烦躁惊狂,涩肠固水,止嗽涩精,清热,镇气,失眠,能治烫火伤。

药征——腹部软弱、胸腹动而渴者。

调剂——本药之应用,当以先天或误治等之身体虚弱,而未陷阴证,并依胸腹动及腹软弱为主目的;以惊狂、烦躁、不眠等之神经症状为副目的,而配用之。

【按】 本药治胸腹动,似茯苓。而茯苓之悸,虽应于手而小,本药动火。茯苓有肌肉挛急一证,本药无之;茯苓无渴证,本药有之。本药与黄连,虚实有别,黄连有伏热,颜面潮红之征,本药无之。

铅丹:又名黄丹,章丹,味辛、性微寒、镇静药(收敛性)。

药能——镇静,安心神,除热,镇惊,兼杀虫作用。

药征——吐逆反胃,惊痫,癫疾。

调剂——凡惊狂,心神浮越,而成吐逆等证适用之,又依其收敛作用,于泄利时,或溃疮等证,亦间用之,入膏药,为外科之要药也。

【习题】

1. 98至本条,共15条,除106条桃核承气汤外,余均属柴胡剂证治,试分别述之。

2. 大柴胡汤与柴胡加芒硝汤在使用上之区别安在?

3. 本方之方义如何?

108. 刺期门之一

【经文】 伤寒,腹满谵语,寸口脉浮而紧,此肝乘脾也,名曰纵,刺期门。

【经注】 伤寒腹满,病在脾也。谵语,热在胃也。《灵枢·五脏别论》云:胃者水谷之海,六腑之大源也。五味入口,藏于胃以养五藏气,而变见于气,气口者,寸口也,故寸口脉主脾胃。《脉法》云:脉浮而紧者,名曰弦也,弦为肝脉,以脾十之病证,见肝木之弦脉,木克土也,凡克其所胜者,则放纵自如,故名曰纵,期门者,肝之募,泻木以救土之法也。

【详解】 水克火,金克木,克其所胜者,名曰纵。火乘水,木乘金,侮其所不胜者,名曰横。木生火,金生水,母生子,名曰顺。火乘木,水乘金,子乘母,名曰逆。

期门穴,正当两乳下,肋骨端,近腹处,即第六肋间隙,前正中线旁开4寸。

109. 刺期门之二

【经文】 伤寒发热,啬啬恶寒,大渴欲饮水,其腹必满,自汗出,小便利,其病欲解,此肝乘肺也,名曰横,刺期门。

【经注】 伤寒发热,啬啬恶寒者,是太阳表证;而肺主皮毛,寒伤表则肺先受邪,郁而成热,故大渴欲饮水,其腹因饮多而满,脾因满而不上行输精于肺,肺因热而气不能下行通调水道,如是循环,则肝木乘之,侮其所不胜,横行无忌,故名曰"横",刺期门者,泻肝平肺,水散津通,外作自汗,皮表可解,内利小便,腹满可除,故云"其病欲解"也。

【详解】 上条为邪留于有形之藏府者,本条为外邪,兼藏府之病者,皆以针取之之例也。

110. 火逆胃中水竭

【经文】 太阳病二日,反躁,凡熨其背而大汗出,大热入胃,胃中水竭,躁烦,必发谵语。十余日,振栗,自下利者,此为欲解也。故其汗从腰以下不得汗,欲小便不得,反呕,欲失溲,足下恶风,大便硬,小便当数而反不数及不多。大便已,头卓然而痛,其人足心必热,谷气下流故也。

【经注】 太阳病二日,为邪尚在表,邪在表不当躁,今见躁,故曰反躁,既见躁矣,为热行于里,不当用火治,今以火熨背,发汗故曰反,火迫大汗出,火气乘虚入于胃,胃中津液竭,因津竭而热盛,因热盛而烦躁而谵语,此证应用下法治之即愈。亦有未经治疗,至十余日,火邪势微,阴气得生,津液得复,自下利者,此为欲自解也。惟此下利,必伴以振栗,亦战汗之义也。自故其汗至及不多,是述熨后之情形。自"大便已"至"足心必热",是述自下利后之情形,谷气下流故也。是说明头痛、足热之病理。

【详解】 本条论太阳兼里热,应用大青龙汤,两解表里而误用火,胃中水竭,致腰以下不得汗出,因津不下达,致欲小便不得,因热气上逆,故反呕,以次"欲失溲,足下恶风"者,有阴证机转之象,即壮火食气,气不通而虚于下也。大便硬,小便当数,而反不数及不多者,津液虚竭也(一般病证,大便硬者,小便当数当多,今因胃中水竭津尽之大便硬,故小便反不数不多)。及至十余日后,大便已,此大便乃火热已经十余日,已渐消而津复,便结得润,阳气下降,上热顿除,头部因发急剧变化,故头卓然而痛,胃中津液复得,谷气得生,流及下肢,谷气者,阳气也,先不通于下时,足下恶风,今阳气得下,故足心因热也。

自此以下 10 条,俱论火攻之误。

111. 火逆血气流溢

【经文】 太阳病中风,以火劫发汗,邪风被火热,血气流溢,失其常度。两阳相熏灼,其身发黄,阳盛则欲衄,阴虚小便难,阴阳俱虚竭。身体则枯燥,但头汗出,剂颈而还,腹满微喘,口干咽烂,或不大便,久则谵语,甚者至哕,手足躁扰,捻衣摸床,小便利者,其人可治。

【经注】 太阳病,表病也;中风,表虚也;皆宜汤剂以解表,今误以火劫,发其汗,既感邪风复被火热,气血受伤,血得热则流,气得热则溢,气血失其正常运行法度,病变生矣;夫风为阳邪,火为阳毒,此两阳相熏灼。亦如风温被火,热发于外,其身发黄矣。若热搏于经络,阳盛者,迫血上行,则欲衄。若热灼于津,阴虚内热,津不下行,则小便难。凡热性病,始而火热伤阴,继而阳气亦虚。至此全身气血枯燥,无汗可出,只见头汗,颈下即无。

若热郁胸腹,致肠胃不能消化而腹满,肺部通调失职而微喘,津液不布而口干,热邪上犯则咽烂,或见胃实之不大便证,久则热盛津竭而谵语,其者胃败气逆而致哕,手足躁扰,捻衣摸床者,火盛之危候也。

凡伤寒之病,以阳为主,故畏亡阳,热性疾病,以阴为主,最忌阴竭,本条最后言小便利者,其人可治,盖由小便之利者,知其人津液未亡,火逆虽危,尚可治也。

【详解】 捻,寻也,循也。剂颈,除于颈也。

自腹满微喘至捻衣摸床,皆邪火内炽真阴,真阳将尽,顷刻危亡之象。

112. 火逆亡阳惊狂

【经文】 **伤寒脉浮,医以火迫劫之,亡阳必惊狂,卧起不安者,桂枝去芍药加蜀漆牡蛎龙骨救逆汤主之。**

【经注】 伤寒脉浮,不用麻桂解表,而以火劫持,迫使汗出,汗者心之液,心液虚,火邪乘之则心气亦虚而心神散乱,此因火而耗伤心气者,故名亡阳。凡心神散乱者,常起居如惊,语言如狂,甚者至卧起不安,故用本方救火邪之逆。

【详解】 本条之证,用桂枝以助心气,去芍药之益阴,盖益阴非亡阳所宜,惟此亡阳在火而不在汗,故用寒性之蜀漆驱水散火,心气自复,而不用热性之附子扶阳温经也,龙牡收散乱之心神,镇怯固脱,甘草、大枣培中补脾,生姜降逆。107条论柴胡汤之变证,本条论桂枝汤之变证。

火迫:熨背,烧针,灸,熏之类也。

【方剂】 **桂枝去芍药加蜀漆牡蛎龙骨救逆汤**

桂枝(去皮)三两,甘草(炙)二两,生姜(切)三两,大枣(擘)十二枚,牡蛎(熬)五两,蜀漆(洗去腥)三两,龙骨四两。

上七味,以水一斗二升,先煮蜀漆,减二升,内诸药,煮取三升,去滓,温服一升。

【药物】

蜀漆:味辛苦、性寒、有毒、驱水药。

药能——祛老痰,积饮,截疟,止惊狂、火逆,杀虫。

药征——胸腹及脐下悸动剧者。

调剂——本药有毒,非有上述征候,勿轻用之,《本草纲目》云:本药苗名蜀漆,根名常山。

113. 里热不可火攻

【经文】 **形作伤寒,其脉不弦紧而弱,弱者必渴,被火必谵语,弱者发热,脉浮,解之当汗出愈。**

【经注】 形作伤寒者,言其外形有恶寒、体痛、身热等证也,其脉不见弦紧而见弱象,此夹虚伤寒者,往往见之。弱脉主阴虚里热,故口弱者必渴,虽有表证,脉必不浮,不可汗也。此时若误认为陈寒痼冷,用火攻之,两热相合,致津愈虚、热愈炽而见谵语。弱者发热脉浮,是言若证见发热于外,脉由弱中见浮,则知阴气渐复,邪气还表,宜消息和解其外,当汗出而解矣。

【详解】 本条云脉弱者有两处,故知弱脉为本病重点,弱脉属阴虚,虽形似伤寒,忌用汗法。次论阴虚被火,为害尤烈,最后言弱中见浮,是邪气有由来外散之机,可以一汗而解,仍须辨其非虚劳之浮,必伴以表证之发热也。文中两"必"字,为里热必见之证,诊病时应依此为辨。

114. 火熏之下血证

【经文】 太阳病,以火熏之,不得汗,其人必躁,到经不解,必清血,名为火邪。

【经注】 太阳病,用烧地、洒水、铺药、取气等法,令病人卧其上,熏蒸取汗,虽得汗出,火劫非其治也,况不得汗,热无从出,被火灼津,其人必躁,到六日经尽之时,邪衰为可愈,若七日再到太阳经而邪不衰,必火邪迫血,血下行而便血也,名火邪者,示人但治其火,血能自止,不必治其血也。

【详解】 烧地、洒水、铺地、取气等法,评见48条。

太阳病,汗之正法,麻、桂、青龙等汤为宜,用火劫之,非其治也。

到经:传经尽之时也,六日,十二日,为到经。

清血:与圊血同,厕也,便血也。

115. 火灸之吐血证

【经文】 脉浮,热甚,而反灸之,此为实,实以虚治,因火而动,必咽燥,吐血。

【经注】 脉浮,表证也。热甚,实证也。灸法,治里有虚寒之法也,以治虚寒在里之法,而治实热在表之证,故曰而反灸之,此为实,实以虚治,既灸之后,火气内攻,在外之邪无关,在内之血因火而动,邪束于外,火攻于内,迫血上行,必咽燥吐血也。

【详解】 此为实,表实证也,宜麻黄以解表,上条迫血下行,本条迫血上行,《灵枢》云:阳络伤,则血外溢,血外溢则衄血。阴络伤则血内溢,血内溢则卞血。既此两条之义也。

116. 火灸之焦骨伤筋证及火逆之瘅与自解证

【经文】 微数之脉,慎不可灸,因火为邪,则为烦逆,追虚逐实。血散脉中,火气虽微,内攻有力,焦骨伤筋,血难复也。脉浮,宜以汗解,用火灸之,邪无从出,因火而盛,病从腰以下,必重而痹,名火逆也。欲自解,必当先烦,烦乃有汗而解,何以知之,脉浮,故知汗出解。

【经注】 微数之脉,主阴虚火盛,内有虚热证,治宜补血以去热,扶正以祛邪。戒人慎不可用灸法。灸则除寒,不能散热,灸亦火也,凡火用不当,皆为火邪。火邪中人,与虚热遇,则虚热愈盛,而为烦闷气逆。今误以逐寒实之法,而施于血少阴虚之人,追虚之害,不仅助火愈盛,且追脉中之血四散,艾灸火气虽微,追虚内攻则有力,筋骨失血液濡养于前,复蒙火逆重伤于后,枯槁之形立见,终身残废可虞,故曰:焦骨伤筋,血难复也。脉浮者,病在表,宜以汗解,今不用发汗剂以解表,而用火灸,遏阻正气外趋之势,汗不得出,邪亦不得出,火气助邪,因之热郁愈盛,火性炎上,气不下达,则身重。阴气被火,血不健运,则麻痹不仁。故从腰以下,必重而痹,以此非风寒湿之痹,乃因火所致,故曰名火逆也。火灸,邪无从出,乃火邪阻遏气血,不能交通内外上下,若正气充实之人,仍有恢复气血周流愈之能力,由汗出邪去而解,惟于其汗出之先,必见烦热之象(亦战汗之属)。"何以知之"以次,为说明,"脉浮"者,为邪在表,"故知汗出解"者,皆见脉浮也。

【详解】 邪盛以致正虚者,不必虑其正虚,逐其实邪,正虚自复,汗、吐、下等法是也。

正虚而致邪盛者,不必虑其邪盛,补其正虚,邪盛自去,温补等法是也。

上条论热实在表,不宜用灸,本条论虚热在内,亦不宜用灸。

火灸,变证有115、116之两条。115条,火动于上而吐血。116条,火攻于内则焦骨伤筋。火闭气阻而成痹证。依邪所犯之部位不同,变证各异,由此可知,凡热甚者、血少者、表不解者,均不可灸也。

《内经》云:风、寒、湿三气杂至,合而为痹。痹者,痹之俗字也。

风气胜者,为行痹,善行数变,走注、历节之类。

寒气胜者,为痛痹,筋骨凝闭不通,即痛风也。

湿气胜者,为着痹,重着不移,湿从上化,故病在肌肉。

117. 奔豚病之桂枝加桂汤证

【经文】 烧针令其汗,针处被寒,核起而赤者,必发奔豚,气从少腹上冲心者,灸其核上各一壮,与桂枝加桂汤,更加桂二两也。

【经注】 表病宜以汗解,今以烧针之法取汗,针处不慎,为寒所袭,则寒邪外束,火邪不散,发为赤核,缘本证是表病,感于素有饮者,意在用烧针取汗兼驱寒饮,不图针后被寒,是当汗而未能汗解,反因此一刺而激发水饮,致气从少腹上冲,奔豚之证作矣。此奔豚之发,因针处被寒引起,故曰针处被寒,核起而赤者,必发奔豚也。针处被寒之证,非灸不解,于每一赤核上,各灸一壮,以解外寒,与桂枝汤,调和气血,治其上冲,因奔豚属上冲之剧者,加桂以治,内外夹攻之法也。

【详解】 65条,发汗后,其人脐下悸者,欲作奔豚,乃素有饮者,因发汗而动其下焦之饮也。本条亦素有饮者,因烧针被寒,而动其下焦之饮也。65条欲作为轻,本条必发为重。65条用苓桂枣甘汤,本方增桂、芍、姜,而无茯苓,其证必属上冲剧,有呕逆、拘挛,而无心下悸也。

桂枝去芍药,治阳邪下陷。桂枝加桂,治阴邪上攻。苓桂枣甘汤,表已解,水邪乘阳气虚而上犯。本方表未解,水邪挟阴气而上攻。前者以茯苓渗水以行之。后者加桂,温水使化之,前后比较自知。

【方剂】 桂枝加桂汤

桂枝(去皮)五两,芍药三两,生姜(切)三两,甘草(炙)二两,大枣(劈)十二枚。

上五味,以水七升,煮取三升,去滓,温服一升。

《本》云桂枝汤,今加桂满为五两,所以加桂枝者,以能泄奔豚气也。

【按】 注家多谓,加桂为肉桂,非也,观"更加桂二两"之更字,则知为桂枝也。

118. 火逆之桂枝甘草龙骨牡蛎汤证

【经文】 火逆下之,因烧针烦躁者,桂枝甘草龙骨牡蛎汤主之。

【经注】 先逆于火,而复下之,一误再误,里气已虚,又加烧针,火气内迫,故生烦躁。烦躁属惊狂之轻者,必由烧针劫汗过甚,致人汗出,而见心下悸欲得按之桂枝甘草汤证,加龙骨、牡蛎以散火邪,镇摄其烦躁也。

【详解】 本条与69条,虽同在汗下之后,证见烦躁,其主治不同者,盖本条是火劫取汗,69条行无火逆,故用温经复阳之治法,本方主火逆而兼桂枝甘草汤证也。

【方剂】 桂枝甘草龙骨牡蛎汤

桂枝(去皮)一两,甘草(炙)二两,牡蛎(熬)二两,龙骨二两。

上四味,以水五升,煮取二升半,去滓,温服八合,日三服。

119. 太阳伤寒忌用温针

【经文】 太阳伤寒者,加温针,必惊也。

【经注】 太阳伤寒者,麻黄汤证也;温针者,烧针也,属火攻之义;表实被火,邪无从出,热邪上乘于心,发惊狂也。

【详解】 自110条至119条,共10条,皆论火逆证变(表4)。

【习题】

1. 何种治法属于用火?

2. 何病宜用火治?何病忌用火治?

3. 试述误火之害。

4. 太阳上中两篇共有若干方剂试分类说明之。

表4 火逆证治分类表

条数	原始病	误治	病理	见证	治法或自解
110	太阳病二日,反燥	反熨其背,大汗出	火热入胃,胃中水竭	躁烦必发谵语,腰以下无汗,小便不得,反呕欲失溲,足下恶风,大便硬,小便不数不多	十余日振栗,自利者,此为欲解也,大便已,头卓然而痛,足心必热,谷气下流故也
111	太阳病中风	以火劫,发汗	邪风被火,气血流溢,失其常度两阳熏灼	身黄,阳盛则欲衄,阴虚小便难,身体则枯燥,但头汗出,腹满微喘,口干咽烂,或不大便,久则谵语,甚者至哕,手足躁扰,捻衣摸床	小便利者,其人可治
112	伤寒脉浮	火迫劫	亡阳	惊狂卧起不安	桂枝去芍药加蜀漆龙骨牡蛎救逆汤主之
113	形作伤寒,其脉不弦紧而弱	被火	弱者必渴,被火者必谵语	弱者发热,脉浮	解之当汗出愈
114	太阳病	以火熏之不得汗	名为火逆	其人必躁,到经不解必便血	
115	脉浮热甚	反灸之	此为实实以虚治,因火而动	必咽燥唾血	
116	微数之脉(慎不可灸)	因火为邪	追虚逐实,血散脉中,火气虽微,内攻有力	则为烦逆,焦骨伤筋血难复也	
116	脉浮(宜以汗解)	用火灸之	邪无从出,因火而盛名,火逆也。脉浮,故知汗出解也	病从腰以下,必重而痹	欲自解者,必当先烦乃有汗而解
117	表证兼内有水饮	烧针令其汗针处被寒		核起而赤者,必发奔豚,气从少腹上冲心者	灸其核上各一壮,与桂枝加桂汤,更加桂二两
118	有表里证	火逆下之(烧针)		烦躁	桂枝甘草龙骨牡蛎汤主之
119	太阳病	加温针	必惊也		

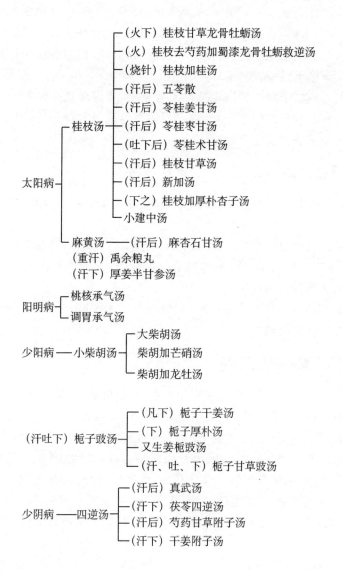

太阳病
- 桂枝汤
  - （火下）桂枝甘草龙骨牡蛎汤
  - （火）桂枝去芍药加蜀漆龙骨牡蛎救逆汤
  - （烧针）桂枝加桂汤
  - （汗后）五苓散
  - （汗后）苓桂姜甘汤
  - （汗后）苓桂枣甘汤
  - （吐下后）苓桂术甘汤
  - （汗后）桂枝甘草汤
  - （汗后）新加汤
  - （下之）桂枝加厚朴杏子汤
  - 小建中汤
- 麻黄汤——（汗后）麻杏石甘汤
- （重汗）禹余粮丸
- （汗下）厚姜半甘参汤

阳明病
- 桃核承气汤
- 调胃承气汤

少阳病 —— 小柴胡汤
- 大柴胡汤
- 柴胡加芒硝汤
- 柴胡加龙牡汤

（汗吐下）栀子豉汤
- （凡下）栀子干姜汤
- （下）栀子厚朴汤
- 又生姜栀豉汤
- （汗、吐、下）栀子甘草豉汤

少阴病 —— 四逆汤
- （汗后）真武汤
- （汗下）茯苓四逆汤
- （汗后）芍药甘草附子汤
- （汗下）干姜附子汤

120. 误吐变证之一

【经文】 太阳病,当恶寒发热,今自汗出,反不恶寒发热,关上脉细数者,以医吐之过也。一二日吐之者,腹中饥,口不能食;三四日吐之者,不喜糜粥,欲食冷食,朝食暮吐,以医吐之所致也,此为小逆。

【经注】 太阳病,当"恶寒发热"。今太阳病服药后,其证见自汗出,反不恶寒发热等证。"不恶寒",是表病已解。"自汗出""发热"似转系阳明。其脉见"关上细数"者,"细"为血虚,"数"为有热,"关上"属脾胃部分。知此乃医者误用吐法以治表证,表证虽因吐而汗出,因汗出而表解,脾胃则伤,是吐之过也。"一二日吐之者"以次至条末,言误吐变证。表证误吐,虽属误治,此仅"为小逆","表证误下,方为大逆也","一二日,邪在太阳,吐后,脾未伤"。仅胃气逆,故"腹中饥,口不能食""三四日",邪已入里,吐后脾阳伤,客热入胃,故"不喜糜粥欲食冷食",客热在胃,虽能食而不能消谷,脾阳虚则不转输,故"朝食暮吐"也。

【详解】 凡食入即吐,多因实热。朝食暮吐,多因虚热或脾寒。"反"字贯"不恶寒,发热"两证而言,原是太阳病,故以不恶寒为反,汗出后发热当止,今仍热,故亦云反,自此以下4条皆论吐后变证。

121. 误吐变证之二

【经文】 太阳病,吐之,但太阳病当恶寒,今反不恶寒,不欲近衣,此为吐之内烦也。

【经注】 太阳病,误用吐法,伤及胃中津液,因燥生热,因热而烦;此时表证已解,故"不恶寒";内热已成,故"不欲近衣";"此为吐之内烦"句,言内热之所由成。"但太阳病当恶寒"句,属自注文字。

【详解】 太阳病,当恶寒而不恶寒,故曰"反"。"内烦",言热在内。上节言吐致里寒,本节言吐致内热。

122. 发汗胃冷致吐之理

【经文】 病人脉数,数为热,当消谷引食,而反吐者,此以发汗,令阳气微,膈气虚,脉乃数也。数为客热,不能消谷,以胃中虚冷,故吐也。

【经注】 病人脉数,一般为热,今病人见此脉象,若确为真热,则当胃之消化能力旺盛,随食随消。而反吐者,是不能随食随消,其故为何? 盖此以发汗,令表之阳气外损,表阳既微,膈间阳气随汗外出补充,致膈气亦虚,当其表阳外损膈气递补,里气不足之际,则气血虚性浮动,以谋救济,因见脉数。虚阳不能恒存,故曰"客热"。"不能消谷",久之客热消火,"胃中虚冷",食谷不消逆而上涌,此脉数反吐之故也。

【详解】 成氏云:"阳受气于胸中,发汗外虚阳气"。唐氏云:"阳气微指阳明胃之气微"。两氏所云:卫气与胃气似属不同,其源则一。

123. 吐下后之坏证

【经文】 太阳病,过经十余日,心下温温欲吐而胸中痛,大便反溏,腹微满,郁郁微烦,先此时自极吐下者,与调胃承气汤。若不尔者,不可与。但欲呕,胸中痛,微溏者,此非柴胡汤证。以呕,故知极吐下也。

【经注】 太阳病,表证已去,谓之过经。十余日后,心下(胃上脘部分)"温温欲吐",干"呕"之状,"欲吐"时,则气逆而"胸中痛",本证似有转入少阳,惟少阳大便不溏而大便溏者,气得下泄,腹不应满,亦不应郁郁微烦,故云"反溏"。凡此之故,因极度吐下之后胃受伤,津液干,胃结成实,中气被阻,上逆者,不得降,故"欲吐",热结旁流,故便溏,腹满微烦并见也,与调胃承气汤下之,则诸证自除。若不因极度吐下之故,虽有欲呕,胸中痛,似少阳柴胡证,而微溏,腹满则为虚寒成实,非柴胡证更不可与承气汤也。何以辨之,由于欲呕以下之病情不同,故知以前受极度吐下所伤也。

【详解】 本条证似少阳而实非,极吐下而便溏,属一时暴虚,假溏也。

【习题】

1. 吐后变证试分述之。

2. 123条据何证而知曾经极度吐下者?

124. 抵当汤证之一

【经文】 太阳病,六七日,表证仍在,脉微而沉,反不结胸,其人发狂者,以热在下焦,少腹当硬满,小便自利者,下血乃愈。所以然者,以太阳随经,瘀热在里故也,抵当汤主之。

【经注】 "太阳病"至"六七日",为表邪入里之期,若"表证仍在"不传变者,脉当浮,今"脉微而沉",虽"表证仍在",知邪已去表入里。"反不结胸",知邪虽陷,却不在上焦。"其人发狂者",为表热内陷下焦,乘其蓄血所致。凡下焦素有瘀血之人,适病伤寒,则"太阳之邪随经瘀热在里",血流滞塞,故脉沉微。血热结于少腹,故令人"发狂"。血结于下,"少腹当硬满",惟少腹硬满证,有水与血之别,若见"小便自利"时,知属瘀血之硬满,而非蓄水,则下血自愈,抵当汤主治之。"所以然者"以次,言太阳得病之初,无气血出与之抗,表邪乘虚,入于瘀血郁滞之所,故曰"太阳随经,瘀热在里"。

【详解】 热性疾病常凝血成瘀,此瘀血证,往往见于高热之后也。

【方剂】 **抵当汤方**

水蛭(熬)、虻虫(去翅、足,熬)各三十个,桃仁(去皮尖)二十个,大黄(酒洗)三两。

上四味,以水五升,煮取三升,去滓,温服一升,不下更服。

【药物】

水蛭:味咸甘、性平、有毒、驱瘀药(解凝性)。

药能——逐瘀通经,破血瘀积聚,治折伤蓄血。

药征——陈久瘀血之积聚甚者,或少腹硬满,或发狂善忘,或手足麻痹,或大便硬反易色黑者。

调剂——本药祛瘀,因其有解凝作用,故瘀结干涸,陈久性者,应用本药,使之溶解,配用大黄、桃仁等,能涤荡无余(桃核承气汤证,病势虽重而瘀结时浅;抵当汤丸,病势似轻而瘀结日久,则本药可见一斑)。

虻虫:味苦、性微寒、有毒、驱瘀药(解凝性)。

药能——逐瘀,通经,破血积、癥瘕、坚痞,消积脓,堕胎。

药征——同水蛭。

调剂——同水蛭,凡积聚恶血在胸腹五脏陈久难疗者,常与水蛭并用之。

用量——普通一二钱,去翅、足,炒用。

125. 抵当汤证之二

【经文】 太阳病,身黄,脉沉结,少腹硬,小便不利者,为无血也;小便自利,其人如狂者,血证谛也,抵当汤主之。

【经注】 太阳病,言其发病由太阳转来者。"身黄"之证,有胃热与蓄血二种,于小便利与不利分之。两病均属瘀热在里,故脉应之而见沉滞。"少腹硬"而"小便不利者",湿热无从出,黄无从去,属胃热;少腹硬,"小便自利,其人如狂者",非关膀胱蓄水,属瘀血之黄,用抵当汤下之自愈,不愈更服。可以本方为主也。

【详解】 治瘀血有两个特征:①少腹硬满,小便快利;②腹不满,其人言我满,为瘀血在络之征。

126. 抵当丸证

【经文】 伤寒有热,少腹满,应小便不利,今反利者,为有血也,当下之,不可余药,宜抵当丸。

【经注】 "伤寒,有热",热在内也,"少腹满",瘀在下也,若为膀胱蓄水证,"应见'小便不利',今小便反利者",知非蓄水证,热不在气而在血,乃蓄血不行,当下之。煮而连滓服之,即"不可余药"之意也。下血之剂,"宜抵当丸"。

【详解】 变汤药为丸药者,缓缓以攻也,本条无身黄,发狂等证,故缓攻为宜。煮而连滓服,与大陷胸丸同义。

【方剂】 **抵当丸**

水蛭二十个,虻虫(去足、翅,熬)二十个,桃仁(去皮尖)二十五个,大黄三两。

上四味,捣分四丸,以水一升,煮一丸,取七合,服之,晬时,当下血,若不下者,更服。

127. 小便利否之蓄水证

【经文】 太阳病,小便利者,以饮水多,必心下悸;小便少者,必苦里急也。

【经注】 "太阳病,小便利者,以饮水多",停于心下,水寒伤胃不及下行,致胃气不得流通,必心下跳动不安。若小便不利,则水蓄膀胱,少腹苦满而急矣。

【详解】 心下者胃之部位,上三节以小便利否辨瘀血证,本节以小便利否辨蓄水证。

【习题】

1. 若有表证，能用抵当剂否？

2. 桃核承气汤、抵当汤、抵当丸，三方之使用法有何不同？

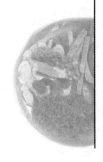

辨太阳病脉证并治(下)

128. 结胸脉证

【经文】 问曰:病有结胸,有脏结,其状何如? 答曰:按之痛,寸脉浮,关脉沉,名曰结胸也。

【经注】 结胸是饮热相结,盘踞胸部,属热性之水结病。脏结是寒邪乘虚内结于脏,虚性之阴结病。结胸属实证,故"按之痛","寸"以候上,"脉浮"主外,结胸由于太阳误下,结于上部,邪入不深,故寸浮,"关"以候中,"脉沉"主内。饮热相结于胸,胃气遂滞心下,故关沉也,有此脉证,即名结胸。

【详解】 本条示结胸之脉象症状,为水热结于胸,胃气实下。脏结脉证译见下条。

129. 脏结脉证

【经文】 何谓脏结? 答曰:如结胸状,饮食如故,时时下利,寸脉浮,关脉小细沉紧,名曰脏结,舌上白苔滑者难治。

【经注】 脏结外形与结胸虽颇相似,而有阴阳寒热之不同。结胸不能食,不下利,舌燥而渴。脏结则"饮食如故,时时下利",脉象则较结胸之脉小细而紧,皆气血虚里有寒湿之象,"舌上白苔滑者"寒湿尤甚。正虚邪实,攻补两碍,故"难治"也。

【详解】 脏结,经中无治法,证亦不备,由脉象测知,盖属虚寒性之阴结证。

130. 脏结不可攻证

【经文】 脏结无阳证,不往来寒热,其人反静,舌上苔滑者,不可攻也。

【经注】 本条云:"脏结无阳证,不往来寒热",阴证固主静,今阴结不躁,故云"反静"。"舌上苔滑",为阴湿凝结,故"不可攻"。惟脏结经未出方治,未识是否法在不治,阙疑待考。

131. 结胸与痞致病之因及大陷胸丸证

【经文】 病发于阳,而反下之。热入,因作结胸;病发于阴,而反下之,因作痞也。所以成结胸者,以下之太早故也。结胸者,项亦强,如柔痉状,下之则和,宜大陷胸丸。

【经注】 "病发于阳"(发热,恶寒者,发于阳也),谓表病之有发热者,本不当下,"而反下之","热入"(热指表邪而言),因表邪内陷而"作结胸",此一段遥接末段"所以成结胸者,以下之太早故也"。夫结胸之病,为膈间本有水饮之人,因误下于太阳未解之先,热陷于里,与水相结而成,此证非误于下,乃误于下之过早也。病发于阴(无热,恶寒者,发于阴也),谓表病之热,不在表者,其人平素中气不运,里无实邪,一旦误下,肠胃即衰,心气郁结而痞作,此证属始终不宜下者,无关下之早晚,故曰反,而不曰下之太早也。

"结胸者",为水与热结于胸膈,势连于下者,陷胸汤证,势连于上者,陷胸丸证,后者为邪结胸中,阻碍上升之津液,筋不得养则"项强如柔痉状"。"下之则和",恐人误认为表证而用汗法,言下其胸中之邪实,则胸中和而项自舒,峻治而行以缓,故"宜大陷胸丸"。

【详解】 痞,心下满,气膈不通也,故无胀无痛,非如结胸之有物且硬且痛也,由此可知,痞与结胸,同是心下之病,惟气郁与水结不同耳。

大陷胸丸证,是饮邪并结,轻于大陷胸汤证,"如柔痉状"者,《经》云:"发热,汗出,而不恶寒者"是也。

【方剂】 大陷胸丸

大黄半斤,葶苈子(熬)半升,芒硝半升,杏仁(去皮尖,熬黑)半升。

上四味,捣筛二味,内杏仁、芒硝,合研如脂,和散,取如弹丸一枚,别捣甘遂末一钱匕,白蜜二合,水二升,煮取一升,温,顿服之,一宿乃下,如不下,更服,取下为效,禁如药法。

【药物】

葶苈子:味辛苦、性大寒、利尿药、驱水药。

药能——去凝滞性水饮,破坚逐邪,身体面目浮肿,除痰饮,利小便。

药征——壅塞上气,水饮咳喘。

调剂——驱水利尿作用虽大,惟兼降气作用,久服令人气虚,非有水饮停滞,而有上气之候者,不可妄用,又有缓下作用,故有时用于肠胃急剧症结。

132. 结胸之不可下证

【经文】 结胸证,其脉浮大者,不可下,下之则死。

【经注】 结胸本以误下,致表热内陷,与水结实,表证已去,里证已实,故治之不可不下,若表邪仍在而"脉浮",正气已虚而"脉大",表实正虚,故不可下,若误下之,表邪内陷,中气败竭,则虚虚实实之祸肇矣。

133. 结胸之不治证

【经文】 结胸证悉具,烦躁者亦死。

【经注】 结胸证悉具者,饮热结聚胸中,邪已成实。烦躁主津液虚竭,正气散乱之征,以极虚之正,御结实之邪,故主死也。

【详解】 本证下之,则虚其正,不下无以去邪,邪结甚深,正虚欲散,病胜脏者死,不待于下后也。

134. 大陷胸汤证之一

【经文】 太阳病,脉浮而动数,浮则为风,数则为热,动则为痛,数则为虚,头痛,发热,微盗汗出,而反恶寒者,表未解也,医反下之,动数变迟,膈内拒痛,胃中空虚,客气动膈,短气,躁烦,心中懊恼;阳气内陷,心下因硬,则为结胸,大陷胸汤主之;若不结胸,但头汗出,余处无汗,剂颈而还,小便不利,身必发黄。

【经注】 "太阳病,脉浮而"兼"动数",乃表证之脉,"浮则为风"至"表未解也"是自注句,表证未解,"医反下之",动数之脉变为迟脉,不言浮脉之变者,盖结胸轻证,其脉亦见寸浮,故不赘及,下后变证有三:①外邪乘虚内入,陷于胸膈,正邪交争而"拒痛",下后胃中空虚,"客气"乘之"动膈"而"短气",虚热"躁烦,心中懊恼",栀子豉汤证也;②若表热因下而"内陷",与水结于"心下"而硬满,则成"结胸",大陷胸汤证也;③若下后,热入于胃与湿相聚,"但头汗出","剂颈而还",全身无汗,更"小便不利"者,热不得越,湿无从出,湿热相蒸,"身必发黄",茵陈蒿汤证也。

【详解】 三种变证:①下后里虚热入,心中懊恼,属于虚热在膈者也;②胸有水者,下后热入,水热结于胸,属可下之实热证也;③胃中有湿者,下后热入,湿热聚于胃,因而发黄者也。动脉,脉动如豆,首尾不见。数则为热,热性疾病,血行也速;数则为虚,因血少而呈虚性兴奋。盗汗,睡而汗出,谓之盗汗,杂病见之,主阳虚;伤寒见之,主邪在半表半里。结胸既因误下而得,复以大陷胸汤峻下之,何也? 盖误下后水热相结成实,正尚未虚,非仅无形之热,故须下也。本节言误治之变,与救逆之法。

【方剂】 大陷胸汤

大黄(去皮)六两,芒硝一升,甘遂一钱匕。

上三味,以水六升,先煮大黄,取二升,去滓,内芒硝,煮一两沸,内甘遂末,温服一升,得快利,止后服。

【药物】

甘遂:味苦、性寒、有毒,泻下药,峻下驱水。

药能——驱停饮,利水道。

药征——大腹肿满,身肿痛,或咳烦短气,或小便难。

调剂——甘遂、芫花、大戟、葶苈皆为泄下胸廓停水之峻下药,而又以本药为最力,本药以治喘咳为主,镇痛为客,余三味以镇痛为主,治喘咳为客。本药猛峻,虚人忌用。

135. 大陷胸汤证之二

【经文】 伤寒六七日,结胸热实,脉沉而紧,心下痛,按之石硬者,大陷胸汤主之。

【经注】 "伤寒"至"六七日",为表邪传里之期,若其人水热结实于胸膈,虽不因下,亦成结胸。"脉沉"主内,脉"紧"主水亦主痛,"心下痛,按之石硬者",主水热结于胸胁,结之甚,由胸连及心下也,属大陷胸汤证。

【详解】 热实者,有热结实之谓,上条言脉迟,本条言脉沉紧,132条"脉浮大者,不可下,下之则死",可知大陷胸汤之脉,不浮而沉,不虚而实,惟小陷胸汤之脉浮滑,其方非属下剂,乃和解之方也。

136. 大陷胸汤证之三

【经文】 伤寒十余日,热结在里,复往来寒热者,与大柴胡汤。但结胸无大热者,此为水结在胸胁也,但头微汗出者,大陷胸汤主之。

【经注】 "伤寒十余日",为太阳表邪里传之期,不待误下,热已内传,"热结在里",言热不但在胸,且在半表半里之分,故虽结复见"往来寒热"证,属阳明少阳合病,与大柴胡汤下之。若热在里,与水相结,表无大热者,此为水与热结在胸胁,"但头微汗出者",乃水邪结热于胸,水热不外达,但逆于上之征,大陷胸汤主治之。

【详解】 结胸之证与大柴胡证颇相类似,且日期亦是在伤寒得病十余日之时,特出此节,详辨两汤之异。今以热辨之,大柴胡汤证热结在里,复往来寒热,少阳兼阳明也。陷胸证热结在里,表无大热,属热与水结胸胁也。结胸证,其热在上,水不外泄,故但头汗出,身无汗。大柴胡汤证,少阳证兼延及肠胃,故证见腹满,大便不利也。

137. 大陷胸汤证之四

【经文】 太阳病,重发汗而复下之,不大便五六日,舌上燥而渴,日晡所小有潮热。从心下至少腹硬满而痛不可近者,大陷胸汤主之。

【经注】 "太阳病,重发汗"不解,盖其人胸素停饮,故一再发汗,表仍不解,医见汗之不愈,因"复下之",致表邪内陷,与停饮结于胸部。复以汗下不当,致伤胃津,津虚生燥热,因热成实,故见"不大便五六日,舌上燥渴,日晡所潮热,腹满痛"等证,虽与阳明之病因、病证皆同。惟本证以水饮结胸为主,胃肠燥结为客,故小有潮热,不似阳明潮热之甚,腹部满痛,系结胸水热自上而下之影响,自较阳明之专主肠胃燥结者部位为广、满痛为剧也。本条之证,仍以治胸为主,胸间水热解,则肠胃之燥热亦除,此双解之法,若依阳明之法治之,则治下而遗上,必致水热复集于里,辗转不愈矣。

【详解】 上条是大柴胡与大陷胸之鉴别法,本条是阳明证与结胸证之分别处,同属下证,痰饮内结者,必以陷胸汤由胸及肠荡涤之,方可净尽,若但下肠胃之热,反遗胸上痰饮。故本条各证,属痰饮结胸兼里实者也。

138. 小陷胸汤证

【经文】 小结胸病,正在心下,按之则痛,脉浮滑者,小陷胸汤主之。

【经注】 "小结胸病",部位较结胸证在胸胁者为小,故曰"正在心下",病势较"从心下至少腹硬满而痛,手不可近"为轻,故曰"按之则痛,脉浮滑"而不沉紧,较结胸证所入为浅,故以小陷胸汤和之,而不用大陷胸汤攻下之也。

【详解】 结胸与小结胸,有大小、轻重、深浅之别,尚易辨识。惟小结胸与痞,其证同在心下,痛均不甚,颇难分别,夫小结胸部位虽小,其因属水;痞之部位较大,其本属气,虚实之间,自有不同。

【方剂】 小陷胸汤

黄连一两,半夏(洗)半升,瓜蒌实大者一枚。

上三味,以水六升,先煮瓜蒌,取三升,去滓,内诸药,煮取二升,去滓,分温三服。

【药物】

瓜蒌实:(即全瓜蒌)味苦、性寒、解凝药(滋润性)。

药能——解热,解拘挛,除痰结,润燥,消肿,镇静。

药征——胸痹,痰饮,及心、肺原因性喘咳、胸痛等证。

调剂——依其解凝作用,关于痰结、痛肿、疮毒、结胸、胸痹等,每利用之,又依其解热兼有降利作用,而治口干消渴,利大肠垢腻及赤白痢等。

【习题】

1. 试述大、小陷胸汤之脉证。

2. 大陷胸汤证与大柴胡汤证及承气汤证如何辨识?

139. 结胸证与协热利

【经文】 太阳病二三日,不能卧,但欲起,心下必结,脉微弱者,此本有寒分也。反下之;若利止,必作结胸;未止者,四日复下之,此作协热利也。

【经注】 "太阳病二三日",乃表邪未解之时。"不能卧,但欲起",以心下结之故,卧则气壅也。此结若属实邪,脉必沉实,今"脉微弱",是因有寒饮之成分。外有表邪,内有寒分,而反下之,表热里寒,当见下利。若下利自止者,是表邪内陷,与水相结,必作结胸;若下后利遂不止,则内陷之热,直下肠胃而不留于胸,故不作结胸,医见利不止,以为下之未尽,于四日(即越日)复下之,则一误再误,胃虚湿入,遂作协热利矣。

【详解】 本证属误下后表邪内陷之变,其变证有二:①结胸;②协热利。

桂枝人参汤经文:"太阳病,外证未除,而数下之,遂协热而利,利下不止,心下痞硬,表里不解",即是协热利之候,应与本节参阅。

140. 太阳病下后各变证

【经文】 太阳病下之,其脉促,不结胸者,此为欲解也;脉浮者,必结胸;脉紧者,必咽痛;脉弦者,必两胁拘急;脉细数者,头痛未止;脉沉紧者,必欲呕;脉沉滑者,协热利;脉浮滑者,必下血。

【经注】 本条详言误下之变,以见人体之不同,邪入各从其化。太阳病下后"脉促",是表邪虽入于胸,若不作结胸,阳气犹能达表,而表邪已微,此为欲解之机也;"脉浮者,必结胸",《经》云:"寸脉浮,关脉沉,名曰结胸"。今下后"脉浮",为阳邪结于上焦之征;"脉紧",为邪陷下焦,属少阴,《内经》云:"邪客于足少阴之络,令人嗌痛,不可内食。"此下焦之虚阳,为少阴阴寒所逼,上冲于咽也;"脉弦",为邪入少阳三焦之分,《经》云:"寸口脉弦者,即胁下拘急而痛是也。""脉细数者",细属下后血虚,数为邪犹在表,表邪未罢,故表证之头痛亦未能止;"脉沉紧",寒邪入里,胃阳拒之,故"必欲呕";"脉沉滑",表证误下,邪热入里而见"协热下利";"脉浮滑",言太阳在表之热,随经内陷,必致"下血"。以上所举,除促脉为欲解者外,其余皆属误下坏病,每句下之"必"字,言势所必然,非病证一一必见也。

141. 冷水劫热变证及寒实结胸证

【经文】 病在阳,应以汗解之,反以冷水潠之,若灌之,其热被劫不得去,弥更益烦,肉上粟起,意欲饮水,反不渴者,服文蛤散;若不差者,与五苓散。寒实结胸,无热证者,与三物小陷胸汤,白散亦可服。

【经注】 "病在阳"为邪住表,应以汗法治之,反以冷水喷之或洗之,表热被冷水劫持不得外出,反加重其内。"烦,肉上粟起",水热结于皮肤之间,玄府闭结也。热在皮间,故"欲饮水"。胃中无热,故"反不渴"。用文蛤散解皮肤之湿热,其烦亦解:若不差者,是水热渐入于里,与五苓散消散水热,使从小便去,亦表里双解之法也。

结胸为表邪内陷,与痰饮作结,多属实热,若无热证,则不可攻下,可与小陷胸汤和之,或用辛温之白散,温以开结。

【详解】 凡脉浮,发热,为病邪有由表解之机,宜顺其势而发汗,其邪自解。若见其表热甚高,思以冷水抑之,则肌表受寒而紧闭,表热反不得出,愈益集中肌表,故"弥更益烦"矣。"冷水潠""灌之"法,古人治热郁,不得外越,乃利用此法,使气血达表,而汗解之,非治一般表病者也。太阳病,其热在表,非热郁不得越者比,此法故不适用。

服文蛤散不差,与五苓散,乃应疾病之变以施治,非以药试病也。文蛤散证,渴不能饮,小便利;五苓散证,渴而能饮,小便不利,是其别也。

方证属膈间素有痰涎,邪气内陷,或有膈痛,心下硬而无大实满痛等证。亦太阴之类变也。以上自128至本条,共14条,皆论结胸证治。

【方剂】 文蛤散

文蛤五两。

上一味,为散,以沸汤和一方寸匕服,汤用五合。

白散方

桔梗三分,巴豆(去皮心,熬黑,研如脂)一分,贝母三分。

上三味为散,内巴豆,更于白中杵之,以白饮和服。强人半钱匕,赢者减之。病在膈上者必吐,在膈下必利,不利进热粥一杯;利过不止进冷粥一杯(身热,皮粟不解,欲引衣自覆,若以水潠之洗之,益令热劫不得出,当汗而不汗则烦,假令汗出已,腹中痛,与芍药二两,如上法)。

【药物】

文蛤:味咸、性平、收敛药。

药能——治恶疮,咳逆胸痹,腰痛胁急,女子崩漏,五痔,止烦渴,解热,利小便,化痰,软坚。

药征——与牡蛎略同。

【按】 文蛤即海蛤之有紫色花纹者。海蛤粉,丹溪多用之治痰。

桔梗:味苦辛、性微温、有小毒、宣畅药(解凝去痰)。

药能——开提气血,除胸膈滞气,胸痛如刺,散寒邪,排脓血。

药征——浊唾脓血痰,或咽喉肿痛者。

【按】 本药常用于肺结核、肋膜炎等证,产于安徽、广西等处,多年生草本,根中有心者,曰苦桔梗;根中无心者,曰甜桔梗(又名荠苨)。

巴豆:味辛、性温、有毒、峻下药。

药能——下食水毒,除胸腹结毒,利水谷道,杀虫堕胎,消痰排脓,治恶疮、瘪肉,去脏腑停寒。

药征——顽固便秘,心腹卒痛,腹大实满而无里热者,或肢厥。

调剂——本药含巴豆油,为泄下药之峻烈者,不可轻用。

贝母:味辛、性寒、祛痰药(清润镇咳)。

药能——除郁结痰饮,止咳。

药征——胸膈结痰。

调剂——在胃不起作用,至肠则渐被吸收血中,兴奋呼吸,痰易驱出,同时使肺减少分泌,川产者佳。

【习题】

1. 何病宜用溪灌法治之?

2. 白散与小陷胸何以同治结胸?其理安在?

142. 太少误汗之坏病当刺期门

【经文】 太阳与少阳并病,头项强痛,或眩冒,时如结胸,心下痞硬者,当刺大椎第一间、肺俞、肝俞,慎不可发汗,发汗则谵语,脉弦,五日谵语不止,当刺期门。

【经注】 "头项强痛"者,太阳病也,惟其津虚,故兼见"或眩冒"证。"时如结胸、心下痞硬者",少阳病虚气作满也,非水热相结,故"时如"而不常见也。太少并病,津液虚者,刺法胜于用药,"当刺大椎第一间、肺俞",以泄太阳在表之邪,因太阳与肺相通。剩"肝俞"以和少阳之结,以少阳与肝合也。此病若"发汗",则伤津液,邪乘燥入胃,必发"谵语",设脉实大,可从下法,今"脉弦,五日谵语不止",为少阳之虚热移入于胃,当刺期门,以泻肝热,不可迳下胃热也。

【详解】《甲乙经》:大椎在第一椎者陷中,三阳督脉之会,刺入五分;肺俞在第三椎下两旁各去同身寸之一寸五分,刺入三分,留七呼;肝俞在第九椎下两旁各去同身寸之一寸五分,刺入三分,留六呼,脊柱两旁,属太阳脉。

本条与122条同属发汗后,有胃寒胃热之别。

143. 状如结胸之热入血室证

【经文】 妇人中风,发热,恶寒,经水适来,得之七八日,热除而脉迟,身凉,胸胁下满,如结胸状,谵语者,此为热入血室也,当刺期门,随其实而泻之。

【经注】 "妇人中风,发热,恶寒",表证也。"经水适来,得之七八日",应解为于得病七八日内传之期,经水适来,血室空虚,表热随经血内陷于血室,表证已除,故外热去而身凉,浮数之脉变为迟脉,血蓄不行而见"胸胁下满如结胸状"之证;"谵语",因蓄血里实化热;凡此种种皆是热入血室之征。"刺期门者",期门肝之募,肝藏血,随其瘀血充实之所而泻之,则热随血去,血室清而诸证愈,本清源之法也。

【按】 本证用小柴胡加桂枝茯苓丸合方,随症加减,皆可取效。

47条:"太阳病,脉浮紧,发热,身无汗,自衄者愈",106条:"太阳病不解,热结膀胱,其人如狂,血自下,下者愈",皆属热随血去。本节盖仲景恐人误认为阳明实证,轻用承气,以伐胃气也。

144. 小柴胡汤证之六热入血室证

【经文】 妇人中风七八日,续得寒热,发作有时,经水适断者,此为热入血室,其血必结，故使如疟状，发作有时，小柴胡汤主之。

【经注】 "妇人中风"，为定时之发热恶寒，继续至"七八日"之久，是得病之初，月事已来，既病之后，"七八日"内传之期，"经水适断"，属热入子宫，与血相搏之证，"其血必结"者，是言其血必逐渐凝结，终致经断，因其血结，邪正相拒，故使"如疟状"，乃邪遏血道，涩滞不通，故以小柴胡汤清其热，则血结自散，可不用祛瘀剂也。

【详解】 经水适来尚未聚成瘀者，清其源（刺期门）；经水适断已结成瘀者，行其结。以外证为主者，清其热则血自解；以血为主者，去其瘀则热自去。

惟本证当审其血虚血实，于小柴胡汤中加味以治之，若为贫血性，则加当归、地黄，或与当归芍药散合方加地黄；若属充血性者，则与桂枝茯苓丸合方或更加石膏或大黄。

145. 经尽自愈之热入血室证

【经文】 妇人伤寒，发热，经水适来，昼日明了，暮则谵语，如见鬼状者，此为热入血室，无犯胃气及上二焦，必自愈。

【经注】 "妇人伤寒，发热，经水适来"，前61条，昼重夜轻者，阴证重也，本条"昼日明了，暮则谵语，如见鬼状者"，非阳明胃燥之谵语，乃以经水适来，热入成实，亦如狂之类变，故勿以承气汤犯其胃气，亦勿刺期门（属中焦穴），小柴胡汤（属上焦方）犯其上二焦之无辜，后其经行血去，"必自愈"。

【详解】 143条，以"胸胁下满如结胸状"，故"刺期门"，以泻其实；144条，如疟状，故主小柴胡汤，以清其热；本条无上两证，故只须经水利下，则不必服药可也。以上3条，均为妇人热入血室证。

【习题】

热入血室之病因及治法是什么？

146. 太少并病之柴胡桂枝汤证

【经文】 伤寒六七日，发热，微恶寒，肢节烦疼，微呕，心下支结，外证未去者，柴胡桂枝汤主之。

【经注】 "伤寒六七日"，属传变之。"发热，微恶寒，肢节烦疼"属表证。惟恶寒微而疼痛不及全身，是表证已轻。"微呕，心下支结"，属邪犯胸膈，少阳证见。太少并病，应以柴胡桂枝各半汤治之，重申外证未去者，恐医专治少阳也。

【详解】 凡心下之病，由心下连及脐部硬满而痛，不可近者，大结胸证也。正在心下，硬满甚微，按之则痛者，小结胸证也。心下膨满不硬，虽按之痛，而不拒按者，痞证也。心下不适，或痛，或满，有急欲去之为快者，心下急也。若心下拘挛，结如支状，按之痛或不痛者，支结也。

【方剂】 柴胡桂枝汤

桂枝(去皮)一两半,黄芩一两半,人参一两半,甘草(炙)一两,半夏(洗)二合半,芍药一两半,大枣(擘)六枚,生姜(切)一两半,柴胡四两。

上九味,以水七升,煮取三升,去滓,温服一升。

147. 柴胡姜桂汤证

【经文】 伤寒五六日,已发汗而复下之,胸胁满微结,小便不利,渴而不呕,但头汗出,往来寒热,心烦者,此为未解也,柴胡桂枝干姜汤主之。

【经注】 "伤寒五六日",未作再经者,理宜汗解,一汗不愈,再汗可也,汗之未解而"复下之",致邪陷胸胁,若下后水热相结,即前论之结胸证。本节言表邪虽陷,而表未尽解,所结甚微,故曰"微结"。"小便不利,渴"俱属水饮之征,与五苓散证同。"不呕"者,以水在胸胁,不在胃也。"头汗出",水热上壅之候。"往来寒热,心烦",并上述"胸胁满",属柴胡汤证也。"此为未解也"句,示邪虽入少阳而表邪未尽解,本方以桂枝解表,柴胡治少阳,解胸胁之满,黄芩除烦,牡蛎咸以软其结,干姜温以散其饮,瓜蒌根生津而逐水饮,甘草和中,协力以赴而治太少并病之水热微结于胸者。

【详解】 本方属柴桂合方,不用芍药者,因胸满也,不用姜、夏者,因不呕也,不用参、枣者,驱邪为急也。

本条与上条,同属太少并病之治法。

【方剂】 柴胡桂枝干姜汤

柴胡半斤,桂枝(去皮)三两,干姜二两,瓜蒌根四两,黄芩三两,牡蛎(熬)二两,甘草(炙)二两。

上七味,以水一斗二升,煮取六升,去滓,再煎取三升,温服一升,日三服,初服微烦,复服汗出便愈。

【药物】

瓜蒌根(又名天花粉):味苦、性寒、滋润药。

药能——润枯,下火,止燥渴,缓强直痉挛,镇咳。

药征——组织枯燥,身体感强直性痉挛,口燥渴。

调剂——本药治虚热口渴而有上述药征时适用之,与石膏略同,而有虚实之分也,麦冬亦治虚热,而以镇咳为主,止渴为客。本药则以止渴为主,镇咳为客。地黄亦治渴,然以血证作用为主。本药不能治血证也。故本药少与石膏同时并用,而常与麦冬、地黄合作也。

148. 少阳证之似少阴证者

【经文】 伤寒五六日,头汗出,微恶寒,手足冷,心下满,口不欲食,大便硬,脉细者,此为阳微结。必有表,复有里也。脉沉,亦在里也。汗出为阳微,假令纯阴结,不得复有外证,悉入在里。此为半在里半在外也。脉虽沉紧,不得为少阴病,所以然者,阴不得有汗,今头汗出,故知非少阴也,可与小柴胡汤。设不了了者,得屎而解。

【经注】 "伤寒五六日",为少阴发病之期,"微恶寒,手足冷""口不欲食,脉细者",此皆气血郁滞,阳不得伸,有似少阴脉证而实非者,故特指出此为"阳微结",恐人误识,阴结悉见里证,阳微结因阳结者微,只见"心下满""大便硬"之里证,同时复见"头汗出"之外证。与小柴胡汤者,和其少阳,使上焦得通,津液得下,阳微结可解,心下满除,胃气和则欲食,设未尽解,可下之存阴,故知得屎而解。

【详解】 上条以日数辨少阳证,本条以日数辨少阴证。146条,"心下支结",言结之状;147条,"胸胁满微结",言结之势。本条与阴结辨似,三条结证,皆用柴胡,可见开郁散结,柴胡有奇功也。

头汗出:属表未解之外证,亦为阳结之证,盖三阳脉盛于头,若阴结不得复有外证,悉入在里矣。

微恶寒,手足冷:属"微结"之故,阳不通于体表,则"微恶寒",不达四肢,则"手足冷",阳独上盛,故但"头汗出"耳。

口不欲食:邪结少阳。

大便硬:为邪兼阳明。

脉细:主血少,盖阳结虽微,血流亦不能畅也。

自"必有表,复有里也",至"故知非少阴病也",为自注文字。

149. 半夏泻心汤证

【经文】 伤寒五六日,呕而发热者,柴胡汤证具,而以他药下之,柴胡证仍在者,复与柴胡汤,此虽已下之,不为逆,必蒸蒸而振,却发热汗出而解。若心下满而硬痛者,此为结胸也,大陷胸汤主之。但满而不痛者,此为痞,柴胡不中与之,宜半夏泻心汤。

【经注】 "伤寒五六日",邪已传入少阳,"呕而发热者",少阳证见也,柴胡汤是治少阳病主方,若柴胡汤证备具,而误"以他药下之",下后,其变有三:①下后"柴胡证仍在者,复与柴胡汤",前虽已误下,因未变坏病,故尚"不为逆",惟正气被挫,于汗出而解时,必微带战汗之意耳。②若下后"心下满而硬痛者",是其人素有水邪在胸,因误下而热与水结,大陷胸汤主治之结胸证也。③"但满而不痛者",乃下后心气郁滞,由于胃气不能交通而呈上热下寒之象,此病不在上焦,乃胃气聚而成痞,"宜半夏泻心汤"。以上三者,皆因柴胡证误下而成,尤以痞证颇似柴胡证,须当详辨,盖痞聚在胃,不在上焦故不当与柴胡剂也。

【详解】 心下满而硬痛者,名结胸,大陷胸主治之;心下但满而不硬且无疼痛者,名曰痞,半夏泻心汤证也;胸胁苦满,小柴胡汤主治,以上为三汤鉴别法。

临床须知,柴胡剂主胸胁苦满,虽有时见于心下,而不主心下;大柴胡虽有心下急,必另有胸胁苦满。痞则与两胁无关,正在心下。结胸虽亦无关胁下,而影响所及不独在心下,范围颇广也。

半夏泻心汤证,有呕而肠鸣,其病在胃肠,本节因专论误下,少阳之变,故半夏泻心汤之证候不具也。

【方剂】 半夏泻心汤

半夏(洗)半升,黄芩、干姜、人参、甘草(炙)各三两,黄连一两,大枣(擘)十二枚。

上七味,以水一斗,煮取六升,去滓,再煎,取三升,温服一升,日三服。

150. 结胸之上实下虚证

【经文】 太阳少阳并病,而反下之,成结胸,心下硬,下利不止,水浆不下,其人心烦。

【经注】 "太阳少阳并病",本无下法"而反下之",则三焦气机不利,水道不行,热邪乘虚入与水结,因成结胸,"心下硬"者,结胸证也。本证除水结于胸之外,尚有水渗于肠,而"下利不止",水聚于胃,致"水浆不下",水阻阳气不宣,"其人心烦"。

【详解】 上条言误下少阳证而成结胸,本条言误下太少并病而成结胸,同时下利见于下,心烦见于中,乃结胸之变证,属难治者。

151. 太阳误下之痞证

【经文】 脉浮而紧,而复下之,紧反入里则作痞,按之自濡,但气痞耳。

【经注】 "脉浮而紧",表实脉也,表既邪实,"而复下之",下后表邪随入,故曰"紧反入里",若其人素有留饮,下后则成结胸,无饮则损及肠胃,胃气郁结,因作心下痞满之证,无水不实,但气为虚,故"按之自濡"耳。

【详解】 本条示表证误下成痞之证,必其人胸间无水,胃气郁结者,若心气不通,但热不寒者,则为大黄黄连泻心汤证,或上热下寒者,则属甘草、半夏、生姜三泻心汤证也。

152. 十枣汤证

【经文】 太阳中风,下利呕逆,表解者乃可攻之。其人漐漐汗出,发作有时,头痛,心下痞硬满,引胁下痛,干呕,短气,汗出,不恶寒者,此表解里未和也,十枣汤主之。

【经注】 "太阳中风,下利呕逆",此表不解,胃肠有水之证,治宜用表里双解之剂,如桂枝去芍加苓术汤、小青龙汤、葛根加半夏汤、五苓散等,参阅以前各条可也。

若表已解,乃可专攻里水,今"其人漐漐汗出",有似表证,而"汗出,不恶寒",且

"发作有时",则汗出自非表证。"心下痞硬满,引胁下痛",即《金匮·悬饮》中云:"饮后水流在胁下,咳唾引痛"之类也。"头痛""干呕、短气"者,水气上逆也。本条证属表已解而里未和,应从悬饮之治,以十枣汤主治之者,利于速攻也。

【详解】 上条言痞属气,本节痞兼硬满,与气痞不同。十枣汤为风邪已解、里水不和之主方,诸水为患,或见之证最多,本方乃水气外走皮毛而"汗出",内聚于胃而"呕逆",上冲则"头痛",下走于肠而"下利",水溢胸胁而"心下痞硬满引胁下痛"而"干呕短气",虽不似结胸所结之实,而其水势之重,浩浩莫御,非此峻剂以折之,中气不支矣。

本证属水邪留结于中,二焦升降之气,拒隔难通,表邪已解,非汗散所宜。里邪充斥,非渗利之品所能治,本方决渎大下一举水患可平,然"邪之所凑,其气必虚",毒药中邪,脾胃必弱,大枣为君,恐伤正也。

葛根加半夏汤、小青龙汤、五苓散治表未解、不可攻里之饮证。十枣汤治表已解而有心下痞硬满痛、可攻之里证。桂枝去芍药加茯苓白术汤,亦有心下满、微痛之里未和,而表仍未解,不可攻也。

【方剂】 十枣汤

芫花(熬),甘遂,大戟。

上三味,等份,各别捣为散,以水一升半,先煮大枣肥者十枚,取八合,去滓,内药末,强人服一钱匕,羸人服半钱匕,平旦服。若下少,病不除者,明日更服加半钱。得快下利后,糜粥自养。

【药物】

芫花:味苦辛、性温、有小毒、泄下药(峻下驱水)。

药能——与甘遂同,大泄五藏水饮,水肿,去痰,喘咳,喉鸣,皮肿,疥,疝瘕。

药征——与甘遂同,逐水、咳,掣痛。

调剂——与甘遂同。

大戟:味苦辛、性寒、有毒、泄下药(峻下驱水)。

药能——与甘遂同,力稍次之,镇痛作用为强,大泻六腑水饮,痰饮,吐逆,颈腋痈肿,利大小便,坠肛,洗热淋。

药征——与甘遂同,腹满痛,积聚,皮肤病。

调剂——与甘遂同。

【习题】

十枣汤主治有无表证?本证与结胸证、五苓散证及小青龙汤证之区别安在?

153. 汗下后变证

【经文】 太阳病,医发汗,遂发热,恶寒,因复下之,心下痞,表里俱虚,阴阳气并竭,无阳则阴独存,复加烧针,因胸烦,面色青黄,肤瞤者,难治;今色微黄,手足温者,易愈。

【经注】 "太阳病",原有发热恶寒,以其人素虚,汗后致外虚阳气而"恶寒",邪除不尽仍"发热",因病不愈"复下之",邪乘虚入,心下作痞,汗下误施之后,"表里俱虚",遂致"阴阳气并竭",此指肺之阴气与脾之阳气受损而言,气竭为无阳,"无阳则阴独存",医见阴独存,"复加烧针",邪未去而正愈伤,心血虚致"胸烦",肝血郁则面青黄,经中气血俱虚,则肤肉眴动,正虚邪乘,故云"难治"。今若仅见脾虚湿聚之面"色微黄"而"手足温者",为太阴阳回之象,则病"易愈"。

【详解】 痞证有虚实之别,本条属虚,下条属实。烧针固为治寒邪之法,而气虚寒盛者,则虚不胜火,烧针当所禁也。

154. 大黄黄连泻心汤证

【经文】 心下痞,按之濡,其脉关上浮者,大黄黄连泻心汤主之。

【经注】 "心下"者,胃上脘也;"关上"者,寸之部也;"浮"为有热,上焦君火亢热者,实因中焦胃部痞结不通,此痞属无形之气结不转,故"按之濡",今用苦寒以泄君火使下,上热自除,痞结亦解。

【详解】 本证在胃部有膨满之自觉证,按之濡者,心下虽胀满软弱,腹壁深按则不濡。若全然软弱,无抵抗力,则属虚证,当忌泻剂。本节之痞属实。

【方剂】 大黄黄连泻心汤

大黄二两,黄连一两。

上二味,以麻沸汤二升渍之须臾,绞去滓,分温再服。

【按】 本方当从《千金翼》,加黄芩一两。《金匮》之泻心汤,亦同《千金翼》,见惊悸吐衄篇。(《千金翼》即《千金翼方》,《金匮》即《金匮要略》)。

麻沸汤,滚沸如麻之汤。渍之,取其气薄。

155. 附子泻心汤证

【经文】 心下痞,而复恶寒,汗出者,附子泻心汤主之。

【经注】 "心下痞,而复恶寒,汗出者",盖先时恶寒汗出已罢,表证已解,其人于表解之后,"复恶寒,汗出者",非太阳病,乃表阳虚,卫外不固也。"心下痞",泻心证,兼虚者,加附子以主之。

【详解】 本条即上条证之兼表阳虚者,非太阳病之恶寒,汗出,故惟恶寒,而不发热。泻心解痞,渍之利于速行,附子复阳,别煮取其固护。本条证属热实兼阳虚者,用药则寒热兼取,补泄兼施,并行不悖,方义微妙,临床自知。

【方剂】 附子泻心汤

大黄二两,黄连一两,黄芩一两,附子(炮,去皮,破,别煮取汁)一枚。

上四味,切三味,以麻沸汤二升渍之,须臾绞去滓,内附子汁,分温再服。

156. 泻心汤与五苓散之鉴别法

【经文】 本以下之,故心下痞,与泻心汤,痞不解,其人渴而口燥烦,小便不利者,五苓散主之。

【经注】 病发于阴,而反下之,因作痞,故痞者,"本以下之"而成也,"与泻心汤",则痞当解。今不解,其人"渴而口燥烦,小便不利",即与前71条"小便不利""微热消渴"同义,非气聚之痞,乃因小便不利而水蓄,因水蓄而作痞,津液不布,则口燥烦。

【详解】 五苓散亦见心下痞证,表解后亦适用五苓散方,均于本条证之,本证是胃中停水之痞,由于小便不利者。

157. 生姜泻心汤证

【经文】 伤寒,汗出解之后,胃中不和,心下痞硬,干噫食臭,胁下有水气,腹中雷鸣,下利者,生姜泻心汤主之。

【经注】 "伤寒汗出解之后",言外无表证也,"胃中不和"以下,谓里证未除也。"心下痞硬",因气滞而作结于心下。中焦气未和,不能消谷,故令"干噫食臭"。水不气化,故水蓄胁下。水停气击,气行水阻,水气由胁下下趋,故"腹中雷鸣",并肠作利。生姜泻心汤者,行水止利、和胃治痞之剂也。

【详解】 本方治慢性胃病之有水气者极验。

【方剂】 生姜泻心汤

生姜(切)四两,甘草(炙)三两,人参三两,干姜一两,黄芩三两,半夏(洗)半升,黄连一两,大枣(擘)十二枚。

上八味,以水一斗,煮取六升,去滓,再煎,取三升,温服一升,日三服。

158. 甘草泻心汤证

【经文】 伤寒,中风,医反下之,其人下利,日数十行,谷不化,腹中雷鸣,心下痞硬而满,干呕,心烦不得安,医见心下痞,谓病不尽,复下之,其痞益甚,此非结热,但以胃中虚,客气上逆,故使硬也,甘草泻心汤主之。

【经注】 "伤寒"或"中风"引起肠胃病者,在表证未解时,医误用下法,虚其肠胃,表邪乘虚内陷,痞满结于心下,隔拒不通,寒水下趋,无火济之,因而"下利日数十行,水谷不化,腹中雷鸣"。火上炎,无水以济,致"干呕心烦不得安"。"医见心下痞",误为水热相结,谓下后病未尽除,"复下之",使胃气益虚,痞塞益甚,《经》云:"此非结热,但以胃中虚,客气上逆,故使硬也",是自注文字,言此痞虽有硬满之候,是因虚而成之气痞,非热结之实痞,徒下无益,应以甘草泻心汤主之。

【详解】 本条之痞,是因误下虚其胃气,因胃虚而客气上逆,因气逆致心下痞硬而满,此痞属气,非水热相结,故属虚不属实,知必不拒按。

半夏泻心汤证,以误下胃虚,水气上逆呕多为主。上条不因误下属胃素不健,水气下趋而利为主。本条因一再误下,胃虚邪陷,痞结为甚,上火下水,互不相济,烦甚,利甚为主,本方胃虚较上两方为重,而不用人参者,盖因邪结,恐助邪气耳。大黄黄连泻心汤,治心火聚于胃,心下但痞而不硬者。附子泻心汤,治大黄黄连泻心汤证而阳虚者。

【方剂】 甘草泻心汤

甘草(炙)四两,黄芩三两,干姜三两,半夏(洗)半升,大枣(擘)十二枚,黄连一两。

上六味,以水一斗,煮取六升,去滓,再煎取三升,温服一升,日三服。

【习题】

1. 痞证之成因为何?

2. 五个泻心汤在使用上如何鉴别?

159. 治利大法

【经文】 伤寒,服汤药,下利不止,心下痞硬,服泻心汤已,复以他药下之,利不止。医以理中与之,利益甚。理中者,理中焦,此利在下焦,赤石脂禹余粮汤主之。复不止者,当利其小便。

【经注】 "伤寒,服汤药"误下之,"下利不止,心下痞硬"者,甘草泻心汤证也。服汤已,病不尽除,乃药力不足。医误认泻心之不中与,乃"以他药下之",致肠胃虚,痞结甚,利下不止,医见其利,"以理中与之",利益甚;"理中者,理中焦"之义,盖中焦虚者,服之立效,今下利因中焦痞结,虚在下焦,此时若下焦水湿已尽,因直肠滑脱者,则以赤石脂禹余粮汤,涩滑固脱,若服汤已,仍不止者,必属肾功能发生障碍,水分不得排泄,肠不代偿而下利,放"当利其小便"也。

【详解】 利其小便者,可随证与五苓散,或真武汤,凡水泻之证,皆肠中水分太多,发汗,利小便,皆其治也,本节设法御病,言误下后,利不止症。有水火不调者,宜甘草泻心汤。有胃气虚寒者,宜理中汤。下焦滑脱者,宜赤石脂禹余粮汤。水利失职者,宜五苓散。因变示例,不可执一。

以下 3 条,皆论三焦气不和之痞。

【方剂】 赤石脂禹余粮汤

赤石脂(碎)一斤,禹余粮(碎)一斤。

上二味,以水六升,煮取二升,去滓,分温三服。

【药物】

赤石脂:味甘酸辛、性大温、收敛药(黏性)。

药能——止血,止泻,明目,益精,腹痛,赤白利,崩漏,难产。

药征——下利脓血,妇人崩漏,痛在小腹,而无里热者。

调剂——本药为温性收敛药,故无论血证,泄利,里有实热者忌用。

禹余粮:味甘、性涩寒、收敛药。

药能——止下利,血崩,治咳逆。

药征——肠澼,滑脱,脉无力,大便如脓者。

调剂——凡非虚证,而有实邪者禁用。

160. 失治致痿之证

【经文】 伤寒,吐下后,发汗,虚烦,脉甚微,八九日,心下痞硬,胁下痛,气上冲咽喉,眩冒,经脉动惕者,久而成痿。

【经注】 本条乃阳虚兼水证,经日失治致痿者也。"虚烦"见于汗吐下后,乃津液不足之征,脉微为阳虚之候,"八九日"正气复,则病当愈,今反见阴虚胃燥之"心下痞硬",阳虚饮动之"胁下痛",上焦阳虚,水气上逆而见"气上冲咽喉,眩冒"等证。夫经脉者,赖血液之润泽以为用。汗吐下后,气血已亏,而复搏结为饮,是经脉既失滋润于前,又不能长养于后,久之如是,经脉必拘挛,干枯,肢体痿弱而不为我用也。

【详解】 本条系汗吐下后,周身阳气血液俱告虚竭,而局部尚有蓄水之证也,经无阳以煦之,脉无血以润之,故初则动惕,久而成痿。

161. 旋覆代赭汤证

【经文】 伤寒,发汗,若吐,若下,解后,心下痞硬,噫气不除者,旋覆代赭汤主之。

【经注】 "伤寒",经汗、吐、下后,虽表病已解,而胃气大虚,若以胃虚饮动致"心下痞硬",客气上逆致"噫不除者",用旋覆花消痰软痞,代赭石除热降噫,余药则开结逐饮,补正缓中,本方治反胃,噫食,气逆不降者,无不神效。

【详解】 本方与半夏、生姜、甘草三泻心汤,同主痞硬,而三泻心以气结而水动。本方则以饮动而气逆。且热证之微甚,虚实之分辨,至关重要。

三黄泻心汤治大便热秘,本方治虚秘。

【方剂】 **旋覆代赭汤**

旋覆花三两,代赭石一两,人参二两,生姜(切)五两,大枣(擘)十二枚,甘草(炙)三两,半夏(洗)半升。

上七味,以水一斗,煮取六升,去滓,再煎,取三升,温服一升,日三服。

【药物】

旋覆花:味咸、性温、有小毒、利尿药(健胃)。

药能——消水肿、逐大腹、健胃、止呕逆、消坚、行痰、治噫气。

药征——因水毒,胸腹满闷,或痞塞而噫,大便不利者。

调剂——凡水毒致上述症状者,本药能行水、降气、理血。

代赭石:味苦、性寒、收敛药。

药能——补血、止血、镇逆、收敛、止反胃、除五脏血脉中热。

药征——噫气不除,气逆不降者。

调剂——本药收敛,以降气作用为主,故于气逆不降者有效,本药能补血,兼以止血,故用于女子赤白漏下亦效。

162. 麻杏石甘汤证

【经文】 下后,不可更行桂枝汤,若汗出而喘,无大热者,可与麻黄杏仁甘草石膏汤。

【经注】 本条解见 63 条,重出于此者,盖说明下后,表证解而里热成,虽有汗出,不可与桂,又下后,热不结于心下而聚于肺,故用药不当拘于病因,治当从证。

【详解】 下后未必皆见虚寒,前数条皆以寒见,本条则以热见也。

163. 桂枝人参汤证

【经文】 太阳病,外证未除,而数下之,遂协热而利,利下不止,心下痞硬,表里不解者,桂枝人参汤主之。

【经注】 "太阳病,外证未除",即不当下,今"数下之",表邪内陷并虚其肠胃,则内寒挟外热而利,因下利不止,而成心下之虚性痞硬,倘表证虽误下而尚在,"表里不解者",则以人参汤和中,加桂枝以治表。

【详解】 150 条云:误下之后,邪陷在上成结胸,在下则下利,与本条同一病理,利有寒热二种,表证不罢者,皆为协热利也。

【按】 本条是误下太阳,表热尚在,肠胃虚寒下利,属太阳太阴并病,人参汤为太阴主方,外兼太阳,故加桂枝合治之,本方为治虚痞下利之法也。

【方剂】 **桂枝人参汤**

桂枝(别切)四两,甘草(炙)四两,白术三两,人参三两,干姜三两。

上五味,以水九升,先煮四味,取五升,内桂,更煮取三升,去滓,温服一升,日再,夜一服。

164. 表里不解,先表后里之治法

【经文】 伤寒大下后,复发汗,心下痞,恶寒者,表未解也,不可攻痞,当先解表,表解乃可攻痞。解表宜桂枝汤,攻痞宜大黄黄连泻心汤。

【经注】 伤寒法当汗解,纵有里证,亦当先汗后下,今汗下倒施,致表邪内陷,因成"心下痞"证,此时若仍有"恶寒",是表证尚在,仍当从先表后里之治法,俟表解后再攻里,"解表宜桂枝汤,攻痞宜大黄黄连泻心汤"。

【详解】 上条解表温里,用合治法,本条解表攻里用分治法,盖里气不充,表亦不解,故须合治。攻里则易引邪入内,故须先表后里分治。更有表里兼病,下利清谷,急当救里者,因下利清谷较心下痞为重,故先里后表而不取合治法也。

又,本证之恶寒,是始终未罢之证,是表未解;附子泻心汤之恶寒,是表证之恶寒已解之后复见恶寒,是阳虚之微恶寒也。

165. 大柴胡汤证之二

【经文】 伤寒,发热,汗出不解,心下痞硬,呕吐而下利者,大柴胡汤主之。

【经注】 “伤寒,发热,汗出不解”,系热不解,非表不解也,不因误下而“心下痞硬”,乃伤寒自然传变,夫传变一般之次序,由表而小柴胡,而大柴胡,今由表直传大柴胡,故为本方证之最剧者,“心下痞硬”者,心下急也,“呕吐而下利者”,盖以呕吐为主,下利为客也。凡此皆太阳转少阳而兼胃肠热者,非经误下胃肠虚者可比,故以大柴胡汤主之。

【详解】 凡暴饮暴食,而致急性肠胃病及赤痢等证,应用本方者为多。

【按】 读者多以下利尚用大柴胡汤为疑,改下利为不利。盖便秘用下剂,粗工所知;下利用下剂,医易失治,故作叮咛。虽然下利之寒热虚实,是否可下,应辨之于下。

(1)辨之于腹诊,腹硬满拒按,脐下热者,阳证可下;若不拒按而软,脐下清冷者,阴证不可下。

(2)辨之于大便,粪色焦黄而热臭,或下清水,色纯青,或水中杂有小结块,皆阳证可下;若粪色淡黄或白,青黑,或完谷或如米泔,不臭而腥,皆阴证,不可下。

(3)辨之于小便,小便赤浊者,可下;清白者,阴证不可下。

此外更参以脉、舌苔、气息,必不致失。

166. 瓜蒂散证

【经文】 病如桂枝证,头不痛,项不强,寸脉微浮,胸中痞硬,气上冲咽喉不得息者,此为胸有寒也,当吐之,宜瓜蒂散。

【经注】 “病如桂枝证”,言发热,恶寒,有汗,似中风也,但“头不痛,项不强”,则非风邪之发热恶寒,脉“浮”主表,但“寸脉微浮”又非表证,未经误下而见“胸中痞硬”,亦非表邪内陷,“气上冲咽喉不得息”,知邪不在下也,故曰:“此为胸有寒”。实邪填胸,在上者越之,用瓜蒂散泻吐胸中实邪,诸证自愈。

【详解】 发热恶风寒汗出,系因寒饮停于胸中,阻碍阳气,致卫外不固,有似中风。

“寸脉微浮”,主病在膈上,有向外之机。

“胸中痞硬”,寒邪结于胸,寒邪在上,格拒脾阳之上升,上焦不通,中气不达,肺气不得肃降,故使"胸中痞硬"而致"气上冲咽喉不得息"也。

汗、吐、下为攻病三大法,经文汗下多方,吐法惟此,盖吐法不讲久矣。然烧盐吐食、陈皮吐痰,亦吐法也。

【方剂】 瓜蒂散

瓜蒂(熬黄)一分,赤小豆一分。

上二味,各别捣筛为散已,合治之,取一钱匕,以香豉一合,用热汤七合,煮作稀糜,去滓,取汁和散,温,顿服之。不吐者,少少加,得快吐乃止。诸亡血虚家,不可与瓜蒂散。

【药物】

瓜蒂:味苦、性寒、有毒、催吐药。

药能——催痰涎,涌吐,夺取水分,去湿热、身肿。

药征——胸中痞满,气逆上冲不得息,而病毒有由上出之机转者。

调剂——本药属苦味催吐药,以其刺激黏膜之力弱,夺取水分之力强,为催吐之上乘,故病毒在胸膈,须行吐者,以本药为佳。

赤小豆:味甘酸、性平、利尿药。

药能——下水肿,利小便排脓血,健脾胃。

药征——体表黄肿,脚气,痈肿脓血。

调剂——脾胃衰弱,体表见有湿肿,痈脓,或各脏腑肿大,或有脓血之候者。

167. 脏结证

【经文】 病胁下素有痞,连在脐旁,痛引少腹入阴筋者,此名脏结,死。

【经注】 "胁下素有痞",肝脾肿大之属;"连在脐旁",谓积聚已成之候。乃素有之疾,由迁延失治而成,病在阴也。"痛引少腹下入阴筋",乃少阴,肾脏所主。肝脾积聚,初因无君火之阳以济之,及见肾阳衰微,真气结而不通,三阴俱结,阳气先绝,寒邪内乘,故主死也。

【详解】 本节非急性热病之变证,但以胁下有痞,故类及之,以上自149至167共19条,除150、162两条外,余17条皆论痞硬一类之证。

【习题】

将以上论痞各条之病理及治法分类述之?

168. 白虎加人参汤证之一

【经文】 伤寒,若吐若下后,七八日不解,热结在里,表里俱热,时时恶风,大渴,舌上干燥而烦,欲饮水数升者,白虎加人参汤主之。

【经注】 "伤寒,若吐若下后",表证已解,津液重伤,"七八日不解",是热不解,正气亦耗,"大渴,舌上干燥而烦,欲饮水数升者",为热结于里,即阴内虚而燥热盛也。"时时恶风"者,因表里俱热,汗出肌疏,致表气虚而恶风也,本证乃阳明经热而胃不实者,用白虎加人参汤清里热,滋津液,健胃以生阴。

【详解】 本条原系表病,因吐下而表证解,表气与津液俱虚,里热与表热俱盛者。用本方之特征,必有烦渴,汗出,不言汗出省文也。本条之恶风,时见非常见,知非表证之恶风,盖表不解者不可与白虎汤也。

人参之使用目的有三:①胃功能衰弱,理中、泻心之类也。②为强心复脉,茯苓四逆、炙甘草汤之类是也。③为伤津而恢复津液,即白虎加人参汤、竹叶石膏汤之类是也。三者皆以心下痞为候,本条承上文痞硬而来,虽未言心下痞,由用人参及排列于痞证之后推测之,当有痞证也,本条至篇末为六气致病之变。

169. 白虎加人参汤证之二

【经文】 伤寒,无大热,口燥渴,心烦,背微恶寒者,白虎加人参汤主之。

【经注】 "伤寒无大热",是在表不见大热,热已入里也,白虎汤证,一般有自汗证,因汗出,其肌表之热,有时反不如麻黄、大青龙之盛,故本条之无大热,云肌表无大热,非谓病无大热也。表无大热,里有大热,故"口燥渴,心烦"。表热证恶寒,里热证不恶寒。白虎汤乃阳明内热熏蒸于背,汗出肌疏,故其恶寒独见于背,益非周身。且恶寒甚微,与太阳之恶寒自异。用白虎加人参汤治之,义同上条。

【详解】 本节之"背微恶寒",与上条之"时时恶风"同义,皆内热过盛之变证,非表不解之恶风寒也,于"时时""背微"属可证,本证与附子汤证颇相似,惟一属少阴,一属阳明,当辨之于口燥渴与口中和。

170. 白虎加人参汤证之三

【经文】 伤寒,脉浮,发热,无汗,其表不解,不可与白虎汤;渴欲饮水,无表证者,白虎加人参汤主之。

【经注】 "伤寒,脉浮,发热,无汗",属"表不解",明言热未深入,"不可与白虎汤",反伤胃气,当与麻黄汤、大青龙汤、桂枝二越婢一汤等求治法。且白虎脉滑大,其热在里。脉浮发热,是热在表。无汗一证,尤为白虎所忌。其人"渴欲饮水",是表邪变热,里热已深。"无表证者",指无寒热、头痛、身痛等证。故用白虎以解热,加人参以复津液也。

【详解】 "脉浮发热无汗","表不解者",为白虎所忌。以热而论,为表"无大热",热结在里,表里俱热,非发热者也。以寒而论,"时时恶风,背微恶寒",非表证之恶风寒可知,白虎证虽热而胃家不实,故曰"若吐,若下后"。合观168至170三条,本方主治自明。

【习题】

1. 白虎之主证为何?何证忌用?

2. 白虎汤证中之恶风寒是否表证？病理为何？

171. 太少并病不可用下法

【经文】 太阳少阳并病，心下硬，颈项强而眩者，当刺大椎、肺俞、肝俞，慎勿下之。

【经注】 "太阳与少阳并病"，属柴胡桂枝汤证，见前99条。"心下硬"，少阳也；"颈项强"，太阳也；"眩"仍属少阳。刺大椎、肺俞，以泻太阳之郁；刺肝俞，以泻少阳之郁；太少并病，慎不可下之，参阅前150条。

【详解】 本条与142条，皆论太少并病而用刺法者。142条言"太少并病，头项强痛，或眩冒，时如结胸，心下痞硬者，当刺"，"不可汗"，并言若汗后，变证为"谵语"。本条言"心下硬，颈项强而眩，当刺"，不可下，未言误下后之变证，盖已于142条中详之矣："太阳少阳并病而反下之，成结胸，心下硬，下利不止，水浆不下，其人心烦"。

172. 黄芩汤及加半夏生姜汤证

【经文】 太阳与少阳合病，自下利者，与黄芩汤；若呕者，黄芩加半夏生姜汤主之。

【经注】 "太阳与少阳合病，自下利者"，属半表半里，用黄芩汤以和之，"兼呕者"，加半夏、生姜，为黄芩汤与小半夏两汤合方也。

【详解】 少阳阳明并病，与大柴胡汤。太阳少阳并病，与柴胡桂枝汤。太阳太阴并病，与桂枝加芍药汤。下利一证，见于太阳阳明合病者，属表，葛根汤或麻黄汤证。阳明少阴合病，属里，承气汤证。太阳少阳合病，属半表半里，黄芩汤证。

黄芩汤之证，不恶寒，恶热，脉数，参阅333条。"伤寒，脉迟，六七日，而反与黄芩汤彻其热，脉迟为寒……"，可推测之。又黄芩汤必有心烦证，如小柴胡汤、大柴胡汤、甘草泻心汤、黄连阿胶汤等，皆有心烦，而用黄芩，可知本方亦有心烦证。

本证虽属肠胃病，因胃家不实，故不属阳明；因脾胃不寒，亦不属太阴。仲师此方，为万世治利之祖。

【方剂】 黄芩汤

黄芩三两，芍药二两，甘草(炙)二两，大枣(擘)十二枚。

上四味，以水一斗，煮取三升，去滓，温服一升，日再，夜一服。

又，黄芩加半夏生姜汤

黄芩三两，芍药二两，甘草(炙)二两，大枣(擘)十二枚，半夏(洗)半升，生姜(切)一两半。

上六味，以水一斗，煮取三升，去滓，温服一升，日再，夜一服。

173. 黄连汤证

【经文】 伤寒,胸中有热,胃中有邪气,腹中痛,欲呕吐者,黄连汤主之。

【经注】 "伤寒"寒邪入里,随脏气之寒热而化合,若"胸中有热",则邪随热化;"胃中有邪气",则邪随寒化。"腹中痛,欲呕吐者",上热下寒也,黄连汤者,主治升降失常之方也。

【方剂】 黄连汤

黄连三两,甘草(炙)三两,干姜三两,桂枝(去皮)三两,人参二两,半夏(洗)半升,大枣(擘)十二枚。

上七味,以水一斗,煮取六升,去滓,温服,昼三夜二。

174. 桂枝附子汤及去桂加术汤证

【经文】 伤寒八九日,风湿相搏,身体疼烦,不能自转侧,不呕,不渴,脉浮虚而涩者,桂枝附子汤主之;若其人大便硬,小便自利者,去桂加白术汤主之。

【经注】 "伤寒八九日",为邪气传里之时,邪里传,表必轻,身痛当减,今"身体疼烦,不能自转侧",是表邪仍盛。"不呕",言邪未入少阳。"不渴",邪未入阳明。"脉浮"主表,"虚"主风,"涩"主湿,是风湿相合,搏聚体表,今用桂枝汤加桂,以散肌表风邪。湿盛则阳微,加附子,以温经除湿,去芍药之酸敛,湿去风亦除,"若其人大便硬,小便自利者",此"大便硬",非胃家实,乃脾阳虚,津液不输,肠胃枯燥,是风邪已去,湿邪犹存,故术、附合用,大补脾阳,脾与肌合,肌温则湿自化,故无取于桂枝之辛散,加术使湿从内解。

【详解】 "身体疼烦":"烦",风也;"疼",湿也,为风湿在表之征。"不能自转侧",湿性重着也,桂枝能坚大便,故便硬者,多减之。

搏,逼迫也,凡湿之伤人,必与风寒之气相逼迫而后中之。"疼烦",当作"烦疼",下条"骨节烦疼",及柴胡桂枝汤证"肢节烦疼"均同义,谓疼之甚,犹烦渴,烦惊之烦也。

风湿疾病,多小便不利,大便反快,此其常也,今"大便硬,小便自利",知是风邪已去,湿惟在表,其病因则由脾不健运,故去桂易术。方后云:"附子白术,并走皮内",以散表湿,盖脾与肌合,健脾以解肌。

本方与桂枝去芍药加附子汤同,只分量不同,而方名与治法迥异,彼曰"微恶寒",此方身重,烦疼。

【方剂】 桂枝附子汤

桂枝(去皮)四两,附子(炮,去皮,破)三枚,生姜(切)三两,大枣(擘)十二枚,甘草(炙)二两。

上五味,以水六升,煮取二升,去滓,分温三服。

又：**桂枝附子去桂加白术汤**

附子(炮,去皮,破)三枚,白术四两,生姜(切)三两,甘草(炙)二两,大枣(擘)十二枚。

上五味,以水六升,煮取二升,去滓,分温三服,初一服,其人如痹,半日许复服之,三服都尽,其人如冒状,勿怪,此以附子、术,并走皮内逐水气,未得除,故使之耳,法当加桂四两,此本一方二法,以"大便硬,小便自利",去桂也;以大便不硬,小便不利,当加桂。附子三枚,恐多也,虚弱家及产妇,宜减服之。

175. 甘草附子汤证

【经文】 风湿相搏,骨节疼烦,掣痛不得屈伸,近之则痛剧,汗出,短气,小便不利,恶风不欲去衣,或身微肿者,甘草附子汤主之。

【经注】 本条为风湿涉及三阴,"骨节烦疼"者,少阴主骨也;"掣痛不得屈伸"者,厥阴主筋也;"近之则痛剧"者,太阴主肌也;"汗出"者,表气虚也;"短气小便不利"者,湿蓄于内也;"恶风不欲去衣"者,风淫于外也;"身微肿者",湿滞于外也。本方以桂枝散风,术附健脾肾以除湿,甘草和中。

【详解】 本条与上条,同为风湿相搏证,同为扶阳除湿之法,而有深浅之分。

自 168 至 175 条论六淫之邪,可传遍经络筋骨身体各部,病变具备,足证伤寒之书,非仅论伤寒一端耳。

【方剂】 **甘草附子汤**

甘草(炙)三两,附子(炮,去皮,破)二枚,白术二两,桂枝(去皮)四两。

上四味,以水六升,煮取三升,去滓,温服一升,日三服。初服得微汗则解。能食、汗止、复烦者,将服五合,恐一升多者,宜服六七合为始(按:"能食"至"为始"等三字,注文误入)。

176. 白虎汤证之一

【经文】 伤寒脉浮滑,此以表有热,里有寒,白虎汤主之。

【经注】 伤寒脉浮主表,滑主热,故曰此表有热,至下文里有寒句,虽可作里有本寒,若见滑脉,则为寒邪入里化热,白虎汤主之,似此曲解,恐有错简。

【详解】 《玉函》云:伤寒,脉浮滑,而表热里寒者,白通汤主之,此文为妥。

【方剂】 **白虎汤**

知母六两,石膏(碎)一斤,甘草(炙)二两,粳米六合。

上四味,以水一斗,煮米熟汤成,去滓,温服一升,日三服。

177. 炙甘草汤证

【经文】 伤寒,脉结代,心动悸,炙甘草汤主之。

【经注】 "伤寒,脉结代",结代皆是迟脉中有歇止者,结脉是止后,"更来小数";代脉是止后,"更来时稍迟"。得此脉,更见"心动悸"者,乃血气衰微,不能续行,以补中生血之炙甘草汤主之,而复其脉也。

【详解】 心悸原因不一,本证是血液虚少,心脏起代偿性兴奋,血液不能充盈脉管,故心悸者自悸,而血少者自少,小建中汤重用芍药,补阳以摄阴,本方用桂枝汤去芍药,补阴兼散寒。

【方剂】 **炙甘草汤**

甘草(炙)四两,生姜(切)三两,人参二两,生地黄一斤,桂枝(去皮)三两,阿胶二两,麦冬(去心)半斤,麻子仁半升,大枣(擘)三十枚。

上九味,以清酒七升,水八升,先煮八味,取三升,去滓,内胶,烊,消尽,温服一升,日三服。一名复脉汤。

【药物】

生地黄:味甘苦、性大寒、滋润药、强壮性。

药能——消瘀,通血淋,平血逆,治吐衄崩漏,利尿强心,解热,镇咳,镇静,镇痛。

药征——贫血虚弱,或脐下不仁,烦热而渴者。

调剂——凡有内热之血证用之为宜。

又外用治癣,兼服其汁,疔、痈疽,跌扑伤掺木香末。

以上皆以本药杵为泥,摊患处;骨碎,筋伤,以本药熬膏,裹之,以竹简夹缚,勿令动,一日一夕凡十易,则瘥。犬咬伤时持汁,饭饼涂之,百度愈。竹木屑入肉,本药嚼烂敷之。耳鸣,塞本药耳中,日数易。

阿胶:味甘、性平、滋润药、黏滑性。

药能——滋润组织枯燥,和血养筋,故治血液之凝固性减弱,与血管壁弛纵,致血液渗透而吐、衄、淋、痔一般之出血证,并治因组织之枯燥,而发疼痛出血脓、小便减少或频数、咳嗽、崩带等证。

药征——诸血证,出脓证,烦热,咳嗽,疼痛,而呈组织枯燥之候者。

调剂——本药以津液枯燥为适应证,故泄者忌用。

麦冬:味甘、性平、滋润药、黏滑性。

药能——润经益血,除热消炎,止嗽,止烦,强壮,利尿。

药征——肺痿,烦热,口干,燥渴,或妇人血少津枯者。

调剂——本药黏滑,泄而不收,寒多者禁服。

麻子仁:味甘、性平、滋润药、黏滑缓下性。

药能——润五脏,滑利肠胃,去风热燥结。

调剂——大便难因实者,承气汤用硝黄是也;有津枯者,脾约丸用本药是也。

又,炙甘草汤用之滋润血脉,治脉结代,以其有滋润作用,故可缓下也。

178. 结代脉辨

【经文】 脉按之来缓,时一止复来者,名曰结。又脉来动而中止,更来小数,中有还者反动,名曰结,阴也。脉来动而中止,不能自还,因而复动,名曰代,阴也。得此脉者,必难治。

【经注】 "脉按之来缓"者,沉迟也,"时一止"者,沉迟中时有止也,"复来者",止后自复也。促脉在 21、34、140 条,凡三见,谓数中一止之脉。结脉是迟中一止之脉,则结促之脉,同是时见一止,惟在未止之前,有迟数之不同耳。

又,脉来动,首尾不显,主气虚血滞,时而中止,更来时较前稍快,稍快者,补偿歇止之至数也,故曰"中有还者反动",此即郁而暴伸之象,名曰结也。辨脉法云:阴盛则结,故结属阴,又脉来动而中止,与结脉同,惟止后若有不能再动之状,似不能自还,久则因而复动,是来时不似结脉之稍快,微续而见者,名曰代,亦结脉之属,故曰阴脉。得此脉者,必难治。

【详解】 本条系上条注文。

【习题】

1. 白虎加人参汤证中,亦有时时恶风,背微恶寒,与表证之恶风寒如何区别?

2. 黄芩汤与黄连汤之主证为何?

3. 桂枝附子汤反去桂加术汤之病理变化为何?

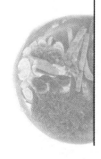

辨阳明病脉证并治

179. 阳明三证

【经文】 问曰:病有太阳阳明,有正阳阳明,有少阳阳明,何谓也? 答曰:太阳阳明者,脾约是也;正阳阳明者,胃家实是也;少阳阳明者,发汗,利小便已,胃中燥、烦、实,大便难是也。

【经注】 太阳阳明者,由于脾脏不能转输津液而致胃燥,如穷约不舒,故曰脾约;正阳阳明者,乃素热宿垢充实于肠胃积滞不行,胃家自实之证也;少阳阳明者,以少阳病,因发汗利小便,损伤津液,令胃干燥而烦实,因见大便难是也。

【详解】 阳明病者,胃家实热证也。胃家,赅肠胃素禀而言;实者,邪气盛也。病因有三,来自太阳少阳不同,而邪入与大便燥结则同,致肠胃不能乍实乍虚,见证轻重有殊,立法施治各异。

180. 阳明病提纲

【经文】 阳明之为病,胃家实是也。

【经注】 胃为水谷之海,水谷入胃,变化精微,营养全身,故胃气为后天之本,阳明病是由于肠胃受邪,不能传化,但实不虚而成,本节为阳明病之提纲。

【详解】 热盛于里,致表里俱热,胃家实者,属白虎汤证,阳明经病是也。热盛于里,食毒壅滞,肠胃俱实者,属承气汤证,即本篇所论,阳明府病是也。

181. 太阳阳明

【经文】 问曰:何缘得阳明病? 答曰:太阳病,若发汗,若下,若利小便,此亡津液。胃中干燥,因转属阳明。不更衣内实,大便难者,此名阳明也。

【经注】 得阳明病之病因,更有因太阳病,汗下或利小便亡津液而胃燥,致转属阳明者,证见不大便之内实,或大便难者,即名阳明病。

【详解】 阳明之病因,有太阳、少阳转属及本经自见者三种,由太阳、少阳转来者,若转而已纯,即属阳明病,转而未纯,即是并病。

更衣:古人厕登,必更换衣巾,为大便之通称。

182. 阳明外证

【经文】　问曰:阳明病外证云何？答曰:**身热,汗自出,不恶寒,反恶热也。**

【经注】　180 条言阳明之为病,由于胃家实,未言所见外证,今补述之。身热者,与发热不同,发热是热在皮肤之分,身热,是热自内达外也。汗自出,非表虚自汗者比,此因胃中实热,津液受蒸迫使汗出。不恶寒者,因邪不在表。反恶热者,属热在里也,伤寒病以恶寒为常,故以恶热为反,此阳明病之外证也。

【详解】　凡恶寒者,病邪有欲从外解之机,故太阳病必恶寒,治以汗解。少阳病属半表半里,位置稍远,不必由汗解,但有汗解之机,故见往来寒热,治宜和解。阳明病之病位在里,绝无汗解之理,故不恶寒,反恶热,治之必用下法。身热、汗出之两证,最易误认为太阳病,但详细观察不难分辨,惟恶寒与恶热,显有不同,此表里之最大区别处,且表病脉浮自有差别。

183. 太阳转阳明

【经文】　问曰:病有得之一日,不发热而恶寒者,何也？答曰:**虽得之一日,恶寒将自罢,即自汗出而恶热也。**

【经注】　太阳病在表必恶寒,阳明病在里必恶热,此不易之理。得之一日,若有恶寒,即在第一日尚有表证;恶寒自罢,即传里已纯,本节系由表传里之太阳转阳明病也。

【详解】　随证施治,经中大法,有恶寒之表证,即按太阳病施治,若恶寒证罢,而见阳明外证之身热汗出恶热,即按阳明病治之可也。

184. 太阳转阳明恶寒自罢

【经文】　问曰:恶寒何故自罢？答曰:**阳明居中,主土也,万物所归,无所复传。始虽恶寒,二日自止,此为阳明病也。**

【经注】　本条承上条设问,恶寒何故自罢？答:阳明胃,居身体中部,属土脏,万物归土,无所复传,即表邪内传,至胃为极,邪随燥化,胃家结实,实则结,结则久,无复传变。初得时为太阳病,故恶寒,二日自止,为转阳明也。

【详解】　阳盛于腑,阴盛于脏。阳盛则生,阴盛则亡。阳明病者,阳盛者也,故古人谓,阳明无死证,以其胃腑为热,不复转三阴为寒也。但热势虽重,一下即解,故多不死,然失治既久,及至阴竭,则孤阳不生,治之不可不早,贻误病机,亦云殆矣。

185. 太阳汗出不彻及太少并病转属阳明

【经文】　本太阳病,初得病时,发其汗,汗先出不彻,因转属阳明也。伤寒,发热,无汗,呕不能食,而反汗出濈濈然者,是转属阳明也。

【经注】 《辨脉篇》云:汗多则热愈,汗少则便难,本太阳病,理宜汗解,若发汗不能达驱邪解热之目的,即是汗出不彻,在太阳得病之初,已寓转属阳明之机矣。伤寒发热无汗,是太阳伤寒;呕不能食,是表热逐渐内传少阳。若初病无汗,今反汗出不已,是转属阳明之征也。

【详解】 本条与48条之上半段同,48条示太阳病之传变,本条示阳明病之病因,立论不同,非重出也。彻,通也,达也,除也;不彻有邪未尽出而反入内之义。本条示太少并病转属阳明者。《经》云:"阳明病,法多汗"。若转而未纯,治不宜下。

濈濈:热汗连绵貌,一汗不已,一汗又出也。

【习题】

1. 阳明病之病因及外证为何?

2. 阳明病之身热汗出与太阳中风如何鉴别?

186. 阳明脉象

【经文】 伤寒三日,阳明脉大。

【经注】 《素问·热论》云:传经次第,一日太阳,二日阳明,三日少阳,是指经络而言。若邪入腑,则阳明胃居中主土,万物所归,无所复传,故至三日以上,仍是阳明热盛之人脉也。

【详解】 脉大而有力,即洪大主热盛,此胃家实之正脉。182条言阳明外证,本条言脉,以次18条,似诸家之言。

187. 太阳阳明辨

【经文】 伤寒,脉浮而缓,手足自温者,是为系在太阴。太阴者,身当发黄。若小便自利者,不能发黄。至七八日,大便硬者,为阳明病也。

【经注】 脉浮主表,脉缓属脾,太阴脾病,脉不当浮,今脉浮缓,是太阳转太阴而未纯之脉。三阳主热,三阴主寒,脾主四末,今不热不寒而手足温,是太阳转太阴未纯之证,见此脉证,知太阳伤寒,有内传太阴之势,故曰"是为系在太阳"。脾为湿土,胃为燥土,邪在脾,湿热相蒸,身当发黄。若小便自利,则津液越出而湿去,热不遇湿,不能发黄,又脾与胃合,至七八日,若邪入胃,邪随燥化,大便因硬,此为阳明病也。

【详解】 本条系太阳转太阴,而太阴之邪复转属阳明者,由此可知,不仅三阳受邪,可入阳明,即三阴受邪,亦能转属阳明,是以少阴篇中之大承气汤证,厥阴篇中之小承气汤证,是其例也。

太阴篇中亦有此文,惟最后两句:"至七八日,大便硬者,为阳明病也。"易为"至七八日,虽暴烦下利,日十余行,必自止,以脾家实,腐秽当去故也"。是证脾胃之化,有燥湿之分也。

188. 伤寒转系阳明之汗证

【经文】 伤寒转系阳明者,其人濈然微汗出也。

【经注】 本条承上条而言,伤寒转系阳明,则邪随燥化,热蒸于内,汗淫于外,汗出虽微,已肇胃实之机。

【详解】 本条与185条同义,惟185条转属是传已纯,本条转系是传未纯。

189. 阳明兼太阳少阳证不可攻

【经文】 阳明中风,口苦咽干,腹满微喘,发热,恶寒,脉浮而紧。若下之,则腹满,小便难也。

【经注】 阳明中风,风寒外束,虽汗出而热不去也。口苦咽干,热在半表半里也。腹满而喘,邪入里之渐,喘证不甚,腹满犹轻。发热、恶寒、脉浮而紧,皆属太阳在表之证。本条为三阳皆病之太阳证重者,虽有腹满,亦不可下,若误下之,表邪乘虚内陷,热结益甚,而腹益满,必致伤津而小便难。

【详解】 太阳阳明并病,则以桂枝加大黄汤两解之。少阳阳明并病,则以大柴胡汤下之。三阳皆病,治取少阳,若惟从里治而遽攻下,则津液必伤,邪尽入里矣。

190. 阳明病之能食与不能食

【经文】 阳明病,若能食,名中风;不能食,名中寒。

【经注】 阳明之为病,胃家实是也,胃家实之病因,非尽属热,亦有因寒者,热则消谷能食,名曰中风;寒则不能消谷亦不能食,名中寒。"名"也者,姑名之耳,非真有风寒之邪中于里也。

【附注】 阳明内合太阴,皆为仓廪之官,本节虽称阳明病,盖前者属胃,后者属太阴脾也。

191. 欲作固瘕证

【经文】 阳明病,若中寒者,不能食,小便不利,手足濈然汗出,此欲作固瘕,必大便初硬后溏。所以然者,以胃中冷,水谷不别故也。

【经注】 阳明病,若中有寒者,不能食,脾胃寒不能消谷也。小便不利者,水蓄于肠不能气化也。手足濈然汗出者,乃由阴转阳,则有转系阳明,其屎渐结,以其乍结而未燥,故大便初硬后溏,欲作固瘕也。"所以然者"以次,言欲作固瘕,由于胃中冷,水谷不别之故。

【详解】 阳明篇中,多太阴证,本条系太阴转系阳明。

固瘕:水热结于腹之病名,其状坚凝固结,非世所谓腹中积块,坚者曰癥,聚散无常曰瘕。

192. 阳明之变证

【经文】 阳明病,初欲食,小便反不利,大便自调,其人骨节疼,翕翕如有热状,奄然发狂,濈然汗出而解者,此水不胜谷气,与汗共并,脉紧则愈。

【经注】 阳明病初欲食,是初病阳明,胃气尚强,胃强者,应小便自利,今小便反不利,而大便自调,是里有湿,湿流关节则骨节疼,湿闭表气则翕翕如有热状,因其入胃气本强,能驱除内外湿邪,"奄然发狂,濈然汗出而解"。"奄然"者忽然也,言病邪深扰,解时当见忽然发狂,亦战汗之类变。"濈然汗出",连绵不止之状,此阳明病之汗出由于里有热也,自愈之机,盖因水邪不胜谷气之强,自能驱之与汗并出,脉紧是湿邪达表,热亦随去之征,故曰病愈。

【详解】 本条承上条引申其义,上条不能食,是胃本寒病尚未已,本条欲食是胃强,则湿能自去,应知疾病获愈之机,关系胃气至大也。

193. 阳明病欲解时

【经文】 阳明病,欲解时,从申至戌上。

【经注】 申酉戌即日晡所,土气向旺之时也,土旺则正能胜邪,故阳明病已渐欲解之机。

【详解】 此疾病痊愈之机,关系时气者也。

194. 胃中虚冷攻热必哕

【经文】 阳明病,不能食,攻其热必哕,所以然者,胃中虚冷故也,以其人本虚,攻其热必哕。

【经注】 阳明病不食名中寒,属肠胃虚冷,虽有外证之热而胃无实热,切不可攻,若误攻之,则胃阳愈虚,寒邪愈盛,而致胃败。

【详解】 哕:呃逆也,有虚实之别。虚者主谷气将绝之危证;实者利之则愈。《金匮·痉湿暍病篇》云:"湿家……若下之早则哕"。故太阴误下之哕,为难治之症。

195. 欲作谷瘅证

【经文】 阳明病,脉迟,食难用饱,饱则微烦,头眩,必小便难,此欲作谷瘅,虽下之,腹满如故,所以然者,脉迟故也。

【经注】 阳明病是胃热,脉迟是脾寒。《脉法》云:数为在腑,迟为在脏。今胃热虽能食,而脾寒不能运化,故食难用饱,饱则胃气郁滞,郁则生热,胃热则烦,气不行于上则头眩,气不达于下则小便难,中焦升降失职,湿热相蒸,久则发黄,此黄由于谷气郁滞,谷郁由于脾寒,脾寒下之则腹仍滞,故曰"此欲谷瘅"。虽下之,腹满如故。"所以然者,脉迟故也"。是自注文字。

【详解】 胃家燥实之满,下之可愈;脾不运化之湿满属寒,愈下愈满。本证可用茵陈五苓之类,非茵陈蒿汤证也。

196. 胃气久虚表气不足证

【经文】 阳明病,法多汗,反无汗,其身如虫行皮中状者,此以久虚故也。

【经注】 阳明病,胃热气充,在原则上应见多汗,今反无汗,是胃阳不足,盖汗生于水谷之精,胃阳既虚,汗液不能透出肌表,故怫郁皮中,如虫行状。虚指胃言,久虚,非新病也。

【详解】 如虫行状,主表气虚。本证宜健胃生津,使阴阳自和,胃气达表,汗出而解也。

197. 寒邪变证

【经文】 阳明病,反无汗,而小便利,二三日,呕而咳,手足厥者,必苦头痛;若不咳,不呕,手足不厥者,头不痛。

【经注】 阳明病,胃热法多汗,今反无汗,属外寒闭里热,故汗不得出而小便自利,至二三日外邪渐入,内侵肺胃,作呕作咳,胃阳不达四肢,故"手足厥",胃阳不外达则上逆,故必苦头痛。若二三日外邪未入,则不咳不呕,胃阳能达四肢,亦不上逆,故曰手足不厥者,头不痛也。

【详解】 太阳头痛在项后。阳明头痛在额前。手足厥是寒闭于胃,为中寒说明,盖四肢禀气于胃也。

198. 能食名中风变证

【经文】 阳明病,但头眩,不恶寒,故能食而咳,其人咽必痛;若不咳者,咽不痛。

【经注】 阳明病,胃热上逆,则头眩,里有热则不恶寒,今感中风,风邪为阳,故能食,风邪内犯于肺,则咳。热上炎,必咽痛。若邪不内犯,热亦不上炎,则咽不痛。

【详解】 本条是热邪,上条是寒邪,胃气以下行为顺,胃热、胃寒多见上逆。

199. 湿热发黄证

【经文】 阳明病,无汗,小便不利,心中懊憹者,身必发黄。

【经注】 阳明病是胃热,"无汗,小便不利",是湿无从出。胃热上逆,心中懊憹,湿热相蒸,身必发黄。

【详解】 本条是热不外越,水不下行之黄疸病,若汗、吐、下后,仍心中懊憹,乃热郁于胸,非湿热郁于少腹也。

200. 被火发黄证

【经文】 阳明病,被火,额上微汗出,而小便不利者,必发黄。

【经注】 阳明病,里有热也,"被火"则热愈盛。里热虽盛,若身汗出、小便利,是湿得外出下泄,不能发黄。今额上微汗出,小便不利,是湿热不得越,身必发黄矣。

【详解】 发黄有寒湿、湿热之别,太阴发黄多属寒湿,阳明发黄多由湿热。

201. 据脉辨证法

【经文】 阳明病,脉浮而紧者,必潮热,发作有时,但浮者,必盗汗出。

【经注】 阳明病,言具有阳明之病证也。浮紧之脉见太阳证者为伤寒;见于阳明者,为邪入里成实。故除见一般阳明证外,必见潮热发作有时之实证也,若见浮而不紧者,为邪入阳明之经,必盗汗出也。

【详解】 盗汗一证,见于杂病为虚;热在脏,见于少阳为邪热,在半表半里;见于阳明为邪热在经。

202. 阳明移热入血证

【经文】 阳明病,口燥,但欲漱水,不欲咽者,此必衄。

【经注】 阳明证具,若渴能饮水,为热在气分;若口燥但欲漱水,不欲咽,为热入血分。热入血分,迫血妄行,此必衄血。

【详解】 热盛津亏,无论在气在血,口燥则同,惟在气能饮,在血不欲饮,此其别也。本条为阳明热入于血之证,阳明经,起鼻络口,故迫血妄行,首先见衄。

203. 津液与大便之关系

【经文】 阳明病,本自汗出,医更重发汗,病已瘥,尚微烦不了了者,此必大便硬故也。以亡津液,胃中干燥,故令大便硬,当问小便日几行,若本小便日三四行,今日再行,故知大便不久出。今为小便数少,以津液当还入胃中,故知不久必大便也。

【经注】 阳明病,法多汗,故曰"本自汗出",医更重发汗则津伤于外矣。"病瘥",指身热自汗,恶热稍愈而言。尚微烦不了了者,盖因亡津、胃燥、便硬之故也,小便者亦津液也,泄出者多,胃中必燥,小便少,胃液复,则大便必自出也。

【习题】

1. 伤寒转系阳明与转系太阴如何鉴别?

2. 阳明中风、中寒如何鉴别?

3. 阳明发黄是何病理？

4. 阳明热盛与津少之不大便如何辨识？

204. 呕多者不可攻

【经文】 伤寒，呕多，虽有阳明证，不可攻之。

【经注】 胃气以下行为顺。呕多胃气上逆，则中焦气虚，凡中焦虚者，虽有阳明实证，慎不可攻。攻者，盖专指大承气汤而言，非言一般下剂也。

【详解】 呕为阴阳俱有之证，阳证中见之，属热在上焦。少阳与阳明以呕、渴为别。少阳禁下以病在上，不可下。若少阳阳明并病，呕不止，须下者，大柴胡汤为对证之方。

205. 心下硬满不可攻

【经文】 阳明病，心下硬满者，不可攻之。攻之，利遂不止者死，利止者愈。

【经注】 阳明病，应见腹满，为邪已入腑。今见心下硬满，为邪在膈间，膈实者腹必虚，故不可攻。若误攻之，因而利不止者，虚虚之祸肇矣。邪未去而正已衰，胃败者死；若邪去利止，脾阳自复者愈。

【详解】 本条属阳明、太阳之辨，心下硬满之不可下者属脾阳虚之硬满，非大柴胡汤证之心下急，更非结胸证之心下硬满而痛等之可下证也。

206. 面赤不可攻

【经文】 阳明病，面合色赤，不可攻之。必发热色黄者，小便不利也。

【经注】 阳明病，面全部见赤色，为热不在腑而在经，热不在腑不可攻之，攻之徒伤脾胃，热不能去。发热者经热现于外也，色黄者脾不转输，湿热内郁也，小便不利者，水道不行，湿无从出也。

【详解】 面合色赤，见于太阳为阳气怫郁在表当解之熏之。见于阳明为热在经，若证见烦渴者，宜用白虎汤，证见心中懊𢙐者，宜栀子豉汤。若误攻后证见发热、色黄、小便不利者，可与茵陈蒿汤，以除湿热。

【习题】

阳明病见何证不可攻者？病理为何？

207. 调胃承气汤证之三

【经文】 阳明病，不吐，不下，心烦者，可与调胃承气汤。

【经注】 不吐者，邪无上越之势，不下者邪无下出之机。心烦者，邪郁于中，气熏于上也，本证未经吐下而心烦，为实热在胃，与本方除胃之实热，则胃气自调。

【详解】 吐下后之烦属虚，栀子豉汤证也。未经吐下之烦属实，本方证也。喜呕心烦,同时见胸满者,小柴胡汤证也。干呕心烦后见下利者,少阴证也。本条之证未见潮热,便硬,故不用大承气汤,未见大便不通,故不用小承气汤,合下条观之,可知三承气汤使用之区别。

208. 大小承气汤证辨

【经文】 阳明病,脉迟,虽汗出不恶寒者,其身必重,短气,腹满而喘,有潮热者,此外欲解,可攻里也。手足濈然而汗出者,此大便已硬也,大承气汤主之。若汗多,微发热恶寒者,外未解也。其热不潮,未可与承气汤。若腹大满不通者,可与小承气汤,微和胃气,勿令至大泄下。

【经注】 阳明病者为里有实热之证。脉迟,为其人体质素有阴寒不足之象,脉证如此。虽见阳明之多汗、不恶寒等证,攻之必慎。在用大承气汤攻下之时,首先须见身重、短气、腹满而喘、潮热等里热已实之证,尤重在手足濈然汗出、大便已硬、表证已解之后方可攻之。若汗多、微发热恶寒、属外未尽解;或其热不潮,属里未成实,皆不可攻。若不见于手足濈然汗出,知大便未硬,虽有腹大满、不通之急,只可用小承气汤,微和胃气自能便通满除,不取芒硝软坚,致令大泄下也。

【详解】 本条为迟脉立论,意在体质素虚者,纵见阳明病证,大小承气汤须慎选用,稍有不合,邪未除而正先伤,此医之过也。承气汤一般使用规律:外不解者三承气皆不可用,热不潮者大小承气汤未可与之;手足不濈然汗出者,大承气汤当慎用也。汗下之用法,当于恶寒中辨之。身重短气,腹满而喘,属热在里,潮热为胃已实,可下之证也。阳明初病,津液未伤,为热所蒸,则全身汗出;及至津液不足,为热所蒸,汗则仅见于手足矣。234条"阳明病,脉迟,汗出多,微恶寒者,表未解也,可发汗,宜桂枝汤",应与本条参看。

【方剂】 **大承气汤方**

大黄(酒洗)四两,厚朴(炙,去皮)半斤,枳实(炙)五枚,芒硝三合。

上四味,以水一斗,先煮二物,取五升,去滓;内大黄,更煮取二升,去滓;内芒硝,更上微火一两沸,分温再服,得下,余勿服。

小承气汤方

大黄(酒洗)四两,厚朴(炙,去皮)二两,枳实(大者,炙)三枚。

上三味,以水四升,煮取一升二合,去滓,分温二服。

初服汤,当更衣,不尔者,尽饮之,若更衣者,勿服之。

209. 大小承气汤之用法

【经文】 阳明病,潮热,大便微硬者,可与大承气汤,不硬者,不可与之。若不大便六七日,恐有燥屎,欲知之法,少与小承气汤,汤入腹中,转矢气者,此有燥屎也,乃可攻之。若不转矢气者,此但初头硬,后必溏,不可攻之。攻之必胀满,不能食也。欲饮水者，与水则哕。其后发热者，必大便复硬而少也，以小承气汤和之。不转矢气者，慎不可攻也。

【经注】 阳明病，潮热属实。仍须见大便微硬，方可与大承气汤，不硬者，不可与之。若六七日不大便，是否大便已硬，即少与小承气汤，汤入腹而转矢气者，为有燥屎，即大便微硬之征，乃可以大承气汤攻之。若汤入腹不转矢气者，此大便未硬，初头虽硬，其后必溏，不可用攻法，若误攻之，以其既无燥屎，徒伤肠胃，则消化衰弱，呈虚性胀满，不能食也，胃中干燥，则欲饮水，胃虚不纳，气逆则哕，此时肠胃因虚复发热者，盖邪热乘虚，复聚于胃，必大便复硬而少，少与小承气汤和之可也，《重》云：不转矢气，不可攻者，慎之至也。

【详解】 燥屎结实，气不得宣，服小承气汤只能宣气，不能通便，故转矢气，因此而知，原有燥屎梗阻之也，不转矢气者，是胃虽热而不亢，初头硬后溏，"转"之一字，形容大便全硬非初头硬也。

【习题】

三承气之见证及使用上的区别是什么？

210. 谵语与郑声

【经文】 夫实则谵语，虚则郑声。郑声者，重语也。直视，谵语，喘满者死；下利者亦死。

【经注】 谵语谓妄语昏乱，数数更端，主邪气盛；郑声谓神气不足，只守一语，主精气夺。《内经》云："邪气盛则实，精气夺则虚。"故曰实则谵语，虚则郑声。直视谵语为邪干于脏，热盛阴竭，精不荣目，若邪实至喘满，为气上闭而竭；正虚至下利，为气下泄而脱，故均主死。

【详解】 212 条与本条应互参，自本条以次 12 条，皆论谵语。

211. 汗后转阳明证

【经义】 发汗多，若重发汗者，亡其阳，谵语，脉短者死，脉自和者不死。

【经注】 本条先论太阳转阳明，因汗多亡心阳，胃津亦伤，津伤而胃燥，热实而谵语，谵语者邪盛也，脉短者，正衰也，邪盛正衰，故主死，脉自和者，邪盛正不衰，故不死。

【详解】 亡阳指心阳而言，脉短属心力虚竭，脉自和者，属心力不衰弱，本条辨脉议下，谓脉自和者，可下之而愈，脉短者，纵有可下之证，亦不能下，故主死也。

212. 吐下后转阳明证

【经文】 伤寒，若吐，若下后，不解，不大便五六日，上至十余日，日晡所发潮热，不恶寒，独语如见鬼状。若剧者，发则不识人，循衣摸床，惕而不安，微喘直视，脉弦者生,清者死。微者,但发热谵语者,大承气汤主之。若一服利,则止后服。

【经注】 伤寒,法当汗解,今误吐下后,以致伤津,而邪热内结不排,不大便五六日,上至十余日,为内热可下之期。日晡所发潮热是内热已实。不恶寒是表证已罢。独语如见鬼状,即谵语也,以上各证,虽属可攻,但有重轻之别,重者,在潮热发时,则不识人,循衣摸床,怵惕不安,微喘直视,同 210 条,脉弦属邪实阴不虚,故尚有可下之生机,脉涩为血少属虚,血少忌下,不下又邪无从出,故主死。若病势轻者只见发潮热、谵语,大承气汤主之,见利止服,不可过剂。

【详解】 循衣摸床,惕而不安,主阳亢阴绝,危候也。微喘直视主真阴竭,孤阳无依。生死之机,决之于脉,弦为阴有余,涩为血不足。注家有谓伤寒之下,漏去发汗二字者,若本条与上条合看,则知汗、吐、下后变证,分述于两条之中矣。发则不识人与但发热,谵语者,两"发"字,均由日晡所发潮热连贯而来,故皆指潮热发作而言也。

213. 便硬谵语属承气汤证

【经文】 阳明病,其人多汗,以津液外出,胃中燥,大便必硬,硬则谵语,小承气汤主之。若一服谵语止者,更莫复服。

【经注】 阳明病,因汗而胃燥,因胃燥而大便必硬,大便硬则谵语,此必然之势,惟此以亡津虽满而不大坚,故用小承气汤,若一服谵语止,亦莫尽剂,恐伤止耳。

【详解】 无大实大满之证,但便硬谵语,故主小承气汤。谵语既止,为里邪已解之征,则大便虽硬,不宜过下,存津之道也。

214. 谵语潮热之小承气汤

【经文】 阳明病,谵语,发潮热,脉滑而疾者,小承气汤主之。因与承气汤一升,腹中转矢气者,更服一升;若不转矢气者,勿更与之。明日不大便,脉反微涩者,里虚也,为难治,不可更与承气汤也。

【经注】 阳明病,谵语,发潮热,若脉沉实,为可攻之证,今脉滑疾,滑为热盛,疾则里热未实,故主以小承气汤。"因与承气汤"以次,系注文误入,服一升后,腹中转矢气者,为有燥屎之征,更服一升,较原量多四合,若不转矢气者,乃无燥屎,勿更服之。"明日"以次,另为一条,言明日不大便,脉不滑而涩,不疾而微,为转阴证,里虚之脉。便硬当下,而里虚又不可下,不可更与承气汤,施治颇难措手也。

【详解】 本条上半段,虽未言不大便,以证测之,当有不大便证,试其大便是否已硬,服汤若不转矢气者,是大便未硬,勿更服承气汤,可与柴胡加芒硝汤以和之。

208 条言脉迟,纵见可下之证,宜慎行之。211 条言谵语,脉短者死。212 条言,脉弦者生,清者死。本条言脉滑疾,小承气汤主之;脉微涩者,难治。阳明之脉吉凶可辨矣。

215. 谵语潮热有燥屎为大承气汤证

【经文】 阳明病,谵语,有潮热,反不能食者,胃中必有燥屎五六枚也。若能食者,但硬耳。宜大承气汤下之。

【经注】 阳明病,谵语,潮热,属胃中热盛,胃热则能消谷,今反不能食,此必热伤胃中津液,气化不能下行,燥屎郁结,气逆作满之故,宜大承气汤,出其亢极之阳,以救重绝之阴也。胃中有燥屎句,非燥屎真在胃中,盖言胃以赅肠,即胃家实之义也。"若能食者,但硬耳",系括弧笔法,言若能食者,胃中气化自行,其热不亢,津液未伤,大便虽硬,不可用大承气汤,反伤津液也。

【详解】 本条以能食、不能食,辨燥结之微甚,定可攻与不可攻之大法,合前参看,则大小承气之用法自明。

216. 证象阳明之热入血室证

【经文】 阳明病,下血,谵语者,此为热入血室。但头汗出者,刺期门,随其实而泄之,濈然汗出则愈。

【经注】 阳明病,里有热也,下血则血室空虚,热乘虚入,热郁为实,故谵语,热上炎故头汗,其谵语为热入血室之故,非有燥屎,不可下也。刺期门者,泄其上源之瘀热也,濈然汗出而愈者,实因刺解,热随汗出,则愈。

【详解】 143条,状如结胸,本条证象阳明,其瘀热在里则同,故均用刺法。

217. 表虚不可与大承气汤

【经文】 汗出,谵语者,以有燥屎在胃中,此为风也。须下者,过经乃可下之。下之若早,语言必乱,以表虚里实故也。下之愈,宜大承气汤。

【经注】 汗出谵语,为燥屎在胃之征,下之则愈,宜大承气汤,为正证正治,自"此为风也",至"以表虚里实故也"一段,属另一义,言虽有阳明可下之证,若兼表证,须过太阳经,即表解后,乃可下之,下之若早,则表邪内陷,邪随热化,语言必乱,盖表虚里实者,不可攻也。

【详解】 "此为风也"以次28字,系自注文字,倘下早语言必乱,当另议治法,非言表虚里实者,宜大承气汤也。

218. 里证误汗则谵语

【经文】 伤寒四五日,脉沉而喘满,沉为在里,而反发其汗,津液越出,大便为难,表虚里实,久则谵语。

【经注】 伤寒四五日,为邪气传里之期,若脉浮而喘,仍属表不解,可发其汗,今脉沉为在里,反发其汗,是病在里而攻其表,致津伤便难,表虚里实,久之则津亏热盛而谵语,本条虽未出方,其治当同 213 条。

【详解】 213 条,出伤津而成阳明之治法,本条示伤津而成阳明之机转,夺液而成燥者,非大热入胃者比。

219. 白虎汤证之二

【经文】 三阳合病,腹满,身重,难以转侧,口不仁,面垢,谵语,遗尿。发汗则谵语。下之则额上生汗,手足逆冷。若自汗出者,白虎汤主之。

【经注】 本条云三阳合病者,以一身尽热之故也。"腹满"主热结在里;"身重"主热达表;"难以转侧"主热合于两侧。胃窍出于口,热上炎则口不仁;阳明主面,热上熏则面垢,热聚于胃则谵语,热迫膀胱则遗尿,本条之证为一身热邪弥漫,故曰三阳合病,而以阳明证独多。若自汗出者用白虎汤主治,清热救阴。不可汗下,若发汗则津液竭,胃热愈甚,更增谵语。若下之则阴亡阳无所附,孤阳上越则额汗,胃阳不达四肢则逆冷。自"发汗"至"手足逆冷"句为括弧笔法。

【详解】 三阳合病一般治取少阳,今以白虎汤治之者,盖以阳明经热为重也。有表证在,不可与白虎汤,足证本条以热势弥漫全身而得三阳合病之名,非三阳证俱在也。

220. 潮热汗出便难谵语宜大承气汤之证

【经文】 二阳并病,太阳证罢,但发潮热,手足漐漐汗出,大便难而谵语者,下之则愈,宜大承气汤。

【经注】 太阳病并于阳明为二阳并病,太阳证罢为转阳明已纯,故只见潮热(阳明实证)、手足漐漐汗出(大便欲硬之征)、大便难而谵语(虽未至便硬,而燥热已成)等证,是下证具矣。惟手足汗出,不濈然而漐漐,大便未定硬而便难,故不曰攻而曰下,不曰主而曰宜者,虽用大承气汤施治,其轻重缓急,自有差别。

【详解】 上条内外热盛,未入于腑,用白虎汤主治。本条里热虽轻,势已入腑,则以大承气汤下之,此热邪在经在腑治法之不同也。

【习题】

1. 阳明不可攻,于脉如何辨识?

2. 大小承气汤,常见者何证?

221. 阳明病之误治变证及救治法

【经文】 阳明病,脉浮而紧,咽燥,口苦,腹满而喘,发热汗出,不恶寒,反恶热,身重。若发汗则躁,心愦愦,反谵语。若加温针,必怵惕,烦躁不得眠。若下之,则胃中空虚,客气动膈,心中懊憹,舌上苔者,栀子豉汤主之。

【经注】 脉浮、发热、汗出为热盛于经,紧为邪实于里,不恶寒、反恶热为里邪化热,身重为热灼津液,咽燥口苦、腹满而喘、为热延胸腹,似此阳明经病,热势蔓延内外上下,若发汗攻表里热愈盛,则肾虚而躁,心液虚则愦愦心乱,胃热反增而谵语。若误以为邪实在里,加温针,是以火济火,心肾两虚,故见怵惕、烦躁、不得眠等症。若用下法,则胃中空虚,客气乘虚动膈,则心中懊侬,舌初见苔是热盛上焦,以栀子豉汤主之。

222. 阳明里热伤津致燥证治

【经文】 若渴欲饮水,口干舌燥者,白虎加人参汤主之。

【经注】 若渴欲饮水,口干舌燥,是热盛中焦,白虎加人参汤主之。

223. 热客下焦之猪苓汤证

【经文】 若脉浮,发热,渴欲饮水,小便不利者,猪苓汤主之。

【经注】 若脉浮发热,渴欲饮水,小便不利者,乃热客于下焦,以猪苓汤滋液清热利小便以治之。

【附注】 热客下焦,反用猪苓汤利小便者,盖方中有阿胶、滑石之滋润,泽泻之咸寒,入膀胱育阳以行水,水行热自去。

【方剂】 猪苓汤方

猪苓(去皮)、茯苓、泽泻、阿胶、滑石(碎)各一两。

上五味,以水四升,先煮四味,取二升,去滓,内阿胶,烊消,温服七合,日三服。

【药物】

滑石:味甘性寒,利尿药(黏滑通利性)。

药能——利尿止泄、止渴、消炎,治结石、难产。

药征——小便不利而渴者。

调剂——本药之利尿,因其黏滑性,能缓和膀胱、尿道及肠管之黏膜面,而使尿流利下出。故小便不利,不见其他利尿药征时,常用本药,且其性寒,有清热作用,故膀胱、尿道、肠管各部之内膜发炎时,而有小便不利之一证,用之有效。

224. 汗多而渴不可与猪苓汤

【经文】 阳明病,汗出多而渴者,不可与猪苓汤,以汗多胃中燥,猪苓汤复利其小便故也。

【经注】 本条承上条,阳明病有小便不利之猪苓汤证,但汗多者禁用。夫汗与小便,同一液也,阳明本属多汗,小便自然减少,若强责之,则伤津液。明乎阳明病不可发汗,当知不可与猪苓汤利小便也。

【详解】 汗多而渴,白虎证;胃中燥,承气证;膀胱蓄水不利,猪苓汤证也。

225. 表热之四逆汤证之二

【经文】 脉浮而迟,表热里寒,下利清谷者,四逆汤主之。

【经注】 脉浮是气血趋表,而见表热;脉迟是气血不足,而见里寒。今脉浮为虚,是虚阳在外;脉迟为寒,属阴寒在里,真寒假热,下利清谷者,四逆汤主治之。

【详解】 表里兼病,不治表而治里,识缓急也。表有发热,下利清谷,不治热而治寒,辨真假也。阳明坏病中有四逆汤证,可见病变万殊,不可执一。

226. 胃冷则哕

【经文】 若胃中虚冷,不能食者,饮水则哕。

【经注】 胃热则消谷,胃中虚冷则水谷不化,谷不化则不能食,强与水饮入则哕。哕是胃寒,饮水后不能运化下降,故饮水则哕。

【详解】 上条是下焦虚寒,本条是中焦虚寒,理中辈乃为正治。

227. 胃气盛之自衄证

【经文】 脉浮,发热,口干,鼻燥,能食者则衄。

【经注】 脉浮、发热,热势向外之机。口干、鼻燥,内热已成之候。本条之能食属胃燥热,虽能迫邪外出,亦能致衄,致衄者,由于火势上炎也。

【详解】 本条对照前条,脉浮有虚实,发热有真假,能食与否,辨胃之虚实寒热。衄之一证,亦有寒热真假。

【习题】

1. 阳明病汗出多而渴,宜与何汤?

2. 225～227 条是何病证?

228. 阳明误下之变证亦为善后之法

【经文】 阳明病,下之,其外有热,手足温,不结胸,心中懊恼,饥不能食,但头汗出者,栀子豉汤主之。

【经注】 阳明经病,误下虚其胃气,余热未除,故手足不厥冷而温;无实热,则手足亦不溅然汗出;非水热相结,亦不结胸,心中懊恼者,虚热心烦也。饥不能食者,胃虽未衰,虚热甚盛也。但头汗出者,热郁上越也。栀子豉汤主之者,清上焦为治也。

【详解】 本条为阳明经病,误下之变证。亦为阳明火邪已去,余热未除,善后之方。饥不能食,有寒热虚实之别,若胃中虚冷,饮水则哕,附子理中、吴茱萸等汤之证也。若心中懊恼,但头汗出者,本方证也。

229. 少阳转阳明证治之一

【经文】　阳明病,发潮热,大便溏,小便自可,胸胁满不去者,与小柴胡汤。

【经注】　阳明病为胃家实。今便溏而云阳明病,因有潮热证也。大便溏者,小便当不利。今小便自可,是胃中水谷不别,本证胃家未尽成实,亦不能以太阴论治。若兼见胸胁满不去者,应先治少阳,与小柴胡汤。不可以有潮热而议下也。

【详解】　凡少阳但见一证,即应从少阳论治,便不可汗下。云与之者,权宜之义,其后仍可随证施治。本条属少阳转阳明而未纯,云胸胁满不去者,是原有胸满之证;潮热便溏,续见者也。

230. 少阳转阳明证治之二

【经文】　阳明病,胁下硬满,不大便而呕,舌上白苔者,可与小柴胡汤。上焦得通,津液得下,胃气因和,身濈然汗出而解。

【经注】　胁下硬满,属少阳郁热,不大便而呕,乃热邪侵里,津枯便难,下出无路,上逆作呕。舌上白苔,属苔之初见,热邪入里未深。虽有不大便之阳明证,仍以和解少阳为正,与小柴胡汤疏通胸胁,则内外上下之热,可由汗出而解,汗出者,通便之机也。

【详解】　上条与本条,同为少阳转阳明证。上节虽有潮热,而胸胁满不去,大便反溏,小便自可。本条虽不大便,而胁下硬满且呕,未见潮热,皆为胃热不实之征。柴胡剂,去胸胁满,亦能和胃,三焦通畅,大便自通矣。呕者,中焦不治,胃气不和也。舌上苔白者,上焦不通,火郁于上也。

【习题】

少阳转阳明证何以不与承气汤?

231. 三阳病之从少阳解者

【经文】　阳明中风,脉弦浮大而短气,腹都满,胁下及心痛,久按之,气不通,鼻干,不得汗,嗜卧,一身及目悉黄,小便难,有潮热,时时哕,耳前后肿。刺之小差,外不解。病过十日,脉续浮者,与小柴胡汤。

【经注】　阳明中风,风邪中阳明经病也,邪已入里,延及内外,弥漫三焦。脉弦属少阳;浮属太阳;大属阳明。短气腹满,邪闭阳明经,内连肺胃也。胁下及心痛,少阳经布胁肋,胆胃闭塞也。久按之,气不通,三焦气窒也。气窒则水道不行,在上则鼻干,在外不得汗,脾困则嗜卧,湿郁则身黄,气不下达则小便难,热实于里则潮热,胃气上逆则时哕。三阳之脉,循绕耳之前后,邪滞其经,故耳前后肿。经病用刺法,使针引阳气以驱邪。若上焦之邪不解,病过十日,脉续见浮弦之脉,则与小柴胡汤,治取少阳,三焦可通。

【详解】　病过十日,言刺后使正气自复以驱邪。过早服药,恐邪去未净耳。

232. 胃败不治之证

【经文】　脉但浮,无余证者,与麻黄汤,若不尿,腹满加哕者,不治。

【经注】　若脉但浮无余证者,与麻黄汤,先达表气,里气通则湿热除。若服药后,三焦仍闭而不尿,胃气已败而呃逆者,不治之证也。

233. 直肠燥结之通便法

【经文】　阳明病,自汗出,若发汗,小便自利者,此为津液内竭,虽硬不可攻之。当须自欲大便,宜蜜煎导而通之。若土瓜根及大猪胆汁,皆可为导。

【经注】　阳明病,本自汗多,已属津少,若再发其汗,小便复自利,为津液内竭。此时大便虽硬,非属热实,故不可攻。当俟其自欲大便时。知大便已近谷道,可用外治各方导引之。

【详解】　以上三方,为津虚便难者设。谷道燥者,以蜜润之;气不下达者,以土瓜根行之;因燥成热者,以大猪胆汁清之。土瓜根即赤包根。

【方剂】　蜜煎导方

食蜜七合。

上一味,于铜器内,微火煎之,稍凝如饴状,搅之勿令焦著,欲可丸,并手捻作挺,令头锐,大如指,长二寸许,当热时急作,冷则硬。以内谷道中,以手急抱,欲大便时乃去之。

猪胆汁方

大猪胆一枚,泻汁,和少许法醋,以灌谷道中,如一食顷,当大便,出宿食恶物,甚效。

土瓜根方缺方

【按】　《外台》引《古今录验》,疗大小便不通方,取生土瓜根,捣取汁,以水解之,于筒内吹内下部,即通。

《证类本草》引《肘后方》,治小便不通及关格方;生土瓜根,捣取汁,以少水解之,筒中吹下部取通。

【药物】

蜂蜜:味甘、性凉、缓和药(黏滑滋润性)。

药能——去急迫、润燥、缓痛、通大便、喘咳。

药征——颇似甘草,以含滋养成分,故专用于里证。甘草无滋养性,且通用于表里内外各证。

调剂——水煎或水化,或浸药外敷,或和药为丸。

猪胆汁:味苦、性寒、利便药。

药能——清心、明目、凉肝胆、治目赤目翳、小儿五疳。

药征——阳明热结,大便不通者(少阴泄利不止,白通和本药)。

调剂——本药一枚,和醋少许,灌谷道中,少顷即大便出;敷恶疮,入汤沐发,去腻光辉。

土瓜根:味苦、性寒、驱瘀药。

药能——排脓、消肿、下乳、驱瘀、消炎、利尿、治经闭。

药征——排瘀血未凝结者,或带下,经水不利,或阴囊肿大者。

调剂——本药治阴肿溃,因为特能。然其驱瘀作用,亦颇有力,惟其瘀血,在胃凝结之候者,用之佳。故治带下,经血不利,或男子血证,而腹时痛者,有效。陈血瘕痕,非本药力所及也。

【习题】

233 条之三方在使用上有何区别。

234. 太阳初传阳明之桂枝汤证之十五

【经文】 阳明病,脉迟,汗出多,微恶寒者,表未解也,可发汗,宜桂枝汤。

【经注】 阳明病,以有身热汗出而言。汗出多,故脉迟;微恶寒,是表未解。太阳初传阳明,因表证尚在,仍以桂枝汤,小发汗为宜。

【详解】 本条与下条,同为二阳并病。本条是太阳传阳明未纯,下条是阳明病未愈,重感寒邪。

235. 阳明重感寒邪之麻黄汤证

【经文】 阳明病,脉浮,无汗而喘者,发汗则愈,宜麻黄汤。

【经注】 阳明病,若见脉浮,无汗而喘,是阳明病未愈,重感寒邪,当解表为先,以麻黄汤发汗为宜。

【详解】 见桂枝汤证,即用桂枝汤;见麻黄汤证,即用麻黄汤。虽有可下之证,仍以先表后里为常。表解后若里仍未和,然后复下之可也。

236. 瘀热在里茵陈蒿汤证之一

【经文】 阳明病,发热,汗出者,此为热越,不能发黄也。但头汗出,身无汗,剂颈而还,小便不利,渴饮水浆者,此为瘀热在里,身必发黄,茵陈蒿汤主之。

【经注】 阳明病,为里热证,本自多汗,今因里热太盛,热势由里越出,而见发热汗出,是水与热可以达表,不能发黄。若但头汗出,自颈以下,全身无汗,是水热不能达表;小便不利,水不下行,复渴饮水浆,此为水热,壅闭在里不能出。水热相蒸,身必发黄。茵陈蒿汤主之者,解热除郁、利小便以退黄也。

【详解】 本条之发热汗出,而无恶寒,不可与桂枝汤;身无汗,小便不利,有渴证,不可与麻黄汤。表里有别,汗下斯判。

【方剂】 茵陈蒿汤方

茵陈蒿六两,栀子(擘)十四枚,大黄(去皮)二两。

上三味,以水一斗二升,先煮茵陈,减六升,内二味,煮取三升,去滓,分温三服。小便当利,尿如皂角汁状,色正赤。一宿腹减,黄从小便去也。

【药物】

茵陈蒿:味苦平,性微寒,利尿药。

药能——治黄疸,去风湿,利尿,除湿热结。

药征——小便不利,而发黄者。

调剂——本药有治黄疸之特能,凡瘀热在里,小便不利,而致黄者,无不用为主药,而收消热、利尿之功。若大便不利,更宜佐以硝黄,而除里实。

237. 蓄血之抵当汤证之三

【经文】 阳明证,其人喜忘者,必有蓄血,所以然者,本有久瘀血,故令喜忘。屎虽硬,大便反易,其色必黑者,宜抵当汤下之。

【经注】 凡经文称某某证,如39条"无少阴证者"、204条"虽有阳明证,不可攻之",皆于条中见之,冠于一条之首者,只此一节。其义在,虽有阳明证,因其人喜忘,必有蓄血,而非阳明病,宜抵当汤下之,不宜承气汤也。自"所以然者"至"其色必黑者"25字,系注文。

【详解】 凡发狂,谵语皆属有热。本条喜忘,属久瘀无热。本证与阳明病,同见便硬,应以大便难易识之。

【习题】

篇中用桂枝汤、麻黄汤是何病理?

238. 下后有虚实之辨

【经文】 阳明病,下之,心中懊憹而烦,胃中有燥屎者,可攻。腹微满,初头硬,后必溏,不可攻之。若有燥屎者,宜大承气汤。

【经注】 阳明病,下之后,见心中懊憹而烦者,有虚实之辨。实者腹大满,胃中有燥屎未净者,可攻,宜大承气汤;虚者腹微满,初头硬,后必溏者,不可攻,宜栀子厚朴汤。

【详解】 下之后,下而未尽者,有之。燥屎复结者,亦有之。凭证施治,虽再下、三下,乃至四五次攻下,无伤也。若下后,腹满而微,大便初硬后溏,此实热已去,不可攻。虚实之分,不可不辨。

239. 辨燥屎法

【经文】 病人不大便五六日,绕脐痛,烦躁,发作有时者,此有燥屎,故使不大便也。

【经注】 病人不大便五六日,此不大便,是否燥屎已成,应于以下三点辨之:绕脐痛者,是燥屎在肠也;烦躁者,热实之征也;发作有时者,潮热之属也。此热、实、满、痛兼而有之,故曰:此有燥屎,故使不大便也。

【详解】 本条承上条立论,上条云:若有燥屎者,宜大承气汤。本条云:此有燥屎。故本条亦大承气汤证也。测燥屎之法,前言以潮热、谵语、手足濈然汗出、服小承气转矢气等证为辨;今复于绕脐痛、烦躁、发作有时等证辨之。可见病证多变,不可执一,求得主证,其理自明。

240. 除热以脉定汗下之法

【经文】 病人烦热,汗出则解。又如疟状,日晡所发热者,属阳明也。脉实者,宜下之;脉浮虚者,宜发汗。下之与大承气汤;发汗宜桂枝汤。

【经注】 病人烦热,在外者,汗出则解;如疟状,为内传之渐。

日晡所发热者,属阳明可下证。本条为太阳转阳明证,须以脉辨,脉实者,表证已去,里实已成,故宜下之;脉浮虚者,表证仍在,转而未纯也,宜从汗解。下之与大承气汤,发汗宜桂枝汤。

【详解】 经中烦热,仅 77 条和本条两条中见之,一谓实热,一谓虚烦。本条亦二阳并病之类变,若太阳病未解者,则宜以桂枝汤先解其外。与大承气汤者,言大承气汤之不可多次服也;宜桂枝汤者,先汗为权宜之计,终须复下也。

241. 大下后燥屎复结之大承气汤证

【经文】 大下后六七日,不大便,烦不解,腹满痛者,此有燥屎也,所以然者,本有宿食故也,宜大承气汤。

【经注】 大下之后,六七日,不大便。"烦不解"言原有烦证,下后仍不解。"腹满痛"属实,因六七日不大便,邪热复聚,为有燥屎之征,宜大承气汤。究其燥屎之成,以其人本有宿食,下后隐匿不去之故也。

【详解】 下后有燥屎未净,238 条已言之矣。邪热未除,或宿食不消,虽大下后,燥结复成者,仍可再下也。惟此证有时格阴于外,阳极似阴,不可不审。又有从阴证转变者,须用从治之法,如附子泻心之类也。

242. 喘冒不能卧之大承气汤证

【经文】 病人小便不利,大便乍难乍易,时有微热,喘冒不能卧者,有燥屎也。宜大承气汤。

【经注】 小便不利:①有气化不行者;②有津液内竭者;③有并肠作利者。本条之小便不利,大便乍难乍易,乃里热结成燥屎时则乍难;小便不利时则乍易。身热虽见于外者微,而上冲致喘冒,不能卧,乃里热上蒸之共,虽无满痛,热实已成,故曰有燥屎,宜大承气汤。

【详解】 有燥屎而小便不利者,非尽因热盛津亏,有以尿道受燥屎之压迫所致者;下利非尽因湿盛,有因小便不能通畅而并肠作利者。时有微热,亦潮热之属,冒者邪热上蒸,郁于头部也。本条证最易误识,当于舌苔及脉象辨之。

【习题】

燥屎有无如何辨识?

243. 呕证之辨识

【经文】 食谷欲呕,属阳明也,吴茱萸汤主之。得汤反剧者,属上焦也。

【经注】 食谷欲呕一证,固有因燥热结于肠属阳明证者。亦有因胃部虚寒,水饮内蓄,吴茱萸主治之者。更有因胸腔有热,津液不下之呕,是属上焦,与吴茱萸汤则胃液愈伤,胸热愈炽,故反增剧也。

【详解】 240条以热辨表里,本条以呕辨寒热,虽未详脉证,应各于本汤中求之,并列于此,以广思路。须知呕有寒热上下之辨,非以吴茱萸汤治阳明也。

【方剂】 吴茱萸汤

吴茱萸(洗)一升,人参三两,生姜(切)六两,大枣(擘)十二枚。

上四味,以水七升,煮取二升,去滓,温服七合,日三服。

【药物】

吴茱萸:味辛、性温、有毒、散寒药。

药能——温中,止痛,除湿血痹,治心腹诸冷绞痛,杀虫,通关节,痞满,脚气,水肿。

药征——呕而胸满痛,或烦躁者。

调剂——本药治水饮上攻,较蜀椒为峻。血虚有火者忌用。

244. 太阳转阳明及其变证

【经文】 太阳病,寸缓关浮尺弱。其人发热,汗出,复恶寒,不呕,但心下痞者,此以医下之也。如其不下者,病人不恶寒而渴者,此转属阳明也。小便数者,大便必硬,不更衣十日,无所苦也。渴欲饮水,少少与之,但以法救之。渴者,宜五苓散。

【经注】 太阳病,寸缓关浮尺弱,乃表未解之脉象;其人发热,汗出,复恶寒者,表未解之证候;不呕,邪未传少阳,只见心下痞者,此痞以医误下之所致也。若未经误下,病人(谓有心下痞以上各证之人)不恶寒而渴者,此转属阳明,白虎加人参汤证也。"小便数"至"无所苦也"17字,系倒装笔法。"渴欲饮水",遥接"病人不恶寒而渴"句,言渴证非尽属转阳明而仍有在太阳者。在太阳而渴者,病变凡二:一属亡津,则少少与饮之,则以法救之。一属水不化液生津,此渴,属五苓散证也。五苓为水蓄不行,有小便不利证。若小便数者,大便必硬,水由小便排除,不为蓄水,而为便硬矣。此非结热,故不更衣十日无所苦,非转属阳明之里实证也。

【详解】 本条与71、156两条有关,宜参考之。寸缓关浮尺弱,有阳浮阴弱之意。关浮亦主邪气传里。

245. 阳微之脉汗少为自和及阳实之脉发汗多为太过

【经文】 脉阳微而汗出少者,为自和也。汗出多者,为太过。阳脉实,因发其汗,出多者,亦为太过。太过者,为阳绝于里,亡津液,大便因硬也。

【经注】 脉者阳为浮主表,阳微者,表热微也;汗出者,自汗出也。热少汗亦少,属脉证相当,为自和也。故脉阳微而汗出多者,为热少汗多,属损阳太过。举汗为例,他证亦然。阳脉实,言脉浮而有力,属热盛。若非表证悉具只见热盛,不可发汗。今发汗多,亦为损阴太过,其太过之结果,为阳独于里,津液亡失;大便因津夺而硬也。

【详解】 23条:"太阳病,得之八九日……脉微缓者,为欲愈也。"37条:"太阳病,十日已去,脉浮细,而嗜卧者,外已解也。"均脉证相和者也。脉阳微,而自汗多者,为亡阳。阳脉实,发汗多者,为亡阴。

246. 脉浮芤主阳盛津亏

【经文】 脉浮而芤,浮为阳,芤为阴。浮芤相搏,胃气生热,其阳则绝。

【经注】 浮为阳气盛,芤为阴血虚。阳盛于外,阴虚于内,胃气生热,阳气独治。

【详解】 上条为阳绝于里,本条为阳越于外。一为过汗亡津,一为阴虚生热,同为阴阳离决,不可下也。

247. 趺阳脉浮涩主脾约便硬

【经文】 趺阳脉浮而涩,浮则胃气强,涩则小便数,浮涩相搏,大便则硬,其脾为约,麻子仁丸主之。

【经注】 趺阳者,胃脉之总称,非专指足趺阳也。胃热盛为胃气强,故趺阳脉浮。小便数则津少,故脉涩,浮涩相搏,胃热津少,大便因硬。其脾为约者,言脾弱不能为胃行其津液,与麻子仁丸,以通肠润燥。

【详解】 脾约即脾不转输之义,《内经》云:"饮入于胃,游溢精气,上输于脾,脾气散精,上归于肺,通调水道,下输膀胱,水精四布,五经并行。"故脾约则津液不行,小便数,大便因硬也。

【方剂】 麻子仁丸方

麻子仁二升,芍药半斤,枳实(炙)半斤,大黄(去皮)一升,厚朴(炙,去皮)一尺,杏仁(去皮尖,熬,别作脂)一升。

上六味,蜜和丸,如梧桐子大。饮服十丸,日三服,渐加,以知为度。

【按】 厚朴一尺,《本草》无考。《医心方》引《小品方》云:厚三分、宽一寸半为准。《玉函》:厚朴作一升。

【药物】

麻子仁:味甘、性平、滋润药(黏滑缓下性)。

药能——润五脏,滑利肠胃,去风热燥结,缓脾。

药征——肠胃燥结,不宜硝黄者,或血脉凝滞,气急促迫者。

调剂——大便热实者,硝黄证;津枯者,本药证也。炙甘草汤中用之,滋养血脉,盖本药为黏滑缓下药也。

248. 调胃承气汤证之四

【经文】 太阳病三日,发汗不解,蒸蒸发热者,属胃也,调胃承气汤主之。

【经注】 太阳病三日,发汗后,而热仍不解。其发热之情形,不翕翕而蒸蒸,故知热已去表,属胃热也。今以汗多津亏而转阳明,为太阳阳明证。虽阳明证见,非大小承气汤证,故主以调胃承气汤也。

【详解】 本条是太阳病发汗,表病已解之转属阳明者,蒸蒸发热,其热不潮,故与调胃承气汤微和之也。

249. 调胃承气汤证之五

【经文】 伤寒吐后,腹胀满者,与调胃承气汤。

【经注】 伤寒邪在胸者,当用吐法。今用吐法后,实邪虽去,而上逆之气未知,自觉腹胀满不减,须调胃承气汤微下之,以安其气也。

【详解】 腹胀有虚实寒热之辨,如厚姜半甘参汤、桂枝加芍药汤、四逆汤及本条之调胃承气汤,当知所择矣。

250. 伤津便硬之小承气汤证

【经文】 太阳病,若吐,若下,若发汗后,微烦,小便数,大便因硬者,与小承气汤和之愈。

【经注】 太阳病,汗、吐、下三者,皆属夺津。若无便硬而微烦,栀子豉汤证也;大便因硬小便数且微烦者,小承气汤证也。微烦者,其热不甚也。本条以太阳病冠首,承前181条之义。

【详解】 本条方义,于前屡见之矣。重申于此者,乃承上启下文字,为三承气之鉴别法。

【习题】

1. 麻子仁丸与承气汤在使用上有何不同？

2. 调胃承气与小承气用于汗吐下后其理为何？

251. 大小承气汤之用法

【经文】 得病二三日，脉弱，无太阳柴胡证，烦躁，心下硬，至四五日，虽能食，以小承气汤，少少与微和之，令小安。至六日，与承气汤一升。若不大便六七日，小便少者，虽不能食，但初头硬后必溏，未定成硬，攻之必溏，须小便利，屎定硬，乃可攻之，宜大承气汤。

【经注】 得病二三日，阳明证见二三日也。脉弱者，言血弱也。无太阳柴胡证，言邪在阳明者，已不兼于表或半表半里也。烦躁，心下硬，言邪虽入里而不深。四五日虽能食，不可认为胃强，而轻用攻法，当与小承气汤，少少与微和之，令小安。若与之而不得屎，延至六日者，乃与小承气汤一升，较原方重四合。若小便少者，虽不大便六七日之久，且不能食，不可以为胃有燥屎，而轻攻下，攻之必至溏泄，盖以小便少，屎未定硬，初头硬后必溏，故不可攻。仍宜小承气汤。必须小便利，屎定硬，方宜大承气汤攻之也。

【详解】 本条之能食、不能食，与辨中风、中寒无涉。若不大便六七日，小便少者不可攻，以屎未定硬，攻之必溏。须小便利，屎已定硬，乃可攻之。此段属"与承气汤一升"之自注文也。

252. 急下证之一

【经文】 伤寒六七日，目中不了了，睛不和，无表里证，大便难，身微热者，此为实也。急下之，宜大承气汤。

【经注】 伤寒六七日，邪入已深，目中不了了，睛不和者，邪入化热，上熏于目也。无表里证，言既无头痛恶寒之表证，又无潮热腹满之里证。以热深入里，表热反微，热灼于下，故人便难，为实热也。热病目不明，热不已者死，故急以大承气汤下之，以抑亢极之阳，而救垂绝之阴。

【详解】 目不了了者，视物不清也。睛不和者，睛光散乱也。属热深入脏，故急下存阴。若目不了了，而睛自和者，则属阴证。

253. 急下证之二

【经文】 阳明病，发热，汗多者，急下之，宜大承气汤。

【经注】 阳明病，胃家实证也。胃家既实，复发热，汗多，阳气蒸迫于外，虑津液暴亡，此等急下，宜大承气汤，以救阴为主，夺实为副矣。

【详解】 发热，汗多，恶寒者，可更发汗。发热，汗多，而渴者，白虎汤证。发热,汗多,胃实者,本方急下证也。故知本条必有胃实腹满证。

254.急下证之三

【经文】 发汗不解,腹满痛者,急下之,宜大承气汤。

【经注】 发汗不解,津液已外夺,腹满痛者,邪热急内转。此因误汗,热灼津竭,腹部糜烂堪虞,急下去热以存津。

【详解】 经中急下证,凡六条,见于阳明篇者,凡三条,皆凭一二见证,证虽不备,而病势至急,医者应机制变,最难得体,偶一迟疑,祸出不测矣。

255.腹满不减证宜大承气汤

【经文】 腹满不减,减不足言,当下之,宜大承气汤。

【经注】 腹满不减,减不足言,有别于腹满时减之虚寒证。本条为热实之腹满,腹满治法当下,下剂甚多,以大承气汤者,除热为主兼及除满也。

【详解】 若下之后,腹满不减,减不足言者,危候也,故以大承气汤攻之,轻则不效。

新增:腹满痛苦舌黄者当下之

【经文】 伤寒,腹满,按之不痛者为虚;痛者为实,当下之;舌黄未下者,下之黄自去,宜大承气汤。

【经注】 本条承前二条之腹满,而识其虚实也,虚实之异以痛为辨,舌苔之黄,又为可下之标准,可知上两条证,腹必满痛,舌苔必黄,方宜大承气汤,以急下之也。

【详解】 本条旧本脱落,错入《金匮要略》中。今依《玉函》,增补于此,虽系承上两条立论,而一般病证,定其是否可下时,皆可引用此法也。

256.阳明少阳合病

【经文】 阳明少阳合病,必下利。其脉不负者,为顺也。负者,失也,互相克贼,名为负也。脉滑而数者,有宿食也,当下之,宜大承气汤。

【经注】 二经合病,多见下利症,凡肠胃疾病,阳明脉不负为顺,阳明脉负者,为正气失,是为相克。滑数之脉,主胃气实,下利者,脉当为厥,今脉滑数,知胃有宿食,故宜大承气汤下之。

【详解】 阳明土也,少阳木也,木土合病,气不相和,必见下利。若少阳弦脉见,为木克土,胃气即失。今阳明滑数脉见,为土胜,不受不克,正气不虚,下之即愈,故为顺也。

257.抵当汤证之四

【经文】 病人无表里证,发热七八日,虽脉浮数者,可下之。假令已下,脉数不解,合热则消谷善饥,至六七日不大便者,有瘀血,宜抵当汤。

【经注】 病人无表里证,言表无太阳证,里无阳明证,但见发热,此热当于脉辨之,脉浮为热客于气,数为热客于血,若下之脉不浮而仍数,是气分之热去,血分之热仍留,血与热合,则消谷善饥,至六七日,热灼血液,至不大便者,此为瘀血已成之候,宜抵当汤下之。

【详解】 本证必仍有发狂、少腹结、小便自利等证。

258. 承上条下后之变

【经文】 若脉数不解,而下不止,必协热便脓血也。

【经注】 本条承上条,下之后,脉不浮而仍数,若不大便,则热不得泄而瘀。若下利不止,为热得下行,迫血外出,而便脓血矣。

【详解】 本条与上条,一为下后不大便,一为下后利不止,并列两种变证,非抵当汤下后之变也。

【习题】

阳明之三急下证病理为何?

259. 寒湿发黄证

【经文】 伤寒发汗已,身目为黄,所以然者,以寒湿在里不解故也。以为不可下也,于寒湿中求之。

【经注】 湿热相蒸,身必发黄,今伤寒发汗已,身目为黄者,以邪热去,而湿仍存,此时不为湿热,而为湿寒在里,湿寒不可下,应用温寒除湿之法治之。

【详解】 湿热发黄,茵陈蒿汤证也;瘀血发黄,抵当汤证也;寒湿发黄,可选真武、黄芪建中等方治之。

260. 茵陈蒿汤证之二

【经文】 伤寒七八日,身黄如橘子色,小便不利,腹微满者,茵陈蒿汤主之。

【经注】 伤寒七八日,为由表邪入里之期,病转入里。若证见发热、汗出者,其内郁之湿热,能越于外,故不发黄。若不发热,身无汗,小便不利,是热不得越,身必发黄。236条中已详言之,与本条病理相同,今更详其发黄如橘子色、小便不利致腹微满之二证。茵陈蒿汤为治黄之泄剂。

【详解】 承气汤证,燥热见腹实满。茵陈蒿汤证,湿热见腹微满。燥热必小便自利,无利则危。湿热必小便不利,见利则愈。

261. 栀子柏皮汤证

【经文】 伤寒,身黄,发热者,栀子柏皮汤主之。

【经注】　伤寒,身黄,发热,若无汗之表证重者,宜用麻黄连翘赤小豆汤汗之。若有里实证重者,宜茵陈蒿汤下之。今外无可汗之表证,内无可下之里证,惟宜本方清之也。

【详解】　栀子能入血分清热,使黄由小便排除。本证发热,热未结实,故以本方清之。

【方剂】　**栀子柏皮汤**

肥栀子(擘)十五个,甘草(炙)一两,黄柏二两。

上三味,以水四升,煮取一升半,去滓,分温再服。(成本、玉函,栀子上均无肥字。)

【药物】

柏皮:黄柏之原名,味苦、性寒、收敛药(清凉性)。

药能——止泄,消渴,口疮,目赤,热肿痛,赤白带,黄疸。

药征——高热身黄。

调剂——效与黄连同,强壮健胃,增进饮食,外用为眼药与皮肤药,可治糖尿病、肾炎。

262. 麻黄连翘赤小豆汤证

【经文】　**伤寒,瘀热在里,身必黄,麻黄连翘赤小豆汤主之。**

【经注】　伤寒,无汗之表证也,兼见发黄,乃里有瘀热,邪无从出,胃中湿气与热相蒸之故也。主以麻黄连翘赤小豆汤以解表清里。

【详解】　治黄三方,有汗、下、清三法之异,前已言之。本条与上条同是由表及里之证,但有轻重之差耳。上条以清热去黄为治,本条主解毒清热,连翘能清热除黄、解毒排脓也。

【方剂】　**麻黄连翘赤小豆汤**

麻黄(去节)二两,连翘(即连翘根)二两,杏仁(去皮尖)四十个,赤小豆一升,大枣(擘)十二枚,生梓白皮(切)一升,生姜(切)二两,甘草(炙)二两。

上八味,以潦水一斗,先煮麻黄再沸,去上沫,内诸药,煮取三升,去滓,分温三服,半日服尽。(潦水,无根水也。《千金》作"劳水,即甘澜水",非也。)

【药物】

连翘:味甘、性寒平、有小毒(消炎解毒性)。

药能——下热,益阴精,悦面,明目。

药征——瘀热,发黄。

调剂——实为连翘,根为连轺。又,连轺即连翘之古籍别名,其利湿、消毒、镇吐之能,大致相同也。

【按】　连翘为诸疮疡消肿排脓之药,兼利小便,用本药治小儿惊风后吐乳,一服即止,凡呕吐证,于对证方中加连翘速效。

生梓白皮:味苦、性寒、杀虫、消炎。

药能——热毒,去虫,目疾,吐逆,一切疮疥,皮肤瘙痒。

药征——温病感寒,变为胃脘。

调剂——生山野间,为乔木类,其根白皮供药用。其叶疗手足火烂疮。小儿热疮煎汤浴。饲猪肥大三倍,又为皮肤外治药,生者尤难得。

《金鉴》:茵陈可代本药,但不如桑白皮,有泻肺、利水、消肿之效也。

【习题】

1. 本方与上两治黄方剂有何区别?

2. 试述连翘之药物功能?

3. 阳明篇中各方,如何分类列表以明之?

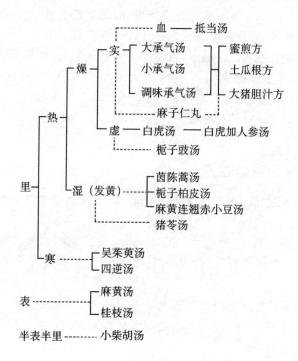

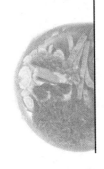

辨少阳病脉证并治

263. 少阳病提纲

【经文】 少阳之为病,口苦,咽干,目眩也。

【经注】 少阳病是邪既不在表又不在里,故之半表半里,其病以口咽有出入之枢为纲。苦、干、眩者,属热在上焦熏灼之证。

【详解】 阳明病亦有口苦咽干,目不了了系胃热上炎,本条少阳病系肝胆相火上炎,少阳之主方为小柴胡汤,小柴胡汤之主证,为往来寒热、胸胁苦满、默默不欲饮食、心烦喜呕等。因此可知少阳病证,除本条所示之证外,必别具小柴胡汤证也。

口苦、咽干,胆火上溢灼伤津液者。目眩,少阳胆与肝合,肝主目,故肝胆之火上炎,必病目眩也。

264. 少阳中风不可吐下

【经文】 少阳中风,两耳无所闻,目赤,胸中满而烦者不可吐下,吐下则悸而惊。

【经注】 风为阳邪,少阳受之热聚于胸,气壅而塞则耳聋,风郁则热故目赤。胸中满而烦皆热聚于胸之征,非热实于胃,故不可吐下,若误行之正气必虚,故津少而悸,热炽而惊。

【详解】 本条耳聋目赤与上条同义。耳目居表,为入里之户;胸中居内,为通表之衢。只宜和解,不可汗、吐、下,犯之则虚其表里病必不除,误汗则伤胃气,义详下条。

265. 少阳不可发汗

【经文】 伤寒,脉弦细,头痛发热者,属少阳。少阳不可发汗,发汗则谵语。此属胃,胃和则愈,胃不和,烦而悸。

【经注】 伤寒见少阳弦细之脉,虽有头痛发热,以脉不浮而弦,知邪已入少阳,此头痛发热,属少阳证,已不在表。脉细主血少,更不宜发汗,若误汗则伤津液,少阳之热,移入于胃,而发谵语,此少阳坏病转入阳明,阳明证以承气汤和胃则愈,若津损过甚,胃阳衰微,邪气内陷,此少阳发汗后,不转阳明为烦为悸,属建中汤证也。

【详解】 本条系少阳证,并补出少阳脉弦及少阳不可发汗之禁,若误汗则转阳明,或陷于阴证之机转。凡柴胡汤误汗,致胃液被夺,而成胃实者,少阳阳明之类变也。

266. 太阳转少阳之小柴胡汤证之七

【经文】 本太阳病不解,转入少阳者,胁下硬满,干呕不能食,往来寒热,尚未吐下,脉沉紧者,与小柴胡汤。

【经注】 太阳病不解,转入少阳者,应与柴胡桂枝汤两解之法,今证见胁下硬满,干呕,不能食,往来寒热,是太阳转少阳已纯,且未经吐下,脉象沉紧,知非坏病,与小柴胡汤,使病愈于少阳,免再传也。

【详解】 胁下为少阳所主之部,邪入少阳,枢转不利,故见硬满。上焦气不通畅,故干呕不能食。内外气不通畅,故往来寒热。吐下后脉见沉紧,为寒邪入阴,和解则无济,今未吐下,脉虽沉紧,知非坏病,舍脉从证可也。

267. 少阳坏病

【经文】 若已吐、下、发汗、温针,谵语,柴胡汤证罢,此为坏病,知犯何逆,以法治之。

【经注】 若已吐、下、发汗(参阅 264、265 两条),及误用温针,伤及胃阴,而见谵语,柴胡证罢,病去少阳转为坏病,此属误治,应知所犯何种错误,以法救治之。

【详解】 误用温针而见谵语,与误汗则谵语,同为伤津而热入于胃之征,治法应于和胃镇惊各方中求之。太阳篇桂枝坏病条云:观其脉证,知犯何逆之"观"字,与本条知犯何逆之"知"字,皆寓见病知源之义。

268. 三阳合病脉证

【经文】 三阳合病,脉浮大,上关上,但欲眠睡,目合则汗。

【经注】 三阳合病,热甚于表里也,若见太阳浮脉,阳明大脉,及少阳之但欲眠睡,目合则汗之证,故曰合病,不必三阳脉证悉具也。

【详解】 目合则汗,是但欲眠睡之注文,盖但欲眠睡有阴有阳,少阴但欲寐而无汗,少阳病乃阳盛神昏之睡有汗。又,盗汗亦有虚实之分,久病见之为虚,伤寒见之主半表半里。上关上从关部上连寸口也,辨脉篇称寸、关、尺为寸口、关上、尺中。

269. 邪气内传之辨

【经文】 伤寒六七日,无大热,其人躁烦者,此为阳去入阴故也。

【经注】 伤寒六七日,内传之期也;无大热,无表热也;其人躁烦者,有内烦也;

阴阳谓表里;凡此之证,为病去表入里之征。

【详解】 邪内传则躁烦,不内传则安静。于太阳篇第4条,若躁烦,脉数急者,为传也可征。

270. 传经凭证不拘日数

【经文】 伤寒三日,三阳为尽,三阴当受邪,其人反能食而不呕,此为三阴不受邪也。

【经注】 伤寒三日,为三阳传尽之期,三阳传尽,三阴当受邪矣。若其人反能食而不呕,是少阳之证不见,欲愈者也。少阳之证尚不见者,为不内传三阴矣。又能食不呕,属胃气强,胃气强者三阴不受邪也。

【详解】 本条与第5条同义,沿热论之说,三日三阳尽,一日传一经之说,临床并不如是,可见日数不可凭也。

271. 少阳欲愈之脉

【经文】 伤寒三日,少阳脉小者,欲已也。

【经注】 《脉要精微》云:大则病进小则退,今伤寒三日,少阳脉小者,主邪气衰,为病欲愈也。

【详解】 少阳脉小,微见弦脉,非脉微小也。

272. 少阳病欲解时

【经文】 少阳病,欲解时,从寅至辰上。

【经注】 寅至辰初为木旺之时,少阳病乘旺故欲解也。

【习题】

1. 少阳病主何部位?见何脉证?

2. 少阳病治法为何?以何方为主?有何禁忌?

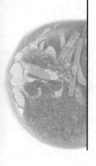

辨太阴病脉证并治

273. 太阴病提纲

【经文】 太阴之为病,腹满而吐,食不下,自利益甚,时腹自痛。若下之,必胸下结硬。

【经注】 太阴病,是虚寒性脾胃病。腹满而吐,食不下,是脾之转输功能衰退,胃中残余水谷发酵,胃气上逆拒食不纳也。自利是肠之吸收功能减退,故腹满等证自利反益加剧,腹痛时作也。腹常痛属热,时痛属寒,腹满不减属实,腹满时减属虚,实热当下,虚寒当温,今虚寒竟下,致脾胃益虚,客气乘虚与寒结于膈间,而胸下结硬矣。

【详解】 太阴病是虚寒性脾胃病。阳明病是燥热性肠胃病,故太阴病当温补,阳明病当清下,若脾家实腐秽当去者,可以温下也。

274. 太阴中风欲愈证

【经文】 太阴中风,四肢烦疼,阳微阴涩而长者,为欲愈。

【经注】 太阴中风,谓邪非由他经传来者,乃风中于肠胃虚寒之人,初感即见太阴里证,凡胃气不足者,正气不能达表,虽系中风而不见表证,只见四肢烦疼之寒湿证,其脉阳微,乃云中风而脉不浮。阴涩,病虽在里而谷不实,脉长主正气不衰,太阴本自吐利,吐利后湿寒当去,欲愈之机也。

【详解】 脾主四肢,故太阴中风,恒见四肢烦疼,阳微阴涩,是轻取微、重取涩,微主表,不能达表,涩主谷气不实。

275. 太阴病欲解时

【经文】 太阴病,欲解时,从亥至丑上。

【经注】 脾藏旺于亥子至丑向旺之时,故病欲解。

【详解】 合夜至鸡鸣,天之阴,阴中之阴也,脾为阴中之至阴,故主亥子丑时。

276. 太阴病之桂枝汤证之十六

【经文】　太阴病,脉浮者,可发汗,宜桂枝汤。

【经注】　太阴病之证,已于提纲中见之,其脉未详,推诸病理,必沉缓而弱,今不沉而浮,是有里复有表也,表里兼病,总以先表后里为宜,故曰可发汗,宜桂枝汤。

【详解】　注家有谓,本证宜理中加桂枝者,其说虽是,惟须视疾病之缓急轻重,而定合治、分治、正治、从治之法,太阳篇中,言之审矣。本条曰宜者,言外有表,解后,若里未和仍当治里之义,且桂枝汤有治腹满痛、止吐利之功能,服后里亦可和。

277. 太阴病之四逆证

【经文】　自利不渴者,属太阴,以其脏有寒故也,当温之,宜服四逆辈。

【经注】　自利是自然下利,非经误治而下利也。凡属下利津液必伤,津伤者口必渴,今自利不渴,则证不属热,利不伤津,是其人素有寒湿凝滞,运行不利,故曰其脏有寒,四逆辈温里健运,恢复其肠胃功能为治也。

【详解】　口渴证非尽属热,亦有寒证而渴者,若火衰津液不布而渴者,以附子助阳温经,津液上行其渴即止,属阴证之渴。凡自利不渴属湿寒,自利而渴属燥热,语其常也,阴证亦渴,火衰津不布也。

278. 太阴利止

【经文】　伤寒脉浮而缓,手足自温者,系在太阴;太阴当发身黄,若小便自利者,不能发黄;至七八日,虽暴烦下利,日十余行,必自止,以脾家实,腐秽当去故也。

【经注】　伤寒脉而缓,或属桂枝汤证,或属太阴证,本条前半已于阳明篇第187条中释之矣,187条谓,至七八日,大便硬,是阴证转阳,其病愈于阳明也,本条至七八日,暴烦下利,虽日十余次,必能自止,以肠胃有湿热,腐秽当须排出,排净其病自愈转太阴也。

【详解】　187条,大便硬为阴证转阳,欲愈之征。本条暴烦下利,正气奋起驱除病毒,亦为欲愈之征,大便硬属肠胃燥实,下利为肠胃湿寒,故曰脾家实,而不曰胃家实也。

279. 桂枝加芍药及加大黄汤证

【经文】　本太阳病,医反下之,因而腹满时痛者,属太阴也,桂枝加芍药汤主之;大实痛者,桂枝加大黄汤主之。

【经注】　本病原属太阳表病,医者不察而误下之,虚其肠胃,因而腹满时痛,本方重用芍药,止肠胃之拘挛疼痛,此属太阳之坏病,因其满痛而不属于实,病有转太阴之势,故曰属太阴也。若肠胃因不转输而大实痛者,此属脾家实,又须加大黄从下而解矣。

【详解】 本条前半是太阳坏病,转属太阴虚证之不可下者,后一段是脾家实,腐秽当去。属太阴之当下者。

【方剂】 **桂枝加芍药汤方**

桂枝(去皮)三两,芍药六两,甘草(炙)二两,大枣(擘)十二枚,生姜(切)三两。

上五味,以水七升,煮取三升,去滓,分温三服。

桂枝加大黄汤方

桂枝(去皮)三两,大黄二两,芍药六两,生姜(切)三两,甘草(炙)二两,大枣(擘)十二枚。

上六味,以水七升,煮取三升,去滓,温服一升,日三服(按方名下脱"芍药"二字)。

280. 胃气弱者大黄芍药宜轻用

【经文】 太阴为病,脉弱,其人续自便利,设当行大黄芍药者,宜减之,以其入胃气弱,易动故也。

【经注】 本条承上条立论,太阴病,属肠胃虚寒,其脉本弱,证见继续不断便利,设有当用芍药大黄之证者,亦当减量用之,以胃弱之人,胃气易被冲动,少用即效,用药过量,一旦洞泄不止,胃气大伤,挽回不易。

【详解】 上条当下则下,本条下之宜审,均保胃存津之要义也。

【习题】

1. 太阴有自利证,何以仍用芍药大黄?其理为何?

2. 太阴治法以何法为宜?何方为主?

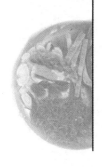

辨少阴病脉证并治

281. 少阴病提纲

【经文】 少阴之为病，脉微细，但欲寐也。

【经注】 少阴病是水火不济以致气血偏虚之人感受风寒之病也。肾为水脏，心为火脏，论者恒称少阴为心肾病者以此凡风寒初感其人气血素盛者，则发为太阳，素虚者则发为少阴，故太阳与少阴均是外感初病，邪从阴阳虚实所化之不同耳。

六经中脉证并论者，惟太阳与少阴。余皆言证略脉，可见太阳为三阳之始，少阴为三阴之始，故其为病，脉微主气虚，脉细主血虚，但欲寐是虚人感邪，阳不足与之抗，反为邪困也。

【详解】 卫阳出则醒，入则寐，但欲寐是卫阳欲出不能，入亦不宁，故但欲寐而不能寐也。

282. 少阴自利而渴证

【经文】 少阴病，欲吐不吐，心烦但欲寐，五六日自利而渴者，属少阴也。虚故引水自救。若小便色白者，少阴病形悉具，小便白者，以下焦虚有寒，不能制水，故令色白也。

【经注】 少阴初感，正与之争，欲受不甘，欲却不能，故欲吐不吐，争则心烦，卫阳欲出不能，故但欲寐，五六日邪入已深，下水无阳以温则自利，上火无阴以济则渴，此属少阴水火不济之病也。上焦阴虚故引水自救，下焦阳虚故小便色白。此皆少阴之病形，推其小便色白之因，盖以命门火衰，不能蒸水化气之故也。

【详解】 太阴病自利不渴是寒在中焦，少阴病自利而渴是寒在下焦。《经》云：下利，欲饮水者以有热也，其小便必赤；本条之下利而渴，小便色白，虽渴不能多饮，且喜热饮，知为有寒。自"虚故饮水自救"至条末系自注句。

283. 汗出亡阳之假热真寒证

【经文】 病人脉阴阳俱紧，反汗出者，亡阳也，此属少阴，法当咽痛而复吐利。

【经注】 病人言非风寒外感之人，脉阴阳俱紧是表里俱虚，若系外寒不当有

130

汗,今以表阳虚无以固其外,故汗出,里阳虚,不能气化而吐利。咽痛者,水不济火,上焦从火化也;吐利者火不济水,下焦从寒化也,少阴之病故应如此。

【详解】 本证宜用四逆急温之,若兼咽痛吐利,则宜桂附地黄丸阴阳兼顾,阳回则吐利止,阴复则咽亦不痛矣。

284. 少阴不可汗证之一

【经文】 少阴病,咳而下利,谵语者,被火气劫故也,小便必难,以强责少阴汗也。

【经注】 少阴病用温药扶阳兼驱邪则阳生阴长,邪去津复其病自愈,惟阴虚较甚者,不可扶阳太过,尤忌被火,犯之则真阳未补而真阴已伤,肾虚气逆而作咳,阳微水蓄而下利,胃津被夺而见谵语,皆少阴被火之过也。津亏者见症小便必难,火劫者失于强责以汗,故少阴病首戒在汗,太阳篇 110 条熨背取汗,火热入胃而发谵语,病虽有阴阳之异,而火劫伤阴则同。

【详解】 少阴病咳由于水不济火,肾不纳气;下利由于火不济水,心气不降;病虽见于肺与大肠,实则关系心肾。上条汗出属亡阳,本条下利属亡阴。

285. 少阴不可汗证之二

【经文】 少阴病,脉细沉数,病为在里,不可发汗。

【经注】 少阴病脉细主血虚,沉数主里热,邪热在里,更兼血虚不可发汗。若强发之,必邪不能出,先夺其血矣。

【详解】 少阴病脉自微细,若脉沉与发热并见,正气虽弱而邪有由外出之机,故可用麻黄附子细辛汤,微汗驱寒之法,今脉沉数是里有热,无论其热属实属虚皆不可发也。

286. 少阴之不可汗下证

【经文】 少阴病,脉微,不可发汗,亡阳故也。阳已虚,尺脉弱涩者,复不可下之。

【经注】 少阴病脉微主气虚,气虚不充于表,故不可汗,虑亡阳也;尺脉弱涩,里虚血不足之象,阳已虚血复不足,故既不可汗复不可下,虑阴阳俱亡也。

【详解】 少阴脉微不可汗,用麻黄附子甘草汤微发其汗,以有附子无伤也。尺脉弱涩者不可下,当知少阴三急下证,尺脉必不弱涩也。

287. 少阴之阳回自愈证

【经文】 少阴病,脉紧,至七八日,自下利,脉暴微,手足反温,脉紧反去者,为欲解也,虽烦下利,必自愈。

【经注】 少阴病脉紧为寒,至七八日传经已尽,若正气复者自能驱寒,邪下出由利而解,脉暴微属邪衰,手足反温主阳复,脉紧反去主寒气去,故为欲解,虽见烦利必自愈。

【详解】 下利烦躁四逆者死,烦而下利手足温者自愈。自本条以下5条为少阴病之阴阳和之向愈者。

288. 少阴手足温者可治

【经文】 少阴病,下利,若利自止,恶寒而蜷卧,手足温者,可治。

【经注】 少阴下利属寒盛,利自止主寒已去,恶寒而蜷卧属阳虚,手足温主脾阳复,故曰可治。

【详解】 本条与上条皆以手足温为向愈,为脾主四肢,土和则万物俱生。

289. 少阴阳回可治证

【经文】 少阴病,恶寒而蜷,时自烦,欲去衣被者,可治。

【经注】 少阴恶寒而蜷,阴寒盛也,时自烦,欲去衣被为阳气复,阴寒虽盛,阳气得复,故为可治。

【详解】 上两条手足温为得脾土和,本条时烦为得君火气,阴证得阳复者吉。以上3条之“自”字,皆寓阳气自复之义,阳自复者,虽阴寒盛,火自交于水而愈。

290. 少阴欲愈脉

【经文】 少阴中风,脉阳微阴浮者,为欲愈。

【经注】 少阴中风亦阳邪也,寸微则心火不亢,尺浮为阴气自和,此少阴阳邪为病,若心火不亢,得肾水以济之,故为欲愈。

【详解】 脉阳微为阳中有阴,阴浮为阴中有阳,阴阳调和之象也,阴阳自和者必自愈。

291. 少阴病欲解时

【经文】 少阴病,欲解时,从子至寅上。

【经注】 阳生于子,子、丑、寅阳生之时也,各经皆解于其所旺之时,少阴解于此者,阴得阳生则解也。

【详解】 各经皆解于所旺之时,而少阴独解于阳生之时者,盖阳进,则阴退,阳生则阴消,正所谓阴得阳则解也。

292. 脉不至灸少阴

【经文】 少阴病,吐利,手足不逆冷,反发热者,不死。脉不至者,灸少阴七壮。

【经注】 少阴病吐利属里寒盛,手足当冷当不发热,今手足不逆冷,是脾胃阳气不衰。凡少阴病吐利之发热多属虚阳外越,今验之手足不逆冷知此热非阳越,乃卫阳外持,故非死候,此为一段。若少阴病见吐利,手足不冷发热而脉不至者,乃一时性之阴阳不相顺接,非真无脉,可灸少阴穴七壮,以启阴中之阳,则脉自复。此又为一段,恐人以脉不至弃而不救也。

【详解】 灸少阴或系太溪、涌泉等穴,先用灸法治,从急也。

293. 少阴阳回太过之便血证

【经文】 少阴病八九日,一身手足尽热者,以热在膀胱,必便血也。

【经注】 少阴病至八九日属寒邪传变,热盛津伤,凡寒邪直中者喜其有热,阳复则阴退;若传变而成阴证者,患其有热,热盛则津伤。今以传变至八九日,为时已久,致一身手足尽热,是寒邪化热,肾移热于膀胱,由脏传腑,气病而血伤,必见便血之证,此虽热邪有余,但由阴转阳,虽重不死。

【详解】 本条即热在下焦便血证,小便不利宜猪苓汤,小便自利宜桃核承气汤,若大便下血则宜黄连阿胶汤。

294. 少阴汗后变证

【经文】 少阴病,但厥无汗,而强发之,必动其血,未知从何道出,或从口鼻,或从目出者,是名下厥上竭,为难治。

【经注】 少阴病,但厥无汗属阳气微不能蒸发,若强用药以发之,必动其血,血妄行则未知从何道出,或从口鼻或从目出,此生阳衰于下,而阴血竭于上,阴阳两伤,名下厥上竭,颇难施治。

【详解】 少阴病无大发汗法,汗出则亡阳,汗不出则动血而亡阴,《经》云:夺血者无汗者是也。

295. 真阳败,不治之证

【经文】 少阴病,恶寒身蜷而利,手足逆冷者,不治。

【经注】 少阴病纯阴无阳者不治,恶寒者阳不足也。身蜷而利,恶寒之甚,亦纯阴之象也,似此内外皆阴寒极盛,若至手足逆冷,知真阳已败,故云不治。

【详解】 自此以下 6 条少阴病纯阴无阳不治之证,盖六腑之气绝于外者,手足寒;五脏之气绝于内者,下利不禁。

296. 胃败主死

【经文】 少阴病,吐、利、躁烦、四逆者,死。

【经注】 少阴病,吐利是肠胃阴寒盛而阴液伤,躁烦是阴大伤而阳欲亡,四逆者,阴伤阳亡,寒邪尤盛,胃气亦败,故主死也。

【详解】 本条与309条不同,本条主死,309条则吴茱萸汤主治者。盖本条是躁烦后见四逆,为正邪交争,邪已胜正,309条厥冷后见烦躁乃正邪交争是胜负未分,故以汤助正,以驱邪,躁烦是躁多于烦,烦躁是烦多于躁。

297. 阴亡则阳上脱

【经文】 少阴病,下利止而头眩,时时自冒者,死。

【经注】 少阴病下利止,若属阳回利止则生,阴尽利止则死,今利止而头眩时时自冒是阴亡于下,阳脱于上,故主死也。

【详解】 阴阳者,互相依附不可离者也。今阴尽则孤阳越出,有上无下而做眩冒,久之则神气散乱,真阳上脱矣。

298. 阴极则无阳

【经文】 少阴病,四逆,恶寒而身蜷,脉不至,不烦而躁者,死。

【经注】 少阴病,四逆、恶寒、身蜷是阴寒盛而阳欲亡,此时若脉不至是阳已虚而阴血亦虚,不烦而躁是阴极阳亡,故主死也。

【详解】 烦属阳盛,躁属阴极。不烦而躁属阴极亡阳之象。

299. 肾气绝者死

【经文】 少阴病,六七日,息高者,死。

【经注】 少阴病六七日,乃病证转变之期,息高乃肾气下绝故主死。

【详解】 呼吸虽司于肺,而气息实根于肾,息高者则真气上逆于胸中,不能复旧于本,生气已绝也。

300. 少阴病阴阳俱亡者死

【经文】 少阴病,脉微细沉,但欲卧,汗出不烦,自欲吐,至五六日,自利,复烦躁不得卧寐者,死。

【经注】 脉微细沉,但欲卧、自欲吐,少阴病应见之脉证也,汗出为阳亡,不烦阳不复也。至五六日为三阴主气之期,自利者少阴不得阳热而津液下泄也,烦躁不得卧寐是虚阳外越,真阴内竭,故主死也。

【详解】 少阴历言死证,知少阴病是生死关,他经虽亦有死证,但不如此经之多也。

【习题】

1. 少阴病属何疾病?

2. 少阴病见何证为欲愈? 见何证为不治?

301. 麻黄附子细辛汤证

【经文】 少阴病,始得之,反发热,脉沉者,麻黄附子细辛汤主之。

【经注】 少阴病于始得之初,除脉微、但欲寐外尚见发热、脉沉,"反"字连脉沉而言(反发热反脉沉),少阴病属气血不足,不应发热故反,而发热者是正气能达表驱邪。不当脉沉亦曰反也,本证虽属正气不足之人感受风寒,而其气血非极度沉衰者,故治法以助正驱邪,使由表解而以麻黄附子细辛汤主之也。

【详解】 四逆汤为少阴之主方,干姜、生附补中有发;本方发中有补。少阴病气血俱弱,邪易深入,虽有表证,脉亦不浮,今寒邪表里俱在,用麻、辛以散之,附子温经则无虑亡阳。

【方剂】 麻黄附子细辛汤方

麻黄(去节)二两,细辛二两,附子(炮,去皮,破八片)一枚。

上三味,以水一斗,先煮麻黄,减二升,去上沫,内诸药,煮取三升,去滓,温服一升,日三服。

302. 麻黄附子甘草汤证

【经文】 少阴病,得之二三日,麻黄附子甘草汤微发汗,以二三日无里证,故微发汗也。

【经注】 本条承上条而言,若少阴病在二三日内,不见自利呕吐之里证,是其人正气虽虚而寒邪并未入里,以麻黄附子甘草汤微发其汗可也。盖凭证论治,勿拘病名亦勿拘日数,虽二三日为病向里传之期,因无里证而有发热之表证,故微汗也。

【详解】 上条寒已入内,用细辛驱之,本条寒未入,即无取于细辛。用麻黄解表,附子预防亡阳,甘草和中,邪不在里用之可保胃气,邪已入里用之反碍驱邪。

【方剂】 麻黄附子甘草汤

麻黄(去节)二两,甘草(炙)二两,附子(炮,去皮,破八片)一枚。

上三味,以水七升,先煮麻黄一两沸,去上沫,内诸药,煮取三升,去滓,温服一升,日三服。

303. 黄连阿胶汤证

【经文】 少阴病,得之二三日以上,心中烦,不得卧,黄连阿胶主之。

【经注】 少阴病得之二三日以上,寒邪入内化热,心血被火扰则心烦不得卧,用本方以黄连、清热除烦,鸡子黄、阿胶、芍药和血育阴。

【详解】 本方主治阴血虚心火独盛者,乃少阴病之泻心剂也。

【方剂】 黄连阿胶汤方

黄连四两,黄芩二两,芍药二两,鸡子黄二枚,阿胶三两(一云:三挺)。

上五味,以水六升,先煮三物,取二升,去滓,内胶烊尽,小冷,内鸡子黄,搅令相得,温服七合,日三服。

【药物】

鸡子黄:味甘性温。

药能——清热解毒。

药征——以阴血少、须滋润者用之。

调剂——入药时,待药温后入搅令相得。《日华子本草》《本草纲目》载:本药能治腹痛下利。

304. 附子汤证之一

【经文】 少阴病,得之一二日,口中和,其背恶寒者,当灸之,附子汤主之。

【经注】 少阴病得之一二日始得病之日也,口中和是无热也。背为阳,背恶寒者阳气衰也,令以阳衰无热而寒水内生,灸之者助阳消阴也,温之以附子汤者壮火之阳兼祛寒水。

【详解】 阳明白虎汤证背微恶寒是热盛于里,津液不足。本条之背恶寒是肾阳衰微,寒水为患。灸者,据常器之云,当灸膈俞、关元二穴。

305. 附子汤证之二

【经文】 少阴病,身体痛,手足寒,骨节痛,脉沉者,附子汤主之。

【经注】 少阴病,身体痛、手足寒者是阴寒凝滞,不得君火之化也。骨节亦痛,脉沉者,肾主骨,湿寒在内,不得生阳之化也,用附子汤主治之,温经散寒、培土泄水之剂也。

【详解】 本条与上条一属阳气虚微,一属阴寒凝滞,是病自内生,表里虚寒,故治法同用温补,与麻黄附子细辛汤之病自外至而用温散者不同。

【方剂】 **附子汤方**

附子(炮,去皮,破八片)二枚,茯苓三两,人参二两,白术四两,芍药三两。

上五味以水八升,煮取三升,去滓,温服一升,日三服。

306. 桃花汤证之一

【经文】 少阴病,下利便脓血者,桃花汤主之。

【经注】 下利脓血有虚实寒热之别,本证是肾阳不足,下焦不约,与本方。赤石脂气味甘温,一半筛末用者,取其散于经脉;干姜、粳米温养中土,土升自能固下,温养自能散寒。

【详解】 本证必脉象微细,但欲寐,下利有滑脱之象,或面白肢厥。

【方剂】 **桃花汤方**

赤石脂一斤(一半全用,一半筛末),干姜一两,粳米一升。

上三味,以水七升,煮米令熟,去滓,温服七合,内赤石脂末方寸匕,日三服,若一服愈,余勿服。

307. 桃花汤证之二

【经文】 少阴病,二三日至四五日,腹痛,小便不利,下利不止,便脓血者,桃花汤主之。

【经注】 少阴病二三日至四五日为寒邪入里已深,腹痛属寒在胃,小便不利,下利不止是下焦火衰,气化不行,土不制水,由下利不止继之以便脓血是下焦滑脱,桃花汤主之,散寒固脱。

【详解】 本证属虚寒性腹痛,必时痛喜按,血色必暗。非如火性急速,其色必鲜。

308. 下利便脓血者可用刺法

【经文】 少阴病,下利,便脓血者,可刺。

【经注】 少阴病,虚寒性下利便脓血,若由于经络郁结而成者,可用刺法通经引阳。

【详解】 常器之云:可刺少阴幽门、交信,按上穴均治泻利脓血,幽门二穴在鸠尾下一寸,巨阙两旁各五分陷中;交信二穴在内踝上二寸。

309. 吴茱萸汤证

【经文】 少阴病,吐利,手足逆冷,烦躁欲死者,吴茱萸汤主之。

【经注】 少阴病,吐利,手足逆冷,为脾胃阳虚,阴寒气盛,上逆而吐,下趋而利,乃至手足厥冷。阳虽虚犹能与邪争而见烦躁,故本方急用吴茱萸温土降逆,人参补土培元,姜枣缓和脾胃,协力以赴,脾阳回则阴自消。

【详解】 上条下利属虚寒气陷,重在固脱,本条吐利属虚寒气逆,重在温散寒水,虽由肾阳虚,而元阳实根于中土,亦后天养先天之义。吴茱萸汤以吐为主证,如阳明篇食谷欲呕者,厥阴篇干呕吐涎沫头痛者,则本条吐利是以吐为主,以利为客,前人谓吴茱萸能平肝邪,言其功能温中降逆也。296 条少阴病吐利、躁烦、四逆者死。309 条少阴病吐利、手足逆冷、烦躁欲死者,吴茱萸汤主之。

两条症状相似,何以一主死一主可治,依症状而论,躁烦是躁多,烦躁是烦多;四逆是寒至肘至膝,手足逆冷是寒冷仅及手足,当然前者重,后者轻。但于病情进一步观察自大有区别,少阴病正能胜邪,阳回者生,正不胜邪,阳不回者死。夫吐能伤阳,利必伤阴,在阴阳俱伤之形势下而躁多于烦,是阳气浮越终至四逆,是正不胜邪,阳不能回,故前者主死。

若吐利后阴阳俱伤者,逆冷仅见于手足,是吐利后常见之证,此时烦多于躁是正气奋起,尚能与邪相争,故急用吴茱萸汤,温中散寒、助正降逆则吐利止而邪亦去,烦躁止而正自复。前者属寒邪胜正,阳不能复者死,后者属正能与邪争,可用助正以驱邪之剂,吴茱萸汤主之也。

【习题】

1. 麻黄附子细辛汤与麻黄附子甘草汤之区别安在?

2. 黄连阿胶汤与附子汤之方义为何?

3. 本条与前第296条之证相同,何以一属死证一属可治?

310. 猪肤汤证

【经文】 少阴病,下利,咽痛,胸满,心烦,猪肤汤主之。

【经注】 少阴病,阴寒盛则下利,上热实则咽痛,胸满心烦,上热下寒虽似黄连证,实则阴中阳虚,津液不布之真寒假热证,真寒固宜培本,咽痛急则治标,故以滋润解热之猪肤汤主之也。

【详解】 胸满心烦,皆上焦有热之候,与猪肤汤以治其标,胸中有热,非连芩所宜。是以用猪肤白粉白蜜等,以调中解热,若见寒证,下利咽痛是通脉四逆证也。

【方剂】 猪肤汤方

猪肤一斤。

上一味,以水一斗,煮取五升,去滓,加白蜜一升,白粉五合,熬香,和令相得,温分六服。

【药物】

猪肤:味甘、性寒、滋润药。

药能——少阴下利,咽痛,解热毒。

药征——润喉,滋肾,解热。

调剂——本药集各家说,以猪肤膏脂为当近皮白腻者,以之治少阴咽痛,其效最捷。

【按】 猪肤即猪肉非皮也,《本草纲目》称性平,解热毒。白粉即米粉,与粳米同义。本方滑润而甘,以治阴虚咽痛,其咽当不肿,其病虽虚,而不甚寒,非亡阳证也。

311. 甘草汤与桔梗汤证

【经文】 少阴病,二三日,咽痛者,可与甘草汤;不差,与桔梗汤。

【经注】 少阴病二三日,邪初传未深,火气冲逆,但咽痛而无下利、胸满心烦等证,治以甘缓则痛可止,若不止,则加桔梗以开肺气,则客热可除,咽痛自愈。

【详解】 甘草生用兼能泄火,加桔梗辛散兼能化痰。

【方剂】 甘草汤方

甘草二两。

上一味,以水三升,煮取一升半,去滓,温服七合,日二服。

桔梗汤方

桔梗一两,甘草二两。

上二味,以水三升,煮取一升,去滓,分温再服。

312. 苦酒汤证

【经文】 少阴病,咽中伤,生疮,不能语言,声不出者,苦酒汤主之。

【经注】 本条咽中伤生疮,由火热上炎灼伤血分。心通窍于舌,肺属金主声,心火炽致不能言语,肺热盛致声不能出,自觉咽痛为重。本方以苦酒消肿解毒敛咽中伤,半夏散结除痰,鸡子白清润降火,为治咽中因火成疮之剂。

【详解】 半夏为降痰要药,咽喉肿闭能消能破。

【方剂】 **苦酒汤方**

半夏(洗,破如枣核)十四枚,鸡子(去黄,内上苦酒着鸡子壳中)一枚。

上二味,内半夏着苦酒中,以鸡子壳置刀环中,安火上,令三沸,去滓,少少含咽之。不差,更作三剂。

【按】 刀环即古钱。

【药物】

鸡子白:味甘,性微寒,解热药。

药能——消风热,治肿毒、疮疡、目痛。

药征——破大烦热,润燥消肿。

调剂——醋浸疗黄疸。

苦酒:即醋,味酸苦,性温。

药能——散瘀血,消臃肿,消积块,解肉、鱼、菜、诸虫毒,治黄汗、盗汗。

药征——增胃津,强分泌,敛肠,缩血管,减少汗液,略降体温。

调剂——配合青木香止卒心痛,血气痛;浸黄柏含之治口疮。

313. 半夏散及汤证

【经文】 少阴病,咽中痛,半夏散及汤主之。

【经注】 少阴病咽中痛,言咽中全部皆痛,非如咽痛属咽之一部疼痛也。本证系外邪闭表,里阳因郁而化火,上灼咽中全痛,若用寒凉反闭其外邪,今以桂枝散邪,甘草缓急痛,半夏除痰降逆。

【详解】 本条必有恶寒干呕等外证。以上数条均列入少阴篇者,盖以少阴之脉循喉咙,挟舌本故也,苦寒均当忌用。若证属阴中阳虚、津液不布者,则用猪肤汤清热润燥,急则治标法也。客热上逆者用甘草汤缓之,桔梗汤兼以开结,治客热之中道也。若火热上炎,灼伤血津生疮者,用苦酒汤消肿解毒,消热敛伤,此治咽中生疮法也。若有外邪闭表,里阳郁而化火,则用半夏散及汤散寒降痰,此双解法也。

【方剂】 半夏散及汤方

半夏(洗),桂枝(去皮),甘草(炙)。

上三味,等份,各别捣筛已,合治之。白饮和,服方寸匕,日三服。若不能服散者,以水一升,煎七沸,内散两方寸匕,更煮三沸,下火令小冷,少少咽之。半夏有毒,不当散服。

【习题】

试述治咽痛各方之不同,病因及治法。

314. 白通汤证

【经文】 少阴病,下利,白通汤主之。

【经注】 少阴病,下利是阴寒极盛,阳为阴拒,此属肾火衰微,不能治水,本方姜附温里则寒自散,葱白通阳则阴自消。

【详解】 治下利之法甚多,少阴下利治以四逆汤为主。今本条但云少阴下利而不用四逆汤者,盖少阴下利,若阳气虚甚寒邪太盛,致下利清谷者,方用四逆以扶阳。若肾阳不振、寒水不行而下利者,用真武汤振兴肾阳,必兼行水。若阳气为阴寒所拒,气郁脉微,故用葱白之辛滑行气,通阳以驱邪。甘草之甘反嫌其滞,此三方方义之别也。

用葱白而曰白通者,通其阳则阴自消也。又古有谓白通为人尿之别称,本方以人尿为主,故名。但本方中并无人尿,又下条,但云白通加猪胆汁而方中有人尿,则上方应加人尿为是。

【方剂】 白通汤方

葱白四茎,干姜一两,附子一枚(生用,去皮,破八片)。

上三味,以水三升,煮取一升,去滓,分温再服。

【药物】

葱白:味辛,性温,亢奋药。

药能——发汗,解肌,杀菌,解毒,回阳通气,杀鱼肉毒。

药征——下利,脉微,面目多浮肿。

调剂——与增进消化功能之剂配用之,或四逆证而头痛者。

315. 白通加猪胆汁汤证

【经文】 少阴病,下利,脉微者,与白通汤。利不止,厥逆无脉,干呕烦者,白通加猪胆汁汤主之。服汤,脉暴出者死,微续者生。

【经注】 少阴病,阴寒下盛也,脉微,阳为阴拒,生阳气,则与白通汤通阳下济,则利自止。若由下利而致利不止,是阴液欲下脱,若由脉微而致无脉,是阴阳之气上下已不能交接,且真寒之厥逆与假热之干呕、心烦同时并见,是阳无所附,欲上脱矣,故除用白通汤通阳之外,更加猪胆引阴气之上升,人尿导阳气以下济,阴阳和则诸证自愈。服药后脉暴出是无根之阳暴露,微续是被抑之阳渐复,生死之机,系于此也。

【详解】 本条上半段服汤更剧者,盖姜附未温,反伤弱阴,葱白未通,反泄残阳,故加胆汁、人尿等寒药为引,此《内经》热因寒用,甚者从之,从治之法也。

【方剂】 **白通加猪胆汁汤方**

葱白四茎,干姜一两,附子一枚(生用,去皮,破八片),人尿五合,猪胆汁一合。上五味,以水三升,煮取一升,去滓,内胆汁、人尿,和令相得,分温再服(若无胆汁亦可用)。

【药物】

人尿:味咸,性寒,清热药。

药能——滋阴降火,止血,消瘀,久嗽,癥积。

药征——寒热,头痛,交通阴阳。

调剂——取十二岁以下,无病童男,不茹荤辛者之小便去其头尾。

316. 真武汤证之二

【经文】 少阴病,二三日不已,至四五日,腹痛,小便不利,四肢沉重疼痛,自下利者,此为有水气。其人或咳,或小便利,或下利,或呕者,真武汤主之。

【经注】 少阴病二三日,其病不愈,至四五日则邪入已深,本证属肾阳衰微,水气为患,寒湿在内则腹痛,水不下出则小便不利,寒湿外溢则四肢沉重疼痛,自下利是水谷不别。水性变动不居或见之证最多。咳为水寒射肺,呕为胃寒上逆,凡此种种皆因肾寒脾湿。借生姜燥土胜湿,伍茯苓行水以渗湿,附子助肾阳温散寒水,芍药反佐以和阴,恐回阳太过也。

【详解】 小便不利而下利是水谷不别,小便利而下利是胃阴下夺,凡水病、湿病率多疼痛者,因气欲行,为水湿所阻,不通则痛,凡行气和血、利水散湿之品皆能止痛,即此义也。

317. 通脉四逆汤证之一

【经文】 少阴病,下利清谷,里寒外热,手足厥逆,脉微欲绝,身反不恶寒,其人面色赤,或腹痛,或干呕,或咽痛,或利止脉不出者,通脉四逆汤主之。

【经注】 少阴下利清谷,寒盛于里也,手足厥逆,寒盛于外,脉微欲绝,正为邪闭也,身反不恶寒,格阳于外也。其人面色赤,戴阳于上也。似此里寒外热,凡真寒假热或见各证,有寒水之因,或腹痛干呕,胃气不和也。或咽痛利止而脉不出者,津液不继也。通脉四逆汤者,通阳以散阴,阳回阴自复。

【详解】 本条系兼四逆、白通、真武三方之证,而仅以四逆加重附子,倍用干姜,若不加人尿、胆汁,恐不足以交通阴阳。四逆汤是寒邪盛阳气微,白通汤是阴盛格阳于上,通脉四逆汤是阴盛格阳于外。

【方剂】 **通脉四逆汤方**

甘草(炙)二两,附子大者(生用,去皮,破八片)一枚,干姜三两(强人可用四两)。

上三味,以水三升,煮取一升二合,去滓,分温再服,其脉即出者愈。面色赤者,加葱九茎;腹中痛者,去葱加芍药二两;呕者,加生姜二两;咽痛者,去芍药加桔梗一两;利止脉不出者,去桔梗加人参二两。病皆与方相应者,乃服之。

【按】 自"面色赤者"以次,后人所加。

318. 四逆散证

【经文】 少阴病,四逆,其人或咳,或悸,或小便不利,或腹中痛,或泄利下重者,四逆散主之。

【经注】 本条四逆为水邪郁闭,气机不宣,非阳气虚寒之证也,水侮土则四肢逆冷,水气射肺则咳,水气凌心则悸,气不下行则小便不利,胃气郁滞则腹中痛。下焦气滞则泄利下重,本方疏木以培土,水患自平也。

【详解】 本证多由七情所发,外形似阴,实由郁热,施治之法既不可温,复不可下,只宜和法。咳者以次加减法,后人所增。

【方剂】 四逆散

甘草(炙),枳实(破,水渍,炙干),柴胡,芍药。

上四味,各十分,捣筛,白饮和服方寸匕,日三服,咳者,加五味子、干姜各五分,并主下利,悸者,加桂枝五分,小便不利者,加茯苓五分,腹中痛者,加附子一枚,炮令坼,泄利下重者,先以水五升,煮薤白三升,煮取三升,去滓,以散三方寸匕,内汤中,煮取一升半,分温再服。

319. 猪苓汤证之二

【经文】 少阴病,下利六七日,咳而呕渴,心烦不得眠者,猪苓汤主之。

【经注】 少阴病,下利六七日,下多伤阴,寒变为热,下利者小便必不利,致饮热相搏,上攻则咳,中攻则呕,下攻则利,阴伤故渴,热扰则心烦不得眠,移饮热于膀胱者,猪苓汤主之。

【详解】 上条说明四逆非尽属虚寒,本条说明少阴下利亦有湿热及以次急下、急温多条,俱见少阴之水火为病矣。本条之证较282条有不得眠及小便色不白之异,此寒热之分别处。又303条黄连阿胶汤之证,心烦不得眠,属血虚热盛。栀子豉汤的懊憹不得眠属胃虚生热,本方则属水蓄生热,故病形相似,治法不同也。

【习题】

1. 白通及加猪胆汁、真武、通脉四逆各汤方义为何?

2. 四逆散、猪苓汤二方如何应用?

320. 急下证之四

【经文】 少阴病,得之二三日,口燥咽干者,急下之,宜大承气汤。

【经注】 少阴病,二三日邪入未深,顿见口燥、咽干,为少阴君火灼伤肾水。水伤土燥,胃火上炎下结,津竭堪虑,故须急下,宜大承气汤者,大下存阴也。

【详解】 本条急下以救肾阴。

321. 急下证之五

【经文】 少阴病,自利清水,色纯青,心下必痛,口干燥者,急下之,宜大承气汤。

【经注】 少阴病,自利清水者,热结旁流也。色纯青者,少阳木色也,木火相煽,其热越炽,自利不止,胃结愈甚,膈中相拒而心下痛,津液竭而口干燥,用大承气汤急下者,泄火止利存阴也。

【详解】 本条是泄肝火以除胃结,虽系通因通用,实则通因塞用。

【习题】

试述本节急下之故。

322. 急下证之六

【经文】 少阴病,六七日,腹胀不大便者,急下之,宜大承气汤。

【经注】 少阴病六七日,为少阴之邪入府之时,因其入胃热素盛,邪入成实,而致腹胀不大便者,须急下之以存胃阴也。

【详解】 本条是下阳明燥热,以救胃阴。少阴病为气血俱虚之人感受外邪,若遇可下之证,必须掌握病机,及时下之,不可迟延,致正愈虚而邪愈实,坐视不救也。

以上3条皆具有阳明可下之证,而更兼或上见口燥咽干,或中见心下痛,或下见腹胀及不大便者。

【习题】

以上三急下证之区别点安在?

323. 四逆汤证之三

【经文】 少阴病,脉沉者,急温之,宜四逆汤。

【经注】 少阴病,脉自微细,若微细兼沉是里气衰微已极,邪气侵入之象,宜急温之以救垂绝之阳,四逆汤为少阴证方,故宜四逆汤也。

【详解】 本条不言病证,独言脉者,承上3条而发,若少阴病,不见上3条所述之急下证,虽脉沉属里,亦不可下。温之亦宜勿失病机,急投以四逆汤也。

324. 四逆汤证之四

【经文】 少阴病,饮食入口则吐,心中温温欲吐,复不能吐,始得之,手足寒,脉弦迟者,此胸中实,不可下也,当吐之。若膈上有寒饮,干呕者,不可吐也。当温之,宜四逆汤。

【经注】 少阴病,饮食入口则吐者,属热非寒,属实非虚,其热在胸,其实为痰涎,故饮食不能纳也。心中温温欲吐者,痰涎阻于上,心火被郁,故无时不以吐之为快,但痰涎胶着于上,欲吐复不能吐也。凡胸中阳气郁滞者,往往阳气不达四肢,故始得之手足寒,脉弦主邪实,迟主血被阻,此实邪在胸不可下也,在高者因而越之,吐之可也,唯膈上实邪非尽可吐而愈者,若因胃弱而寒饮在胸,此虚寒从下而上,吐之则胃越虚寒,故不可吐,经云病痰饮者,当以温药和之。宜四逆汤温其下,上寒自除也。

【详解】 实者可下,胸实不可下。痰饮可吐,寒饮则不可吐。

325. 少阴灸法

【经文】 少阴病,下利,脉微涩,呕而汗出,必数更衣,反少者,当温其上,灸之。

【经注】 少阴病,下利证属虚寒,脉微主阳虚,涩为血虚,正虚者邪上逆而作呕,表虚者多在呕时自汗,似此表里气血俱虚,每见气虚下坠津少便难,故大便次数多,其量反少,治当温其上以助阳,灸之以消阴。

【详解】 灸之未言明某穴,当温其胃,非灸顶上百会穴也。

【习题】

1. 少阴病多见何证?

2. 少阴欲愈多见何证?

3. 少阴不治多见何证?

4. 试述少阴之病理及其变化?

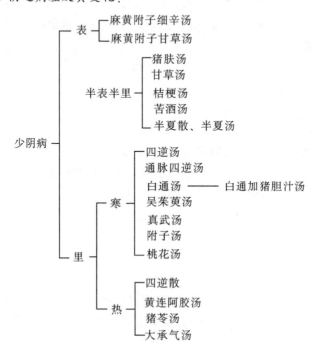

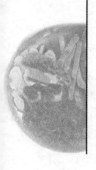

辨厥阴病脉证并治

326. 厥阴病提纲

【经文】 厥阴之为病,消渴,气上撞心,心中疼热,饥而不欲食,食则吐蛔,下之,利不止。

【经注】 厥阴病是肝胃功能病,又为阴尽阳生、正邪交争的最后阶段,邪入从阳化热,从阴化寒,正胜则热,邪胜则寒,故其证寒热互见,或上热下寒,或寒热胜复。消渴者肠间有热也。"气上撞心,心中疼热"者,乃纯阳在上,无阴以和之,上热故饥,实则胃寒食不能内,强与之食,必与蛔俱出。吐蛔者,蛔无食而动,闻食而出,胃寒之征也。若因上热而误下,以热在膈不在胃,必上热不能去,下寒反增,纯阴在下,无阳以和之,而利不止矣。

【详解】 厥阴属肝脏疾病者甚多。肝木之热能消肾水,肝气通心能助心火,此厥阴病上热之所由生也。但厥阴属阴病之极,木克土必致胃虚,客热不能消谷,此厥阴下寒之根也。夫人体阴阳之消长与邪之盛衰系诸胃气,当其正邪交争、正胜多热之时,若热多阴亦回,其病可愈,纯阳无阴者难治。邪胜多寒之时,若阳回寒消,其病可愈,纯阴无阳者死。使阴阳调和、寒热无偏者胃气也。欲和胃气,首先平肝,乌梅丸者平肝以和胃,使寒热阴阳无偏之剂也。本篇冠厥阴病者,仅有4条,以下皆不称厥阴病,在《玉函》则另为一篇,名曰"辨厥利呕哕病形证治第十",此寒热胜复之类也。乌梅丸为厥阴病主方,余证治法,因寒热不同时并见,厥热各发,则于发热时用凉药,发厥时用温药调停审酌,勿失病机,倘失其机,必为偏害,此厥阴证治之概要也。

三阴病证,以全身功能虚衰证为少阴。肠胃虚寒证为太阴。正邪交争至最后阶段,阴阳错杂,而证见上热下寒或寒热胜复者,厥阴之类也。

327. 厥阴中风脉别

【经文】 厥阴中风,脉微浮,为欲愈,不浮为未愈。

【经注】 厥阴,阴证也,中风阳邪也,若其人脉呈微浮之象,得阳脉是邪还于表,有从表解之机,故为欲愈之征。《经》云:阴病得阳脉者愈,病从内之外者吉是也。反之则为未愈之征。

【详解】 六经篇中,皆有中风一条,12 条太阳中风,有脉证,有治法,义最明晰。189 条阳明中风,口苦、咽干、腹满、微喘、脉浮而紧,若下之,则腹满小便难也;有脉证而无治法,当是三阳合病。264 条少阳中风,两耳无所闻,目赤,胸中满而烦者,不可吐下,吐下则悸而惊;有证无脉及治法,仍属柴胡证。至三阴中风,惟太阴有脉有证。274 条太阴中风,四肢烦疼,阳微阴涩而长者,为欲愈。290 条少阴中风,脉阳微阴浮者,为欲愈。及厥阴中风(即本条)两条皆有脉无证。考之三阳 3 条,皆有热候;三阴 3 条,亦皆阴证见阳脉者,为欲愈之征。前人谓风为阳邪,盖有因也。

328. 厥阴病解时

【经文】 厥阴病,欲解时,从丑至卯上。

【经注】 少阳旺于寅至辰,厥阴病解于丑至卯者,中见少阳之化,邪退而病解。

【详解】 六经之中,各有病解之时,太阳从巳至未,阳明从申至戌,少阳从寅至辰,太阴从亥至丑,少阴从子至寅,厥阴从丑至卯,以十二时,分配于各经。其次序应为:少阳、太阳、阳明、太阴。至少阴则生于太阴,厥阴则生于少阴,而少阳则生于厥阴矣。

329. 厥阴之渴

【经文】 厥阴病,渴欲饮水者,少少与之愈。

【经注】 厥阴之见渴证,由阴极于下,阳阻于上,阴阳不相顺接使然。欲饮水者,少少与之,使阴济于上,阳得下通,故病可愈,此阴阳交接之法也。

【详解】 厥阴病之渴,乃阳回初热之征,与下寒同时并见,非壮热之渴,不可与白虎,非蓄水之渴,不可与五苓。阴证见热,多属佳兆,少少与之。盖饮多生寒,饮少则阴生而愈,且上热与下寒同时并见也。

330. 厥逆及虚家皆不可下

【经文】 诸四逆厥者,不可下之,虚家亦然。

【经注】 诸四逆厥,指阳气不达四肢,手冷至肘,足冷至膝之四逆及手足厥冷者而言,为一般少阴、厥阴病常见之证,皆不可下,下之即为虚虚,虚家亦然者,言凡属虚家,虽不见诸四逆厥证,亦不可下也。

【详解】 厥是阳上而不下,阴下而不上而致手足厥冷,有寒厥、热厥之别,寒者不可下,热者可下。

《玉函》自本条至篇末,题目"辨厥利呕哕病形证治第十"。是厥阴篇,大部经文散佚,仅余四条耳,自本条以次,按证别为一篇,法亦可从,虚家有下证者,不可迳用承气汤,尤不可甘寒滋补,凭证选用河间之当归承气(小承气加当归姜枣),又可之承气养荣(小承气加当、芍、知地),及节庵之黄龙汤(大承气加归、参、桔、草、姜、枣)等法亦可行。

331. 厥热与下利

【经文】 伤寒先厥,后发热而利者,必自止,见厥复利。

【经注】 伤寒,先厥指寒厥而言,阴胜则厥,见厥则利,阳复则热,发热利必自止,若更见厥则复下利,故厥热与利,如影随形,所以然者,邪正纷争胜复之征也。

【详解】 厥阴病,正气恢复,故发热而利止。若正不胜邪必厥而复利,设厥利止,而热不已反见咽痛,便脓血,又为阳复太过热气有余之征矣。凡热多厥少者,病虽重,易愈,厥多热少者,病虽轻亦必转甚。

332. 厥热胜复证

【经文】 伤寒始发热六日,厥反九日而利。凡厥利者,当不能食。今反能食者,恐为除中。食以索饼,不发热者,知胃气尚在,必愈。恐暴热来出而复去也,后三日脉之,其热续在者,期之旦日夜半愈。所以然者,本发热六日,厥反九日,复发热三日,并前六日,亦为九日,与厥相应,故期之旦日夜半愈。后三日脉之而脉数,其热不罢者,此为热气有余,必发痈脓也。

【经注】 厥热相应,日数相当,为阴阳调和,故期病愈,但暴食除中,虽亦发热,不可视为阳回,其热暴来而复去,胃绝之征也。期之旦日夜半愈者,即前节,厥阴欲解时,从丑至卯上也,夫阴极阳同,其病当愈,病愈者,其热当止,若脉仍数,热仍不罢者,此为热气有余,阳邪太过,复病热,必发痈脓矣。

【详解】 “除中”病名,是胃中真气已绝,得食尽泄,来而骤去,即名除中,必死之候也。

“索饼”古以面食为饼,索饼者,面条也,食索饼以试之,若发热者,乃暴出来而复去之热,终必仍厥,与脉暴出同义,盖厥阴证,胃气极虚,阴已极盛于内,忽得暴热,孤阳外走,此顷刻不救之证也。厥热多寡,以见阴阳胜复,药略之辞,不可泥于六日九日也。

333. 误服黄芩汤之变证

【经文】 伤寒,脉迟,六七日,而反与黄芩汤彻其热,脉迟为寒,今与黄芩汤复除其热,腹中应冷,当不能食,今反能食,此名除中,必死。

【经注】 厥阴病之治法,方其厥利温其寒,方其发热清其热,上热下寒则温清并施,今脉迟,虽经六七日。而阳气未复,医者计日施治,误以黄芩汤以除其热,邪气本盛(中寒当不能食),胃气复除(中空则引食自救),暴食之后,必发热躁烦而死,名曰除中,除中者,胃气已绝之谓。

【详解】 上条言厥利能食,恐为除中,本条是寒证,误服寒药,致胃败能食,而成除中死证。

334. 发热太过之见证

【经文】 伤寒,先厥后发热,下利必自止,而反汗出,咽中痛者,其喉为痹。发热无汗,而利必自止;若不止,必便脓血,便脓血者,其喉不痹。

【经注】 伤寒厥利,阴寒气胜也。发热利止,阳气得复也。今先厥后发热,知阳气得复,下利必自止。若阳复太过,热盛于外而汗,热上行伤及气分则咽中痛,其喉为痹者,经云一阴一阳结,谓之喉痹,即厥阴而见少阳之火化也。若发热无汗,是里阳已复,故利必自止,若里热而利不止,久之热伤下焦血分必便脓血矣。便脓血为热下行而不上犯,其喉亦不痹。

【详解】 厥阴经循喉之后,热上行其喉必闭而不通。脉滑而厥者里有热也,白虎汤主之,与脉微欲绝之厥不同。强人病表先见发热是气血外出,虚人病表先见厥逆是风寒内入。

335. 厥证中之应下证

【经文】 伤寒一二日至四五日,厥者必发热。前热者后必厥,厥深者热亦深,厥微者热亦微。厥应下之,而反发汗者,必口伤烂赤。

【经注】 本条上段为阴极阳回,故厥者必发热,后段为阳极似阴,厥发于外,热伏于内,厥深者,热伏亦深,厥微者,热伏亦微,此厥属阳邪内陷,非四逆厥者比,故应下之,若反发其汗,则阴液妄泄,引热上行必口伤烂赤矣,伤寒一二日至四五日,言邪正交争胜复之时,一二日言前,四五日言后也。

【详解】 诸四逆厥不可下,言虚寒也,热深厥深之厥应下之,言实热也,本条辨厥之真假。

336. 厥热相平其证自愈

【经文】 伤寒病,厥五日,热亦五日,设六日,当复厥,不厥者自愈。厥终不过五日,以热五日,故知自愈。

【经注】 "厥五日"为阴胜五日,"热亦五日"为阳复五日,"设六日,当复厥"者,阴又胜也,"不厥者"阴不偏胜也,阳复而阴不偏胜,故知自愈,自"厥终不过五日"以次为注文。

【详解】 厥热相应为阴阳自和,阴阳错杂为病,若阴不胜阳为顺,顺则自愈。

337. 阴阳气不相顺接为厥

【经文】 凡厥者,阴阳气不相顺接,便为厥。厥者,手足逆冷者是也。

【经注】 阴阳气不相顺接者,言阴阳之气不互相维系,阴者自阴,阳者自阳,乃为手足逆冷。

"凡厥"概寒厥、热厥而言。

【详解】 阳不与阴和则阴者自阴而厥,阴不与阳和则阳者自阳。当手足烦热,何以同见手足逆冷,盖阳煦四末,阴濡五脏。阳不达则手足厥冷,阴不继则五脏生热,热既深入不能外达,厥冷反见于手足矣。故凡阴阳不相顺接,皆能致厥,且阳降而交阴,阴升而交阳,则阴阳顺接,胃降脾升,中气健运,手足自不逆冷。

【习题】

1. 何谓厥阴病?

2. 四逆与厥有何区别?

338. 乌梅丸证

【经文】 伤寒,脉微而厥,至七八日,肤冷,其人躁无暂安时者,此为藏厥,非为蛔厥也。蛔厥者,其人当吐蛔。今病者静,而复时烦者,此为藏寒。蛔上入其膈,故烦,须臾复止,得食而呕,又烦者,蛔闻食臭出,其人当自吐蛔。蛔厥者,乌梅丸主之。又主久利方。

【经注】 伤寒,脉微而厥,至七八日,若厥不去,当有两种病变,一为脏厥,宜灸厥阴,其厥不还者死(见 343 条)。一为脏寒,属厥阴病,乌梅丸主治之。脏厥见证,肌肤俱冷,躁无暂安之时。脏寒即胃寒,又名蛔厥,脏寒之证,当自吐蛔,时静而复时烦,此其别也。自"蛔上入其膈,故烦"至"其人当自吐蛔"29 字,自注之文也,首解烦之故,次言时烦之状,又次解吐蛔之因。乌梅丸,主治蛔厥,温脏驱虫,且兼治厥阴久利之方也。

【详解】 脏厥是肾阳衰微,蛔厥是胃阳不行。脏厥肤冷是纯阴无阳,故躁无暂安时。蛔厥是阴阳不相顺接,故见时烦。乌梅丸,以乌梅、桂枝敛肝舒木,干姜、细辛温胃散寒,人参培胃,当归育阴,椒、附驱寒水,连、柏泄相火,协力以赴,可治厥利。

【方剂】 **乌梅丸方**

乌梅三百枚,细辛六两,干姜十两,黄连十六两,当归四两,附子(炮,去皮)六两,蜀椒(出汗)四两,桂枝(去皮)六两,人参六两,黄柏六两。

上十味,异捣筛,合治之,以苦酒浸乌梅一宿,去核,蒸之五斗米下,饭熟捣成泥,和药令相得,内白中,与蜜杵二千下,丸如梧桐子大,先食饮服十丸,日三服,稍加至二十丸。禁生冷、滑物、臭食。

【药物】

乌梅:味酸涩,性温,收敛药。

药能——止霍乱,涩肠止利,敛肝,久嗽,虚劳骨蒸,噎膈反胃,消肿,蚀恶肉。

药征——杀虫,杀菌,止休息利。

调剂——解鱼毒,硫黄毒,忌猪肉。

339. 厥热证变

【经文】 伤寒热少厥微,指头寒,默默不欲食,烦躁数日,小便利,色白者,此热除也,欲得食,其病为愈;若厥而呕,胸胁烦满者,其后必便血。

【经注】 本节分上下两段,上段言伤寒热少厥微,里热渐去者愈,下段言热深厥深,里热渐盛者,其后必便血。"指头寒"是厥微。"默默不欲食""烦躁"是热少。其后数日"小便利,色白"是里热已除。"欲得食"为胃气和。故曰其病为愈。若见手足逆冷而呕是厥深,"胸胁烦满"是热深,其后数日,若里热不除,必热伤血分而便血矣。

【详解】 伤寒邪传厥阴,喜得阳热之化,不得者死,微得阳气者愈,太过必伤血。

340. 冷结膀胱证

【经文】 病者手足厥冷,言我不结胸,小腹满,按之痛者,此冷结在膀胱关元也。

【经注】 手足厥冷,乃阴病无阳气以化之也;言我不结胸,知非阳邪,亦不在阳位;小腹满按之痛,属阴邪结于阴位,故曰此冷结在膀胱关元也。"病者"云凡病皆然,不独厥阴。

【详解】 结胸属水与热结证,今见手足厥冷,是水不结胸而在小腹,证不属热而属寒,言冷结膀胱者,必有小便不利可征,手足厥冷者乃真寒之象矣。关元,在脐下三寸,本证可灸其穴,膀胱冷结可解,腹痛可除。

小腹满,按之痛: 小便自利者,是血结膀胱证;小便不利者,是水结膀胱证。

手足厥冷: 热甚而厥,心下满痛者,结胸证;寒甚而厥,少腹满痛者,冷结膀胱证。

少腹满痛: 手足热,小便赤者,热结膀胱证;手足冷,小便色白或不利冷结膀胱证。

341. 厥少热多

【经文】 伤寒发热四日,厥反三日,复热四日,厥少热多者,其病当愈;四日至七日,热不除者,必便脓血。

【经注】 伤寒发热,为邪在表,见厥为邪传里,复热为邪复出于表,热厥日数相比,厥少热多,主邪微正胜,故其病当愈,若发热继续不已,为热太过,久之必伤阴络而便脓血。

【详解】 热主邪在表,因正复能胜邪也,厥为邪入里,因邪盛能胜正也,七日为传经已尽,若厥去热亦除则愈,热不除为热郁于阴,亦能伤正。

342. 厥多热少

【经文】 伤寒,厥四日,热反三日,复厥五日,其病为进。寒多热少,阳气退,故为进也。

【经注】 伤寒厥四日,为初病邪即入里,热反三日,为正复邪气外见,复厥五日,为邪复盛于里,似此阴盛阳衰,阴盛则寒多,阳衰则热少,由寒多热少,知阳气退阴气进,其病为进也。

【详解】 本条与上条相对而言,一属热多厥少知为阳盛,阳盛者病愈;厥多热少,知为阴盛,阴盛则病进;热久不除为阳盛,阴不复则便脓血;厥久不愈为阴盛,阳不复则亡阳,甚至于死,阴阳之消长,疾病进退系之。

343. 阳不复者死

【经文】 伤寒六七日,脉微,手足厥冷,烦躁,灸厥阴,厥不还者,死。

【经注】 伤寒六七日,当邪衰正复,若气虚而脉微,阳不复而手足厥冷,邪正交争,正不胜邪而见烦躁,则灸厥阴以引阳气,若灸后仍厥而阳不还,是邪盛而正未复,故主死。

【详解】 本条重申脏厥证,阳气之有无,生死系之,灸厥阴、太冲,或谓灸关元、气海。太冲在足大趾本节后二二寸,关元在脐下三寸,气海在脐下一寸五分。

344. 阴阳离绝证

【经文】 伤寒发热,下利厥逆,躁不得卧者,死。

【经注】 厥证见发热者不死,以发热主邪出于表而里邪自除,下利自止也。今厥证发热反见下利,复见躁扰不得卧,则其发热为阳气外散之候,阴阳离绝,故主死也。

【详解】 伤寒,发热是表有热,下利是里有寒,同时更有厥逆与躁不得卧两证,是里寒追真阳外散,阳离于上,阴绝于下,故不可生。

345. 腑脏气绝证

【经文】 伤寒发热,下利至甚,厥不止者,死。

【经注】 厥阴病,皆发热时利止为阳复,今发热时反下利至甚,厥亦不止为阳脱,阳脱于内,虽不见烦躁亦主死也。

【详解】 六腑气绝于外者手足冷,五脏气绝于内者,利下不禁,厥利并见,为脏腑气绝。

346. 有阴无阳证

【经文】 伤寒六七日,不利,便发热而利,其人汗出不止者,死,有阴无阳故也。

【经注】 伤寒六七日不利,盖言手足厥逆时而不下利,至六七日后,当阴阳和,乃于发热时下利。前者阴无从出,后者阳随阴泄,更加汗出不止,多汗亡阳,故曰有阴无阳。

【详解】 厥阴病,发热者皆不死,以上 3 条,皆有发热而亦死者,343 条在正不胜邪,厥冷不去;344 条在躁不得卧,阳气外散;345 条在利甚厥不止,阳绝于内;本条在汗出不止,有阴无阳。总之皆属格阳之证也。

347. 亡血不可下

【经文】 伤寒五六日,不结胸,腹濡,脉虚复厥者,不可下。此为亡血,下之死。

【经注】 伤寒五六日,邪气传里之期,若邪实于里,在上应为结胸,在下应为腹满,今不结胸,腹濡,是邪虽入而不成实,因血虚之故也,血虚者脉亦虚,阳气少则肢厥,大便必难,亡血者不可下,下之则虚者重泄,真气乃绝,故主死也。

【详解】 本条之证为血虚邪不实,故脉虚;阴虚阳无附,故厥;血虚者多见便秘,一般便秘多腹满,血虚便秘常腹濡。

348. 发热厥利并见证

【经文】 发热而厥,七日,下利者,为难治。

【经注】 本条总括上述之肢厥身热并发者,若兼下利,是有阴无阳证,今阴盛阳不复,虽无他证,已属难治,况兼厥利不止者乎。七日为六经已传遍一周之期,正胜邪则汗出而解,邪胜正则厥利并见。

【详解】 自343条至347条之5条,言热、言厥、言下利或五六日或六七日等,属死证之已见者,本条是言未至死证之先机。

349. 通阳温经之法

【经文】 伤寒脉促,手足厥逆者,可灸之。

【经注】 促为数中一止,阳脉也。厥为阳气不达四肢,阴证也。伤寒见此脉证,别无寒热他证,为阳为阴拒,欲温则有阳脉可疑,欲清则有阴厥之碍,故用灸法,通阳而不助热,回厥而不伤阴。

【详解】 本条之厥逆非亡阳,乃阳气为阴寒所格拒,通行不畅也,可灸太冲穴。

【习题】

1. 乌梅丸主治何病证? 方义为何?

2. 厥利之死证其义为何?

350. 白虎汤证之三

【经文】 伤寒,脉滑而厥者,里有热,白虎汤主之。

【经注】 厥有寒甚者,有热深者,寒厥脉必沉微,热厥脉必滑大,以脉定证,厥证见脉滑者,为热深厥深,当以白虎汤主治之。

【详解】 厥逆,脉沉微为寒,宜四逆汤。脉滑大为热,宜白虎汤。

若兼腹痛不大便之证,为热已成实,承气汤证也。

诸厥证治:脉微细,身无热,小便清白而厥者,寒虚厥,当温;脉乍紧,身无热,胸满而烦兼厥者,寒虚厥,当吐;脉实大,小便闭,腹满硬痛而厥者,热实厥,当下;脉滑大,自汗出,烦渴引饮手足厥,热虚厥,当清。

热厥初病,必身热,头痛,外别有阳证,至二三日或四五日方发厥,厥至半日却发热,盖热深发厥,须在三四日后也。脉滑主热,若下证悉具而厥者,是失下后,血气不通,大抵脉沉伏有汗,手足虽冷,时复指头温,便用承气一下之,不必拘忌,若以厥治,祸如反掌。

351. 当归四逆汤证及加吴茱萸生姜汤证

【经文】 手足厥寒,脉细欲绝者,当归四逆汤主之。若其人内有久寒者,宜当归四逆加吴茱萸生姜汤。

【经注】 手足厥寒,阳气外虚也。脉细欲绝,阴血内弱也。本方同阴去寒,为养血活血之剂。久寒乃中焦虚寒宿饮,集于胃口,抑塞阳气,而妨碍饮食消化,上条重在经络,本条重在脏腑,以当归四逆汤加吴茱萸生姜,于理血剂中加扶胃阳之法。

【详解】 肝为藏血之脏,病入厥阴,久之未有不伤血分者也。经云:脉绵绵如泻漆之绝者,亡其血也。少阴重在真阳,四逆故用姜附,厥阴重在养血,四逆故用归芍,本证虽有久寒,只用生姜之泄,不取干姜之辛,用吴茱萸之降,不取附子之温也。若用辛温,反助风火,四逆汤药少力专,通阳宜急;本方药多力缓,回阴宜缓也。宿饮停滞,虽未言证,而吞酸、冲逆干呕、吐涎沫,或腹痛、吐利、肩背强急、转筋、妇人冷积血滞、经血短少等证,皆久寒所致,本方皆效,吴茱萸、生姜、细辛协力,亦可排胸膈之宿饮停水,散寒降逆。

【方剂】 **当归四逆汤方**

当归三两,桂枝(去皮)三两,芍药三两,细辛三两,甘草(炙)二两,通草二两,大枣(擘)五枚。

上七味,以水八升,煮取三升,去滓,温服一升,日三服。

当归四逆加吴茱萸生姜汤方

当归四逆汤原方,加吴茱萸二升,生姜(切)半斤。

上九味,以水六升,清酒六升和,煮取五升,去滓,温分五服。

【药物】

通草:味甘,性微寒,利尿药。

药能——消热,镇痛,排脓,通经,破积聚血块,利尿,去水肿,五淋,下乳。

药征——去诸湿热,浊饮上逆,烦渴,小便不利。

调剂——本药为解热、利尿药,兼有镇痛、排脓、通经之作用,故于饮证而小便不利,或头痛,或有痈脓,或经闭,以利尿为目的者,用之佳,但本药夺水之力强,汗出多者禁用。气虚,孕妇禁忌。

当归:味苦,性温,驱瘀药。

药能——和血,驱瘀,除血寒,排脓,止痛,助心散寒,补妇人诸不足,及一切血证,使血气有所归,故名。

药征——一般血证,腹痛,身体萎黄,无力,无热实证者。

调剂——强壮性,于贫血性瘀血证多用之。

蜀椒:味辛,性温,有毒,散寒药。

药能——散寒,除湿,祛风,解凝,健胃,消食,利尿,去心腹冷痛,痰饮水肿。

药征——心腹中大寒痛,上冲,皮起如波纹者。

调剂——治心胸痛甚效,但非上述证候,或腹中无寒者,均不可用。

352. 四逆汤证之五

【经文】 大汗出,热不去,内拘急,四肢疼,又下利厥逆而恶寒者,四逆汤主之。

【经注】 大汗出,则体温放散,身热当去,今热不去,明其热是格阳之热,热在体表是假热,寒盛于里是真寒(体内寒引拘急,至四肢皆疼),或变更内拘急为下利,四肢疼为厥逆,表不热而恶寒者,又属纯阴里证,二者皆以四逆汤主治之。

【详解】 上段是汗后,下段是下后,虽病因及见证有异,皆因伤津以致虚衰,而血液循环不周,其病理则同,霍乱吐泻而致厥逆者,本方亦效。

353. 四逆汤证之六

【经文】 大汗,若大下利而厥冷者,四逆汤主之。

【经注】 本节承上节立论,大汗或大下利而致厥冷,属津液亡失,血行不畅,但推其病因,仍属阳衰阴盛,故致厥逆,以四逆同阳者,培其本也。

【详解】 表热发汗其热即减,里热发汗其热弥增,阳虚热发汗则亡阳厥冷,阴虚热发汗则潮热骨蒸、手足心热矣。

354. 瓜蒂散证之二

【经文】 病人手足厥冷,脉乍紧者,邪结在胸中,心下满而烦,饥不能食者,病在胸中,当须吐之,宜瓜蒂散。

【经注】 手足厥冷有虚实寒热之别。本证脉紧属寒实,水结成实,时复变动不居,故乍紧。邪结胸中阻碍阳气,外为手足厥冷,内为心下满而烦,胃中无邪故知饥,涎涌气滞,故不能食,病在胸中,其高者因而越之,宜瓜蒂散,此通因塞用之法也。

【详解】 病人言非专指厥阴病,因手足厥冷,故列于此,此证若脉微细则为虚寒,今脉乍紧知为寒水,胸中为阳气聚集之所,邪结胸中故手足厥冷,又心下满,腹不满,知病在上不在下,凡紧脉见,不问部位在表里内外,皆属实邪郁滞之象。

355. 茯苓甘草汤证

【经文】 伤寒厥而心下悸,宜先治水,当服茯苓甘草汤,却治其厥。不尔,水渍入胃,必作利也。

【经注】 此承上条,再论邪实在胸之厥,上条邪结胸中之厥,吐之则饮去而厥自除,本条邪不在胸,而在心下之厥,下之则水去,而厥亦可除,设不除,再治其厥。病有先后,治有本末,本证若先施吐法,治上而遗下,则在下之水无所出,渍入胃中,必致下利,良非保胃之法也。

【详解】 本方预防下利,健胃镇呕,加龙牡可治恶阻、痫、失眠、心悸等病症。

356. 麻黄升麻汤证

【经文】 伤寒六七日,大下后,寸脉沉而迟,手足厥逆,下部脉不至,喉咽不利,唾脓血,泄利不止者,为难治,麻黄升麻汤主之。

【经注】 伤寒六七日,邪传厥阴之时,因大下阳气内陷,寸脉沉迟,上焦津伤也,手足厥逆,胃阳不升,中焦气弱也。下部脉不至,肾气亏乏,非纯阴无阳,乃阳陷于阴也。厥阴脉贯膈,上注于肺,循喉咙,今肺以胃虚无禀而生热,致咽喉不利,下部阴亡不能滋肝,致肝火乘金而成肺痿,此三焦津枯,若里气大虚,内寒尤盛,热迫于上,津脱于下,故为难治,麻黄升麻汤者,调肝肺之气,启阴中之阳,乃解表和里清上温下之方也。

【详解】 《金匮》云:"肺痿之病从何得之……被快药下利重亡津液故得之"即本条证也。本方归、芍和血,苓、术、草益土和中,姜、桂引阳以止泄,知、芩清三焦之火,石膏清里而外达肌腠,使阴阳气血调和,则汗出而愈,升麻、麻黄引阳气达表,发阳邪于外,合补泄寒热为剂,并行不悖也。

【方剂】 **麻黄升麻汤**

麻黄(去节)二两半,升麻一两一分,当归一两一分,知母十八铢,黄芩十八铢,葳蕤十八铢,芍药六铢,天冬(去心)六铢,桂枝六铢,茯苓六铢,甘草(炙)六铢,石膏(碎,绵裹)六铢,白术六铢,干姜六铢。

上十四味,以水一斗,先煮麻黄一两沸,去上沫,内诸药,煮取三升,去滓,分温三服,相去如炊三斗米顷令尽,汗出愈。

【药物】

升麻:味甘苦平,性微寒,解毒药。

药能——升清降浊,散风解毒,升提,治疮疡。

药征——解百毒,辟瘟疫。

调剂——凡阴虚火炎,上实下虚者,禁用。

葳蕤:又名玉竹,味甘,性平,祛风药。

药能——风热,风湿入肌作痛,补劳伤,邪热头痛,腰痛,身痛。

药征——心腹结气,虚热湿毒。

调剂——本药有滋润颜色之效。

天冬:味甘苦,性平,滋润药,强壮性。

药能——清虚热,润燥痰,咳逆,消渴,咳血。

药征——滋肾,润肺。

调剂——燥火盛,阴液亏者宜之。阳气微者不可用。脾胃虚,下利者,禁用。

【习题】

厥有虚实寒热之殊,如何鉴别?

357. 寒邪气盛之下利

【经文】 **伤寒四五日,腹中痛,若转气下趋少腹者,此欲自利也。**

【经注】 伤寒四五日,邪气入里,腹中痛,太阴证见也。里虚为寒邪侵袭不能与之争,寒邪驱正气下趋少腹,此欲自利之征也。

【详解】 自此以下18条,皆论下利有寒热虚实之不同,腹痛属热者其痛常自下而上,属寒多自上而下趋,虚者喜按,实者拒按。

358. 干姜黄芩黄连人参汤证

【经文】 **伤寒,本自寒下,医复吐下之,寒格,更逆吐下,若食入口即吐,干姜黄芩黄连人参汤主之。**

【经注】 伤寒本自寒下,下有寒也,下寒格拒,医误认为实证,妄施吐下,格拒益甚,若饮食入口即吐,乃属胃愈热而肠愈寒,胃热肠寒者,干姜黄芩黄连人参汤主治之证也。

【详解】 食有间时而吐者,多因胃寒,入口即吐者,多因胃热。

本方之证,是胃热肠寒,故连、芩与干姜并用,以其上热下寒,故列于此。

寒格者,寒邪拒热于上也。去姜、夏者,本证虽吐,非因水气也。不用甘草、大枣者,呕家不宜甘也。

【方剂】 **干姜黄芩黄连人参汤**

干姜、黄芩、黄连、人参各三两。

上四味,以水六升,煮取二升,去滓,分温再服。

【治验】

伤寒,脉迟,翻胃之初亦可用,止逆和中。

凡呕家,夹热宜之,胃反者,主之。

骨蒸劳热,心胸烦闷,咳嗽干呕或下利。

噤口痢,吐逆不受食者,服姜夏无效者,本方特效。

359. 正复邪退自愈证

【经文】 **下利,有微热而渴,脉弱者,今自愈。**

【经注】 下利而渴属热利,热利微热者吉,下利脉盛者凶,今热利热微脉不盛,故可自愈。

【详解】 下利脉实者危,脉绝者亦危,下利脉弱主邪退,故为自愈。

360. 表证下利之脉诊

【经文】 下利脉数,有微热汗出,今自愈;设复紧为未解。

【经注】 下利由表证诱起者,表解利自愈。表不解,利必不愈。脉数为热,微热主表,汗出表气通,表热除,其利自愈。设复紧为表寒仍在,汗不出,热不去,下利不愈,故为未解。

【详解】 经云"太阳与阳明合病,必自下利,葛根汤主之"即本条之义也。

361. 真阳离决上脱者死,及有胃气者生

【经文】 下利,手足厥冷,无脉者,灸之不温,若脉不还,反微喘者,死。少阴,负趺阳者,为顺也。

【经注】 下利手足厥冷无脉,乃白通加猪胆汁汤证也。灸之脉还者可治,若灸之手足不温脉亦不还,是真阳离决,已属不治,及微喘者,是未尽之虚阳随呼吸而上脱,故主死也。少阴言肾,趺阳言脾,肾水胜脾土则胃气虚,下利之因也。肾水不胜脾土主胃气强,病愈之机也。土强不受水乘,则万物滋生,百骸皆界,故为顺也。

【详解】 灸之,常之器谓:当灸关元、气海二穴。古人谓补肾不如补脾者,是言脾胃病须以后天养先天;又云补脾不如补肾者,是言肾虚病真阳有根,则土气亦旺,培本之道也。曰水曰土,不可偏胜,互相制约,方得无病,本条承前下利而言,故喜少阴负趺阳,水不胜土,下利自止,胃气得复为顺,非凡病皆然也。

362. 气盛血瘀便脓血证

【经文】 下利,寸脉反浮数,尺中自涩者,必清脓血。

【经注】 寸主气,数主热,浮主邪热不敛,尺主里,涩主阴血虚而瘀滞,气盛血瘀邪热不敛,见于下利证,其后必便脓血。

【详解】 下利脉当沉迟,今浮数,故曰反,其人本自血虚,"必"者,肯定之词。

363. 虚寒胀满证

【经文】 下利清谷,不可攻表,汗出必胀满。

【经注】 下利清谷者,里寒也。攻表汗出者,泄表热也,里已寒矣,反泄表热,必累及在里之阳气外泄,内寒更甚,必生胀满。

【详解】 四逆汤证,虽有表不解,亦不可发汗,宜先里后表,太阳篇中,已详之矣,汗出则表里俱虚,内寒阻中,气不能宣通,此胀满之所由生也。胀满多属实证,

间有虚者,应从脉辨,腹诊则坚硬可辨,且本证由里寒误汗,原因自明,胀满之故,盖以脾不健运。

364. 下利之脉辨

【经文】 下利,脉沉弦者,下重也;脉大者,为未止;脉微弱数者,为欲自止,虽发热,不死。

【经注】 病在里,故脉沉,腹急痛,故脉弦,邪盛病进,故脉大,主病未止。邪去正未衰,故脉微弱中见数,主动欲自止。凡下利证,最忌发热,若脉大身热同时并见,属邪盛极,死候也。今虽发热,而脉微弱,知邪将退,故不主死。

【详解】 下利证当辨阴阳,对证用药,无不立愈,本条下利属热。

365. 虚寒下利戴阳证之可治者

【经文】 下利,脉沉而迟,其人面少赤,身有微热,下利清谷者,必郁冒汗出而解,病人必微厥。所以然者,其面戴阳下虚故也。

【经注】 下利脉沉而迟,为里寒下利,其人面少赤,身有微热,下利清谷者,为里寒极盛,格阳于外,戴阳于上也。阳外阴内不相维系,若欲病解,必须经过正邪相争,郁冒汗出乃解。惟本证上有戴阳之假热,下有清谷之虚寒,在阴阳乍相顺接之初,病人必见一时之微厥也。

【详解】 戴阳者面如微酣,阴盛格阳之危候也。本证重在面少赤、身微热之"少""微"二字,是格阳不甚,故能郁冒汗出而解,"郁冒""微厥"在虚人欲愈时率多见之。"所以然者"以次,自注句也。

366. 下利自愈与热盛便脓血证

【经文】 下利,脉数而渴者,今自愈。设不差,必清脓血,以有热故也。

【经注】 下利脉数而渴,为寒去阳复,故云自愈,设不愈,为热太盛,热陷下焦,伤及血分,必便脓血也。

【详解】 下利有寒热之别,寒性下利见热,为病愈,如不愈,则属有余,寒性转热固佳,太过则为病进。

367. 暴利脉绝阳回者生

【经文】 下利后脉绝,手足厥冷,晬时脉还,手足温者,生;脉不还者,死。

【经注】 利有新久,久利脉绝,而致厥逆,阳气渐尽,无更生之理,若洞泄暴利,虽一时阴闭其阳,周时脉还,手足亦温,为阳回者生。若周时脉仍不还,为阳不复者死。

【详解】 本证颇似霍乱,灸丹田、气海,可救万一。

368. 脉盛正虚者死

【经文】 伤寒下利,日十余行,脉反实者死。

【经注】 伤寒下利,日十余行,正气必虚,若脉反实,主邪气盛,邪盛当下,不下则邪无从出,正虚不当下,下之是益虚其正,邪盛正虚,故主死也。

【详解】 凡阴证见阳脉者生,阳证见阴脉者死,语其常也。本条是阴证见阳脉而反主死,又白虎汤之渴病,脉弦细芤迟,属阳证见阴脉之可治者也。脉证不相应,固属难治,但须详参,不可执一。

自 359 条起至本条,共 10 条论下利,有表、里、寒、热、邪、正、虚、实之不同,而立审辨之法。

369. 通脉四逆汤证之二

【经文】 下利清谷,里寒外热,汗出而厥者,通脉四逆汤主之。

【经注】 下利清谷及厥,里寒也。汗出,外热也。里寒是真,外热是假,若热为阳回,下利可愈,今汗出而厥,非阳回,乃阳气大虚,为寒邪格阳之证,与通脉四逆汤,温经固表,使阳气内外交通,则里寒外热皆愈。

【详解】 完谷不化,有见之于协热利者,乃邪热不杀谷,小儿此证最多,与虚寒下利,其分别处在于脉有阴阳虚实之不同。本条虽不言脉,脉微可知。

370. 白头翁汤证之一

【经文】 热利下重者,白头翁汤主之。

【经注】 热利有别于以上之寒利,下重则邪滞下焦,白头翁汤能治便血及今之痢疾。

【详解】 黄连苦寒,能清湿热;黄柏泻下焦之火;秦皮于清热之中,取其收涩;白头翁能逐血止腹痛;故本方能治热利下重里急。

【方剂】 **白头翁汤**

白头翁二两,黄柏三两,黄连三两,秦皮三两。

上四味,以水七升,煮取二升,去滓,温服一升,不愈,更服一升。

【药物】

白头翁:味甘,性寒,收敛药。

药能——解热,驱毒,化湿,治利,止血。

药征——下重,腹痛。

【按】 捣根取汁涂肿痛、秃疮。

秦皮:味苦,性微寒而涩,收敛药。

药能——收涩津液,止下利崩带,治目疾,止惊痫,解热。

药征——下利崩带,有津液虚损之征者。

调剂——本药与白头翁相辅,治津损之热利,盖本药收涩力强而解热力弱,白头翁解热力强而收涩力弱。

371. 下利施治有表里先后之辨

【经文】 下利腹胀满,身体疼痛者,先温其里,乃攻其表,温里,宜四逆汤;攻表,宜桂枝汤。

【经注】 下利,腹胀满者,里有寒邪。身体疼痛者,表有寒邪。

表里兼病,先表后里,此法多指攻下而言,恐表未解,而竟下,致引邪气内陷,今表里寒盛,若里气不健,正气不足以驱邪达表,故须先温其里。

【详解】 上条热利,证见下重,本条寒利,证见腹满,下利腹胀满者,以寒实于里,气不能宣。66条是发汗腹胀满,本条是下利腹胀满,同一见证,治法不同,盖阴、阳、虚、实、轻、重、缓、急之不同也。

372. 白头翁汤之二

【经文】 下利,欲饮水者,以有热故也,白头翁汤主之。

【经注】 下利不渴,多为寒利,下利而渴,多为热利。凡诸热利下重者,以白头翁汤主治之。

【详解】 本条引申370条之义,一切热利见里急下重者必须饮水,皆宜本方主治之,故今之赤痢,多宜本方也。下利而渴,虽属内有热邪,间亦有津液内竭而渴者,乃汗吐下后,往往有之,但热渴欲饮,寒渴不欲饮。本条云欲饮,而不云渴者,以有热故也。

373. 小承气汤证之八

【经文】 下利,谵语者,有燥屎也,宜小承气汤。

【经注】 下利有寒热虚实之不同,谵语属实属热,下利而见谵语,此利属胃热实有燥屎之征,燥屎在肠胃,则水不停留,愈燥则愈利,愈利则愈燥,故必下其燥屎,其利自止。

【详解】 本条之征,除下利谵语之外,脉必数实,便必稠黏臭秽,腹必里急拒按。

374. 下利施治有表里先后之辨

【经文】 下利后,更烦,按之心下濡者,为虚烦也,宜栀子豉汤。

【经注】 下利后,今利已止,更烦者,言原有烦证,利止复见也,利止而烦者,烦属遗热,按之心下濡,知非实热,故曰虚烦,栀子豉汤治虚烦,已见76条。

【详解】 伤寒,汗、吐、下后,邪去心烦者,乃正气暴虚,而余热内伏也。心下濡者,内无物也,为一时假虚,故以本方解热除烦。

【习题】

下利有若干类,各宜如何治疗?

375. 有痈脓而作呕不可止呕

【经文】 呕家,有痈脓者,不可治呕,脓尽自愈。

【经注】 呕家有因热者,有因寒者,有因停水者,有因蓄脓者,病因不同,治法亦异,呕家若因痈脓而致病,应因势利导,排除其脓,脓尽呕自止,切不可止其呕而阻痈脓之排除,致酿他变也。

【详解】 呕痈脓之证,胃痈、肺痿等病多见之。如此可知其治矣。自此以下4条,论呕有气血虚实寒热之不同,本条属血郁成脓之呕。

376. 四逆汤证之七

【经文】 呕而脉弱,小便复利,身有微热,见厥者难治,四逆汤主之。

【经注】 呕而脉弱,若属热逆,则小便当不利,今小便复利,属里虚也。里虚之呕,若至身热见厥,是阴盛格阳,故为难治,幸身热尚微,格阳不甚。四逆汤者,温经回阳,则呕自止,培本之道也。

【详解】 本条属阳气极虚之呕。

377. 吴茱萸汤证之三

【经文】 干呕,吐涎沫,头痛者,吴茱萸汤主之。

【经注】 干呕吐涎沫者,乃干呕多次之后,吐出涎沫。属胃虚寒之蓄饮证,头痛为寒邪上攻,与吴茱萸汤,温里散寒,祛浊降逆。

【详解】 本条干呕属胃虚,吐涎沫属寒饮,324条,少阴篇,若膈下有寒饮干呕者,与四逆汤;395条,大病差后喜唾,久不了了者,胃上有寒,宜理中丸。同属胃虚蓄饮之证,头痛一证,《古今医统》云:"属气虚者甩黄芪,血虚用当归,表病用麻桂,阳明用承气白虎,少阳用柴胡,太阴用理中,少阴用麻辛附,厥阴用吴茱萸。"朱丹溪云:"头痛多主痰,痛甚火多,气滞亦痛。"

378. 小柴胡汤证之八

【经文】 呕而发热者,小柴胡汤主之。

【经注】 呕而发热者,少阳证也,小柴胡汤为少阳主方,列此为辨。

【详解】 本条之呕属热。

379. 胃虚寒之哕

【经文】 伤寒大吐大下之,极虚,复极汗者,以其人外气怫郁,复与之水,以发其汗,因得哕。所以然者,胃中寒冷故也。

【经注】 伤寒,经大吐大下之后,致肠胃极虚,在大吐大下之后,虚阳外越有似外气怫郁,复行熏蒸之法,以发其汗,虚以实治,因得虚寒之哕。所以然者,以胃中寒冷,水不行而上逆之故耳。

【详解】 哕证,有虚实之异,本条属虚寒性者,大吐下后有汗多见厥逆寒象,无汗多见怫郁热象。

380. 胃实热之哕

【经文】 伤寒,哕而腹满,视其前后,知何部不利,利之则愈。

【经注】 伤寒,哕而腹满,乃因实满而作哕,视其大小便,何部不利,利之则气通,而不上逆,腹满除而哕亦愈。

【详解】 伤寒,哕而不腹满者,为中土败正气虚,哕而腹满者,为胃不通邪气实。本条属实热性者,气不下泄,反致上逆作哕,实者泻之。前部不利,猪苓、五苓;后部不利,三承气汤。

哕,多属虚寒,而亦有实证存焉,诸实热证,而亦有虚证在矣,苟能辨证,自无虚虚实实之误。

本篇仍以胃气作结,以示六经大法,其在斯乎。

【习题】

呕吐哕证之虚实寒热,由何辨之?并详其治法。

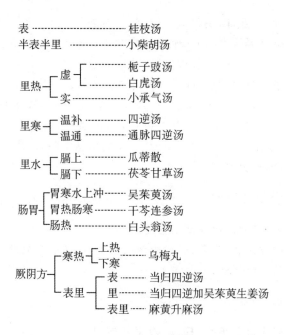

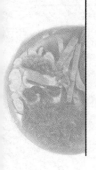

辨霍乱病脉证并治

381. 霍乱提纲

【经文】 问曰:病有霍乱者何? 答曰:呕吐而利,此名霍乱。

【经注】 伤寒吐利,外邪所致,霍乱吐利,饮食所伤。《千金方》云:"霍乱皆因饮食过饱,眠卧冷席,多饮寒浆,胃食结而不消,阴阳乖隔,变成吐利,头痛如破,百节如解,遍体诸筋,皆不回转,卒病之中,最为可畏。"本病因饮食交乱于中,故吐利齐作,正邪交争,是名霍乱。

【详解】 今之霍乱,必诊有霍乱弧菌者,方为真性霍乱。古说则以饮食露宿为病,病名虽同,病因则异。病起暴饮食者,胃肠证候最剧,先心痛者则先吐,先腹痛者则先利,心腹并痛者,吐利并发,若能辨证施治,用古法亦能治今之霍乱也。

382. 霍乱热证

【经文】 问曰:病发热,头痛,身疼,恶寒,吐利者,此属何病? 答曰:此名霍乱。霍乱自吐下,又利止,复更发热也。

【经注】 病有发热、头痛、身疼、恶寒者,此属表病常见之证,若同时兼见吐利者,此名霍乱。伤寒之吐利,必在传经之后,霍乱吐利,初病即见,不必经过时日,亦不必经过误治,自吐利也。且利止复更发热者,乃霍乱之特征。

【详解】 本条设问答以释伤寒与霍乱之辨。

383. 霍乱变证

【经文】 伤寒,其脉微涩者,本是霍乱,今是伤寒,却四五日,至阴经上,转入阴必利,本呕下利者,不可治也。欲似大便,而反矢气,仍不利者,此属阳明也,便必硬,十三日愈。所以然者,经尽故也。下利后当便硬,硬则能食者愈。今反不能食,到后经中,颇能食,复过一经能食,过之一日当愈,不愈者,不属阳明也。

【经注】 先病霍乱,后病伤寒者,其脉必不浮而见微涩,盖霍乱病吐利必气血俱虚也。

霍乱初病,即有吐利,伤寒多在四五日后,邪传至阴经始见下利,"本呕下利者,不可治也"句,为夹叙笔法,言霍乱之吐利,不可治同伤寒也。"欲似大便"遥接"却四五日"句,言四五日后有两种病变,一为转入阴经必利,一为转属阳明,证见欲似大便而反矢气,仍不下利大便必硬,此病经过再经之后一日,即十三日可愈,所以能愈之故,以行其经尽,邪衰正自复也。言下利津伤后,大便当硬,大便虽硬,能食者愈,以其胃液复生也,"今反不能食"是说明在第一周时,胃气未复,其病未愈,到后经中,颇能食,言在二周时,胃气恢复,"复过一经能食"是自注语,"过之一日"言经二周后,其过一日,其病当愈(一周六日,二周十二日,再过一日为十三日,即上条十三日愈之义),十三日不愈者,则不属经尽自愈之阳明病也。

【详解】 本呕下利者,不可治也,是自注"本是霍乱"句,"便必硬,十三日愈"是自注阳明证。"所以然者,经尽故也"是自注行经二周"十三日愈"句。阳明病有经尽自愈者,有须服药治疗者,本条"不属阳明"句,盖言不属于前者之义。须服药治疗,不能俟其自愈也。

384. 四逆加人参汤证

【经文】 恶寒脉微而复利,利止亡血也,四逆加人参汤主之。

【经注】 霍乱吐利后,阴阳俱损。恶寒、脉微者,常见之证也。

阴阳俱损,下利复见,终至利无可利而利止,非阳复利止,乃亡血利止。故主四逆加人参汤,于通阳之中,兼生津益血。

【详解】 本方治阴阳俱虚,而元阳虚脱危在顷刻者,较茯苓四逆汤尤重一等。

【方剂】 四逆加人参汤方

甘草(炙)二两,附子(生,去皮,破八片)一枚,干姜一两半,人参一两。

上四味,以水三升,煮取一升二合,去滓,分温再服。

385. 五苓散及理中丸证

【经文】 霍乱,头痛发热,身疼痛,热多,欲饮水者,五苓散主之;寒多不用水者,理中丸主之。

【经注】 经中随证施治之法,言之详矣。但见表证,即以表证治法治之,阴阳寒热,亦莫不如是。凡言霍乱,当有吐利,五苓治水入则吐,且下利者,必小便不利,欲饮水者,必热而渴。今以利,表不解,渴而小便不利,为湿热不行,五苓散证也。若吐利,不渴,胃寒肠湿者,理中丸证也。

【详解】 霍乱起因,皆由寒热气不和,阴阳格拒不通所致,五苓散分利清浊,理中丸温补阴阳,皆健胃即所以驱毒。

表证有头痛、发热、身疼等证,里证亦有之,霍乱转全身症状时亦有之,今以渴否定寒热,勿惑于病名,凭证而治,则无不愈。

凡霍乱证,小便不利者,预后多不良,故五苓散为治霍乱之要剂也。

前人有以葛根加术汤治初期霍乱者极效,颇似五苓散证,当辨。

【方剂】 **理中丸方**

人参、干姜、甘草(炙)、白术各三两。

上四味,捣筛,蜜和为丸,如鸡子黄许大,以沸汤数合,和一丸,研碎,温服之,日三四,夜二服。腹中未热,益至三四丸,然不及汤。汤法:以四物依两数切,用水八升,煮取三升,去滓,温服一升,日三服。若脐上筑者,肾气动也,去术,加桂四两;吐多者,去术,加生姜三两;下多者,还用术;悸者,加茯苓二两;渴欲饮水者,加术足前成四两半;腹中痛者,加人参足前成四两半;寒者,加干姜足前成四两半;腹满者,去术,加附子一枚。服汤后,如食顷,饮热粥一升许,微自温,勿发揭衣被。

386. 桂枝汤证之十七

【经文】 吐利止而身痛不休者,当消息和解其外,宜桂枝汤小和之。

【经注】 承上条身痛而言,本条云吐利止,是霍乱里证已除;上条云霍乱,则吐利当未止。身痛属表,故以桂枝汤助之,但曾经吐利,不宜过剂,少与小和,不令过也。

【详解】 利用正气治病,正复邪自除,又凭证治疗,不拘病名,皆为中医治疗之大法,执此义以读伤寒,则触类旁通矣。

387. 四逆汤证之八

【经文】 吐利汗出,发热恶寒,四肢拘急,手足厥冷者,四逆汤主之。

【经注】 吐利汗出,津伤而阳亡已多,发热恶寒,四肢拘急,手足厥冷,阳亡而津不继也。

上述各证,是阴阳俱虚,不必问其病名,总宜先救其里,以四逆主治之。

【详解】 本条属霍乱峰极期之正治法,四肢拘急,即转筋之类,凡真性霍乱,于峰极期,无有不作四逆证者。俗传霍乱,有寒热二种,热者宜黄连剂,寒者宜四逆辈,初病霍乱,热者多而寒者少,遂谓以四逆治霍乱之不可用,因此致霍乱极期,反多不救。

388. 四逆汤证之九

【经文】 既吐且利,小便复利而大汗出,下利清谷,内寒外热,脉微欲绝者,四逆汤主之。

【经注】 吐利、小便利、大汗出、下利清谷,较上条阴阳更虚。内真寒太盛,致格阳于外而作假热,脉微欲绝者,为阳气顷刻将尽之征,急主以四逆汤,挽救真阳。

【详解】 霍乱证,多小便不利,小便利者,是霍乱证已向愈,若小便利之步入虚脱如本条证者,属四逆汤或通脉四逆汤证。

389. 通脉四逆加猪胆汁汤证

【经文】 吐已下断,汗出而厥,四肢拘急不解,脉微欲绝者,通脉四逆加猪胆汁汤主之。

【经注】 吐已下断,是体液已竭,无可吐下,与四逆加人参汤之利止亡血同理,霍乱之证,至汗出而厥,四肢拘急不解。脉微欲绝,非但阴寒盛而阳欲亡,乃津液断而血并竭,本方以四逆助阳,加猪胆汁以滋阴。

【详解】 本条之证,最为危急,加猪胆汁者,盖将绝之阴液,不致为阳药所劫夺也。又霍乱之症,投以理中、四逆不能取效,反以明矾少许,和凉水服之而愈,此法见于华佗危病方。

【方剂】 通脉四逆加猪胆汁汤方

甘草(炙)二两,干姜(强人可四两)三两,附子(生,去皮,破八片)大者一枚,猪胆汁半合。

上四味,以水三升,煮取一升二合,去滓,内猪胆汁,分温再服,其脉即来,无猪胆以羊胆代之。

390. 胃虚不胜谷气证

【经文】 吐利发汗,脉平,小烦者,以新虚不胜谷气故也。

【经注】 霍乱,必暴吐利,吐利发汗后,若见脉平主邪去,小烦主阳同。盖本病已差,胃肠尚弱,若不戒食,则生他变,最是危险。凡此病后,少食为佳,以吐、利、汗后,胃肠新虚,消谷不能胜任之故耳。

【详解】 霍乱危急之证,不出篇内各方,真武加半夏汤,或茯苓四逆汤,亦四逆辈也,差后调理,至关重要,霍乱差后,务在温和将息,尤须节其饮食,遇冷则变体转筋,过饱则消化无力。

【习题】

1. 霍乱与伤寒如何鉴别?

2. 霍乱宜用何法治?

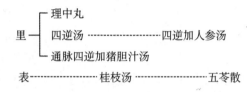

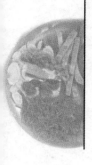

辨阴阳易差后劳复病脉证并治

391. 烧裈散证

【经文】 伤寒阴阳易之为病,其人身体重,少气,少腹里急,或引阴中拘挛,热上冲胸,头重不欲举,眼中生花,膝胫拘急者,烧裈散主之。

【经注】 男子病新差未复,交后妇人得病,名曰阳易。妇人病新差未复,交后男子得病,名曰阴易。易者换也。邪入阴经则身重,阳虚气不行则少气,邪从阴窍入,故少腹里急,邪甚则阴中拘挛,邪在下戴阳于上,故头重不欲举,虚热熏灼,则眼中生花,下焦虚冷,故膝胫拘急,治法于适应方中以烧裈散主之。

【详解】 交后病人复病者,为女劳复,交后无病之人病者,为阴阳易。

【方剂】 烧裈散方

妇人中裈近隐处,取烧作灰。

上一味,水服方寸匕,日三服。小便即利,阴头微肿,此为愈矣。妇人病,取男子裈,烧服。

【习题】

何谓阴阳易病?

392. 枳实栀子豉汤证

【经文】 大病差后,劳复者,枳实栀子豉汤主之。

【经注】 大病差后,真元火虚,气血未复,不避风慎食,不清心寡欲,不缄默而忧思,不节劳而多怒,皆足复病。劳复者多发虚热,食亦不能消,故以本方散热除烦,宽中破结。

【详解】 病复有重感、食复、劳复之分。劳复有心劳、力劳、女劳之别。

【方剂】 枳实栀子豉汤

枳实(炙)三枚,栀子(擘)十四枚,豉(绵裹)一升。

上三味,以清浆水七升,空煮取四升,内枳实、栀子,煮取二升,下豉,更煮五六沸,去滓,温分再服,覆令微似汗,若有宿食者,内大黄如博棋子大五六枚,服之愈。

【按】 浆水,炊粟米,热投冷水中,浸五六日,一名酸浆,性凉,喜走,调中宣气,解烦渴,化滞物,但浸败者,害人。

又博棋子,千金谓,长二寸,宽一寸。

【习题】

劳复作何解?

393. 小柴胡汤证之九

【经文】 伤寒差以后,更发热,小柴胡汤主之。脉浮者,以汗解之;脉沉实者,以下解之。

【经注】 伤寒,差以后,更见发热者,多因余热未净,以小柴胡汤主之者,语其常也。然亦有重感风寒而见脉浮者,辄以汗解之;有邪入化燥而见脉沉实者,辄以下解之,夫伤寒差后,正气必虚,随脉证以治之,有故无殒固不避汗下,轻重增减,尤关重要。280条已详于前,今经未出方,盖有深意。

【详解】 小柴胡汤者,伤寒差后,清热复胃善后之良方也。上条云劳复,知虚热复集,本条云发热,是余热残留,虽然小柴胡汤亦适用于劳复、食复、重感等病。

394. 牡蛎泽泻散证

【经文】 大病差后,从腰以下,有水气者,牡蛎泽泻散主之。

【经注】 大病差后,腰以下有水气,属下部水渍为肿。《金匮》云:腰以下肿,当利小便,虽大病之后,中气未虚,湿热壅滞,属有余之邪,故以牡蛎泽泻散主之。

【详解】 本方治实肿阳水大验,不拘于腰以下肿,惟虚家忌用,病后胃虚肾虚者,慎不可服。

【方剂】 牡蛎泽泻散方

牡蛎(熬)、泽泻、蜀漆(暖水洗去腥)、葶苈子(熬)、商陆根(熬)、海藻(洗去咸)、瓜蒌根各等份。

上七味,异捣,下筛为散,更于白中治之,白饮和,服方寸匕,日三服。小便利,止后服。

【药物】

商陆:味辛、性平、有毒、利尿药。

药能——治水肿、胀满及湿热一般症状,除肌表水,二便畅,肿亦随消。

药征——因水气停滞而腹满,或痈肿者。

调剂——在调剂上,大致与葶苈子相同,惟兼有峻下作用,孕妇及里虚者忌用。

海藻:味苦咸、性寒。

药能——治水气凝结,散颈下硬核病,痈肿癥瘕瘿瘤,疝气下坠,痰气壅塞,脚气。

药征——水气凝结而心下满,或浮肿,或有坠气瘤结等证者。

调剂——本药为解凝性利尿药,凡因水气凝结,或红肿,或小便不利,用其他驱水药不效时,适用本药。

395. 理中丸证之二

【经文】 大病差后,喜唾,久不了了,胸上有寒,当以丸药温之,宜理中丸。

【经注】 大病差后,胃有寒不能运化,故津唾上溢,随去随生,不用逐饮破结之剂,而用温胃之理中,培其本也。不用汤,而用丸者,温补宜缓也。

【详解】 凡痰积膈上者,多以脾胃虚,不能健运,温中培本,较逐饮排痰之法为佳,膈上有寒饮,有用四逆汤者,肺中冷,多涎唾,有用甘草干姜者,与本方同义。

396. 竹叶石膏汤证

【经文】 伤寒解后,虚羸少气,气逆欲吐,竹叶石膏汤主之。

【经注】 伤寒邪入化热,郁久必耗津液,津之胃气必虚,故上逆而欲吐,本方为病后调理、热盛津亏、胃虚气逆者设也。

【详解】 本方主治脉虚数无力,身瘦少气口燥欲呕之热性疾病。

【方剂】 **竹叶石膏汤方**

竹叶二把,石膏一斤,半夏(洗)半斤,麦冬(去心)一升,人参二两,甘草(炙)一两,粳米半升。

上七味,以水一斗,煮取六升,去滓,内粳米,煮米熟汤成,去米,温服一升,日三服。

【按】 《名医别录》云,一把者,二两为正。

【药物】

竹叶:味苦,性寒,解热药,清凉性。

药能——清肺燥,凉血,除热,咳逆,杀虫,燥湿。

药征——烦热,咳呕,小便稠浓,赤浊者。

调剂——本药止痰作用较竹茹为强,余则相同。

397. 新差胃弱,损谷则愈

【经文】 病人脉已解,而日暮微烦,以病新差,人强与谷,脾胃气尚弱,不能消谷,故令微烦,损谷则愈。

【经注】 伤寒之人,其脉已解,而日暮尚有微烦不愈者,非病不解,乃病新差,脾胃尚弱,过食不消,因而作烦,预防食复之义也。

【详解】 全论 397 条,脉证千变,治法万殊,一言以蔽之,曰正气自疗,正气生于胃气。《经》云,有胃气者生。盖胃气能自疗其疾也。明乎此,则全书大旨自得。阴阳寒热,虚实损益,无非保其胃气,使之自疗,故良工不治其疾,但凭证以和之,其疾自愈。若但治其疾,而损其胃气,乃愈治而愈危。言法则论中字字皆法,且无字亦法,乃于全书末条,忽不言一法,且尽拂去前法,而曰损谷则愈,是前说之法,无一不与损谷同,而病愈之理,无一非自愈也。仲师之所以昭示于吾人者,其在斯乎。

【习题】

1. 差复如何调理?

2. 差后多易渐何病,如何治疗?

3. 何谓损谷则愈论?

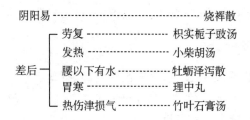

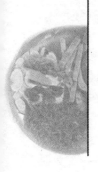

附　篇
陈慎吾弟子跟师心得与临床经验

仲景学说实践家——陈慎吾

陈大启（北京市第二医院）　孙志洁（北京中医学院）

一、终生致力于中医教育

陈慎吾老师早年自学中医，坚持多年不懈。1930 年复拜河南儒医朱壶山老先生名下，尽得其传，并与胡希恕老师相互切磋，问难仲景学说，相得益彰。后经朱老介绍在北平国医学院任教，先后讲授《内经》《伤寒论》。中华人民共和国成立后，开始试办小型中医学习班。1950 年 12 月，北京市卫生局中医师考试，老师的学生有 30 人参加，共录取 23 名。1956 年，经北京市政府批准正式成立私立北京汇通中医讲习所，敦聘余无言、于道济、耿鉴庭、谢海洲、赵绍琴、马继兴、许公岩、马秉乾、穆伯陶等专家担任教学，并亲自讲授《伤寒论》《金匮要略》两门课程，并不定期邀请中医专家陈邦贤、施今墨、李振三、王伯岳、陈苏生等作专题报告。1958 年该讲习所合并到北京市中医学校，30 年间共培养学生千余人，遍布全国各地，堪称桃李满天下。

二、极力推崇仲景学说

陈慎吾老师认为，四部经典著作是祖国医学的精华，其中首推仲景学说。数十年来，老师坚持在临床上运用经方，仲景《伤寒论》113 方，其中用过 113 首方剂中的 90％以上；《金匮要略》262 首方，其中用过 80％以上。尤其擅用桂枝汤类、柴胡剂、苓桂剂、泻心汤类、四逆辈等方，在治肝胆病、脾胃病及肾病等方面积累了丰富的经验。

陈师认为：《伤寒论》是中医基础医学，同时又是临床应用医学，包括各种急性热病及其变化的治疗法则，而以"伤寒论"命名者，盖因伤寒传变最快，变证最多，治疗最难，善后调理等法比一般疾病较为完备，故举以为例，以概其余。全书系根据汉代以前,通过不断的治疗经验的总结、实践证明,并无丝毫玄理掺入。直至2000年后之今日,仍不失为治疗万病之大法。故本论基本上为朴素唯物之经典医学,不但集前代医学之大成,且启发后世之医学思想,奠定医学独特之体系。祖国医学书籍虽汗牛充栋,要皆不出大经大法,若整理提高,由此入手,必有矩可循,在理论上、临床上,不难全面掌握。(自编讲义序)

老师常说:"《伤寒论》是一篇文章,前后有阶段性、连贯性,是有机的结合。条文之安排皆有意义,条文前后可以自释其意。在未经正误之前,仍依照原有条文编排次序进行研究为是。若断章取义,则有失经旨;割裂篡改,尤非所宜。"

老师认为,学习《伤寒论》应有阶段性。初学阶段,必须通读、精读、熟读,以至背诵记忆,将全书精神基本掌握,经过这样一番功夫之后,再用归纳、分析、比较的方法,进一步掌握要领。如学习桂枝汤,依"太阳篇"原文(1)、(2)、(12)、(13)、(15)、(16)、(25)、(42)、(45)、(53)、(54)、(95)等条顺序归纳,不难认识到桂枝汤的应用:调和营卫、解肌,可调和气血;理脾,可用以治疗内科和妇科杂病。这样,可以清楚地看出条文的连贯性。

《伤寒论》用字用句皆有定法:如用方时言"主之",为正证正方,病证不变可一方到底;言"与之",原方不变,姑与一剂;言"宜",为凭证辨脉,以某方较为相宜,可有加减。又论中常在无字处含有深意,如第61条,虽未明言是少阴病,但用排除法可以诊为少阴病阳虚证。此正如陈修园所谓"伤寒愈读愈有味,经方愈用愈神奇。日间临证,晚间查书,必有所悟。"

《伤寒论》之六经辨证,应从《伤寒论》各篇原文内容来体会认识。篇名是沿用了《素问·热论》六经之名,而实际内容则包括了《难经·五十八难》外感热病之实。六经辨证从中医理论体系来看,则是《内》《难》基本理论阴阳、藏象、经络、运气等学说的综合体现。在此基础上又通过不断地临床实践,仲景以伤寒病为例,列举正治、失治、误治、传经等复杂病变,而定出相应的治疗准则,临床不仅可以指导治疗外感热病,同时也可指导治疗内、外、妇、儿各科杂病,突出了"辨脉证并治"的方法,从此为中医辨证施治奠定了基础。

对于《伤寒论》之法则,陈师认为:"全论398条,脉证千变,治法万殊,一言以蔽之曰:正气自疗。正气生于胃气,《经》云:'有胃气则生',胃气能自疗其疾也。明乎此,则全书大旨自得。阴阳寒热虚实损益,无非保其胃气,使之自疗。故良工不治其疾,但凭脉证以和之,其疾自愈;若只治其疾,而损其胃气,乃愈治而愈危,示人应治人,不应独治其疾。"老师认为,论中字字皆法,且无字亦法,乃于全书末节,忽不言一法,且尽拂去前法,而曰"损谷则愈",是以前所谈之法,无一不与损谷以保胃相和,而病愈之理,率皆自愈也。

老师以为,《伤寒论》中的方药,验之临床,无不有效。至于治方调剂,规律严谨,一药之差,或分量之变,则方名不同,治疗亦因之而异。用方应有"方证",方证就是用方的证据，证据既包括了病机，又包括病机反映在外的证候。

《伤寒论》遣方用药，一方面是总结前人临床经验，另一方面亦有示范之意。用药如用兵，如交友，知其性而善用。从方药之间的关系可以看出：有药无方只能治症，而不能治病；有方而无药，不会随证化裁，则不能适应临床变化的需要，所以治病必须有方有药。只有掌握了《伤寒论》六经辨脉证并治，才能以不变应万变，得心应手，运用自如。

对待《伤寒论》条文，老师主张原书不能打乱；对待每条具体经文，除肯定理论与方证完整的部分外，对条文不完整、文字有脱简，均存疑待考，仅有少数几条，他认为属于理论不充足，空洞无义。

老师常常这样告诫后学："治病要有定见，不能有成见；不凭病名，但凭脉证。"又说："治温热病要有胆有识，治慢性病要有为有守。"胆与识、为与守，就是从大经大法中来的。他常于治疗慢性病中，一法一方加减到底，治疗伤寒病又常一日数更方，名曰"走马看伤寒"。

他从不隐瞒自己的观点。编写讲义，课堂教学，都认真阐述个人观点与见解；在关键性的学术会议上，也做到力争，不怕非议。

他主张学生早临床、多临床。他认为中医的理论来源于实践，总结于临床。学生接触临床。通过感性认识，才便于理解和提高。

三、努力实践仲景学说

老师临诊，悉遵仲景"辨脉证并治""治病必求于本"及"保胃气，存津液"之法。善用仲景之方，每获良效，经验颇多，现仅从几个方面简单谈谈。

(一)应用桂枝汤、小柴胡汤经验

1. **桂枝汤** 老师认为理解桂枝汤的关键在于"桂枝本为解肌"。肌与脾相合，解肌即能理脾，脾为后天之本。营卫者，皆生于水谷，源于脾胃。营行脉中，则"和调于五脏，洒陈于六腑"；卫行脉外，"温分肉，充皮肤，肥腠理，司开阖"；营和卫"阴阳相贯"。故此，通过桂枝汤的滋阴和阳来达到调理脾胃，以协理全身的阴阳气血。

老师常在桂枝汤方中加茯苓、白术治疗水证，其中包括了桂枝甘草汤、芍药甘草汤、苓桂术甘汤、茯苓甘草汤、茯苓桂枝甘草大枣汤等方义。若阳虚、有寒者，又于苓、术之外加入炮附子，其包括方义有真武汤、桂枝附子汤、去桂加术汤、甘草附子汤等。由一方治多病来看，仅桂枝汤加苓、术，附后所治之病不下数十种之多。下焦阳虚诸证，则加生附子、肉桂；脾阳虚诸证加干姜；脾气虚者，重用生黄芪；心阳虚者，重用桂枝。老师认为炙甘草汤是桂枝汤的变方。若血虚者，可加当归；兼有热者，加丹皮、芍药和生地；血虚寒滞者，即用当归四逆汤；血瘀者，可加桃仁、红花等。总之，桂枝汤外可治六淫致病的表证，内可治各科杂病的阴阳气血不和。其辨证要点：表证时，必见桂枝汤的主证主脉；里证时，必无阳明之里热实证，方可应用。

对于虚人病表应建其中,以小建中汤为治。对"虚劳里急诸不足"之"诸"字的理解,以为是指五脏皆虚;治疗方法,只有补益脾气,亦即"有胃气者生",治病应治人的道理。仅举一病案如下:一妇人年六十余,早年因生育较多,素日有头晕痛、心悸、失眠、大便溏薄,冬月易受外感而咳嗽,今突然鼻衄,血出如注,虽经用压迫止血等法,随即口吐不止。来诊时,面色萎黄,四肢厥冷,心烦悸,舌体胖大,苔薄白水滑,脉沉弱。此患者素日心脾两虚,今气虚不能摄血故衄。以黄芪建中汤原方补益脾气,摄血止衄。三剂后衄止,以归芪建中汤调理善后。

2. 小柴胡汤　仲师用小柴胡汤为治少阳病的主方,随着药物加减的变化,有大柴胡汤、柴胡加芒硝汤、柴胡桂枝干姜汤、柴胡桂枝汤等六方。老师认为,理解小柴胡汤的关键是(97)、(230)两条:"血弱、气尽、腠理开,邪气因入,与正气相搏,结于胁下。""可与小柴胡汤,上焦得通,津液得下,胃气因和。"小柴胡汤是宣上、通下、和中之方,通过此法可以达到调理气血阴阳。该方临床治疗范围甚广,主病甚多,可用于治疗少阳病、妇科病、儿科病,更可推广以治耳、目、口、鼻、咽喉、心、肺、肝、脾、胆、胰、胃肠等部的疾病。只要见本方之主证,辨证不误,引用本方或加以增减,皆可治愈。辨证要点:少阳内寄相火,受邪后易郁而化热,见口苦、咽干、目眩之证;若有阴证机转,不可单用本方。但本方加减之后,又属另立一法,如柴胡桂枝干姜汤。新中国成立初期,老师在中医研究院工作时,用本方加减治疗肝病,均极有效。急性黄疸型肝炎,证见纳少、呕恶、胁痛、口渴、小便不利、身黄、腹胀满等,就用小柴胡汤加茵陈 30 克,合五苓散治疗;若无黄疸型肝炎,就用小柴胡汤随证加减皆效:血虚性的慢性肝炎,证见口苦、胸满、食少、呕吐、心烦、胁下痞硬、腹部喜按时,用本方合当归芍药散治疗。又血瘀型的慢性肝炎,证见口苦、心烦、胸腹满痛拒按等,用本方与桂枝茯苓丸合方治疗。两胁疼痛较剧时,加香附、郁金;腹胀满甚者,加厚朴 24 克左右;其余随症加减。肝硬化有腹水时,腹水去后,多用小柴胡汤调整善后,其疗效还是满意的。

桂枝汤、小柴胡汤两方均能调和气血阴阳,但有虚实寒热之分。桂枝汤理脾,临床多见虚证、寒证,以温通为主;小柴胡汤是通过疏胆利三焦之气机,以达和胃。胆、三焦与胃,皆属六腑,临床多见实证、热证,应以清利和解为主。理脾与和胃是桂枝汤与小柴胡汤所起的不同作用,而最终都能达到调和气血阴阳之目的。

(二)其他临床心得

1. 外感　仲景方擅治因外邪引起的各种急性热病,并非专指太阳表证。老师常用桂枝汤、麻黄汤、白虎汤、承气汤、小柴胡汤、柴胡桂枝汤、桂枝加葛根汤诸方剂以治外感。病案:焦某,女,2 岁。开始寒热不食,恶心,口渴,延医治疗予小柴胡加石膏汤。两日后往来寒热变为午后潮热,而余症同前,乃请陈师治疗,投以承气汤,嘱一服利,止后服。下燥屎后,诸症霍然。盖因发热初期,大硬未行,而寒热经日不解,热灼津液,津亏热盛,内热结实,而成燥屎,得承气泄热涤邪,开结通便,热去结散。便通津复而病愈。此案诊断要点在于潮热一证:"潮热者,实也。"

2. 内科杂病

(1)心病:老师在治心病时,经常使用桂枝甘草汤、苓桂术甘汤、炙甘草汤、瓜蒌薤白汤等剂。在诸方剂中,临床症状常见心悸、脉结代,而方中皆有桂枝,因心主血脉,所以心病常表现在血脉方面的变化。脉结代,其中又有心阳不足、心阳被郁与心阴不足、心阳不振之不同。桂枝辛甘,血得辛以通之,以复脉之结代;心得甘以缓之,心悸可平。此老师在心病中用桂枝之要义。

(2)肝病:这里所谓肝病,是以肝气郁结为主。老师治疗肝病,以柴胡剂为主,把柴胡剂作为一味药来应用。若气滞者,加枳壳、白芍或半夏厚朴汤;血瘀者,加赤芍、桃仁、红花、川芎;郁结影响三焦气化而病水者,加利尿的苓、术、泽或五苓散;气滞血虚者,加当归芍药散;郁结影响脾胃,即"见肝之病,知肝传脾,当先实脾";虚者,用柴胡桂枝干姜汤、厚姜半甘参、理中、苓桂术甘、泻心汤、旋覆代赭汤等;实者,用大柴胡汤、柴胡加芒硝汤;郁结影响气血不和者,用柴胡桂枝汤。

(3)脾(胃)病:老师常用理中汤、泻心汤、旋覆代赭汤诸方剂,以治脾胃病。在临床上用干姜有个人的经验。在下利证中,用干姜温脾阳以止泄是常法。用干姜通大便,则是变法,即仲景所说温上以制下。

(4)肺病:老师常用小青龙汤、射干麻黄汤、麻杏石甘汤、葶苈大枣泻肺汤、麦门冬汤诸方剂以治肺病。老师用细辛率皆6~9克,其量超过《药典》规定,皆能取效而未尝偾事者,盖以在小青龙汤中,用细辛之辛温以散寒邪,而方中之干姜以温中,芍药以苦降,五味以酸收,相辅相成,专擅温寒饮之功,而不致出现耗散心气之弊。他常叮嘱学生用细辛时要防止损伤心气;更应验之于脉,若左手寸脉弱者,必须慎用,以心气虚故也。在麻黄附子细辛汤中,细辛、附子同用,散中有补。当归四逆汤中,细辛与当归、大枣同用,皆为防止细辛耗散阳气而设。

(5)肾病:老师常用八味丸、四逆辈以治肾阳不足之证,肾阳不足证见腰酸、腿软、神疲、肢冷、恶寒、溲频、遗尿等,而尺脉微,是其要点。用八味丸或四逆辈温阳散寒,所谓"益火之源以消阴翳"是也。病案:一老人患牙疾,每痛必拔,所剩无几,深为以苦。后又牙痛,不愿再拔,乃求治于老师。患者两尺脉微,老师予桂附地黄丸,服药后痛止。此乃肾阳衰于下,虚火炎于上,两尺脉微为真谛也。

3. 妇科　仲景治疗妇人病,在《金匮要略》中立有三篇专论,但散在《伤寒论》《金匮要略》中的治疗方法则不仅三篇。老师在临床中常用的方剂有桂枝汤、当归芍药散、桂枝茯苓丸、桃核承气汤、抵当汤(或丸)、四逆散、半夏厚朴汤、温经汤、芎归胶艾汤等,现仅从笔者临证案例,谈谈老师对瘀血证的看法。一妇人年近五十。主诉胸胁苦满,默默不欲饮食,口苦、咽干、心烦,少腹急结,无悸动,小便黄,大便干,停经已有数月之久,舌苔薄黄,脉弦数有力。《伤寒论》云:"有柴胡证,但见一证便是,不必悉具。"此患者已具小柴胡汤证,即投以小柴胡汤,药后毫无效果。根据以前应用小柴胡汤的经验,进药后虽不能霍然而愈,在症状上亦应有所减轻,如此毫无效果者,尚属罕见,当即请教老师。老师诊后提出,停经数月后而少腹急结者何? 答曰:已做妊娠试验,非孕也。老师指出:少腹急结是少腹拒按疼痛,实也。当诊断为新瘀血证,改用桃核承气汤,数剂而愈。分析病例时陈师指出:新瘀血证似少阳,久瘀血证似阳明。新瘀血证是血热互结,瘀而不通,病在下焦,但其郁热可影响到中、上二焦,故出现似少阳证。在《伤寒论》中,桃核承气汤证(106)条列在小柴胡加减方之后,用以相互比较,可见仲景在条文安排上用意之深。《伤寒论》(125)、(126)、(237)条,久瘀血证可见少腹硬满,大便硬,临床还可见潮热。此皆属热实之证,故云似阳明病,区别点在"屎虽硬,大便反易,其色必黑",不可不辨。

老师认为后世的逍遥散应是当归芍药散与四逆散的变方,临床偏于肝寒的患者往往将薄荷易桂枝,两药虽皆有发散之功,但一凉一温,桂枝温通血脉,较辛凉的薄荷更利于血虚脾湿之人。

4. 儿科   仲景没有为小儿专立篇章,仅在《金匮要略》最后有"小儿疳虫蚀齿方",注家对此多有争论,疑非仲景方。尽管全书未专立篇章,但仲景书中理法方药反复阐述,足以指导临床治疗。老师常用方剂很多,如桂枝汤、柴胡汤、麻杏石甘汤、橘皮竹茹汤、理中汤、承气汤、白虎汤等。下面介绍一慢性腹泻病例:患儿男,9个月,系早产,禀赋素弱,食欲欠佳。9个月时,只能进乳,稍加杂食即消化不良而腹泻。此次又感风寒,腹泻更甚,连绵半月之久,曾服中西药物皆未奏效,病情逐渐恶化,出现低热,肢厥、不食,神态疲惫,舌苔薄白,脉微弱。老师诊为脾肾两虚,以理中汤加炮附子、芍药,温肾补脾,回阳救逆,浓煎频服。药后立奏功效,诸证皆减,后以理中培本,七日而愈。老师治小儿病,往往在方中加芍药一味,因小儿为稚阳之体,易虚易实,寒证热证瞬息万变,临床多见热实之证,最易伤阴,在用药之时,又切忌滋腻之品,以免徒伤胃气,故此加芍药以调和阴液。但若虚寒证,干姜、附子亦在所不禁。

(本文引用《伤寒论》条文之编号,以重庆市中医学会编著新辑宋本《伤寒论》为准。——作者注)

陈慎吾老师对柴胡剂之运用

陈大启　孙志洁

先师临床擅用经方，尤其对小柴胡汤临床运用有独到之处。除少阳病外，有内、外、妇、儿各科杂病，每用必效，人所公认，堪称一绝。因其理论基础之坚深，临床经验之丰富，今特介绍如下，以利后学。

1. 小柴胡汤治疗外感热病，不论是《伤寒论》所说之少阳病，还是今天所说的病毒引起的流行性感冒、肺炎、腮腺炎等，只要见到少阳病的主证、主脉皆可用之，疗效显著。如果是高热不退，可加生石膏、金银花、板蓝根等清热解毒之品。

小柴胡汤亦为治疗小儿病常用之方，因幼儿为稚阴稚阳之体，但脾胃之气又尚未充实，故多见小柴胡汤证。该方法祛邪而不伤正，小儿肺炎用此方加石膏、杏仁、橘皮；若大便不通者，可加枳实、瓜蒌以通腑气。百日咳者，加竹茹、茯苓、青陈皮、桔梗；消化不良者，可加枳实或枳壳。小儿发热之时易使阴血不和，常加一味芍药以和之。

小柴胡汤治疗各科杂病其有效病例，数不胜数，仅以数例说明。肺结核以本方加桔梗、牡丹皮、当归、芍药等；咳血者可加茅根、阿胶等清热凉血育阴之品。心痛者（狭心症）以本方加栀子、香豉清热解郁。有胸腔积液，本方与大陷胸汤或小陷胸汤合方治疗气郁水热互结之证。在治疗肝、胆、胰疾病方面，用本方更有奇效。中华人民共和国成立初期，先师在华北中医实验研究所及中医研究院工作时治疗急慢性肝炎、肝硬化、肝硬化腹水患者，用本方加减均获良好效果。急性肝炎兼有黄疸的，多证见口渴、小便不利、黄疸、腹胀满等，用本方与茵陈蒿汤或五苓散合方。若是无黄疸型肝炎，就用小柴胡汤随证加减皆效。血虚型的慢性肝炎证见口苦、胸满、食少、呕吐、心烦、胁下痞硬、腹部喜按时，用本方合当归芍药散治疗。若是血瘀型的慢性肝炎，证见口苦、心烦、胸腹满痛拒按时，用本方合桂枝茯苓丸治疗。两胁疼痛较剧时，加香附、郁金或延胡索；腹胀满重时，加厚朴。其余随证加减。肝硬化腹水，腹水去后，多用小柴胡汤以善后调理。这种治法疗效还是满意的，在 1957 年时经过随访，治愈率在 80％以上。治阿米巴性肝脓肿用本方加鸦胆子。

胆与胰疾病两胁下痛，其属于阳热性者，基本用小柴胡汤加减。

外科病，如瘰疬患者，用本方加海藻、昆布、牡蛎等软坚散结；乳疮重者用本方合小金丹或犀黄丸消癥散结，轻者用本方加赤芍、牡丹皮、芒硝、当归、桃仁活血化瘀。

五官科病，如少阳耳聋可单用小柴胡汤，若兼有水气上冲者可与苓桂术甘汤合方。目赤甚或红肿,本方加生石膏。鼻渊证用本方加桔梗、辛夷、薄荷辛透开窍。口腔糜烂、咽喉肿痛,用本方与桔梗汤合方,或加生石膏,或加栀子等,皆可奏效。

至于妇科病除可治热入血室外,若是由于肝胆情志不遂引起的气血不和,血虚或血瘀的亦多用本方随证加减。

2. 大柴胡汤、柴胡加芒硝汤为小柴胡汤证兼里有热者设,其治疗范围最高到头部。如因脑瘤而发癫痫,用本方加活血化瘀之品,中焦可治肝、胆、胰疾病,如胆囊炎、胆结石、胰腺炎、急性肝炎等;在治疗肠梗阻中也取得满意疗效。但在使用本方时必须与三承气汤证及大、小陷胸汤证相区别,但又往往与这些方剂合用。下焦可治湿热下注及下利等证,临床也取得满意疗效。虽然大柴胡汤能治上、中、下三焦之病,但仍以心下急、郁郁微烦、呕不止为其主证,其病机仍是三焦气化不利所致。

3. 柴胡桂枝汤,为调气血、和营卫之方。具有了小柴胡汤、桂枝汤两方的作用,此处不再做介绍。

4. 柴胡桂枝干姜汤治小柴胡汤证而有脾气虚及心阳虚、阳虚不能化气、水湿内停之人。先师用一句话总括为"少阳证有阴证机转之人用之"。

此方法为治上焦阳气郁结而又兼有阳虚水停,或是脾虚下利等可以随证加减。为治疗慢性肝病、肝硬化腹水、心脏病等开拓了新的治法。

5. 柴胡加龙骨牡蛎救逆汤为治疗阳热性发狂证有效之方。

6. 四逆散列在少阴篇,因其见气郁四逆也。本方或证甚多,正说明三焦气郁所致影响之原因。此方用途甚广,可以在气郁的基础上随证加减。

以上七方为柴胡剂,但随证加减后已不仅七方,这是在遵循仲师的辨证论治的基础上发展起来的。

7. 病案举例如下。

(1)四逆汤加味治疗急性胰腺炎

某女,30余岁,上腹部疼痛,胀满,痛甚时四肢发凉,疼痛不能平卧,发热,呕吐,大便干,小便黄、量少,气短,舌苔黄、脉细数。化验:淀粉酶168单位,白细胞13 600,体温39℃以上。该患者因阳气郁结于中则腹中痛,阳气郁不能达于四肢故肢冷,气郁而使胃气上逆故呕吐。用四逆散加竹茹、半夏、香附、郁金解郁和胃。一剂后疼痛减轻,但未大便。原方加厚朴、大黄,再进一剂,服后疼痛除,仍未大便。原方加芒硝三钱,服后大便通畅、诸症皆除,化验亦正常。

(2)小柴胡汤加减治疗肝硬化腹水症

丁某,男,7岁。初诊日期:1962年2月2日。

该患者肝大,胁下4cm,伴有腹水,北京医院诊为肝硬化。

诊见面色萎黄,心烦,喜呕,不欲食,短气,大便带血二日一行,小便短少,腹胀大,青筋暴露,脐凸,脐下痛,手凉时自发热,暮则头痛甚,舌润两边厚腻,中心斑剥,脉左细数,右芤。

辨证:该证邪实而正虚,不可补虚。腹水已成而青筋毕露,夜重昼轻,便血,邪实病血,破瘀为急,实邪去,则正自复。惟久病缓攻,急则生变。拟先以柴胡桂枝汤疏肝开郁,调理气血、加当归芍药散理血散瘀,兼服鳖甲煎丸以散血积。使气血稍和,攻破之法不能除外。

此方服之后改用小柴胡汤与血府逐瘀汤合方。至 1962 年 4 月 13 日来诊,诸症皆轻,但腹仍胀大,在原方基础上加茯苓、白术。服药至 5 月 8 日食欲佳,小便量多,腹胀已轻。7 月 20 日已无症状,只是舌苔斑剥,肝大,以小柴胡汤加鳖甲煎丸善后调理。1963 年 7 月痊愈入学。

(3)大柴胡汤加味治疗肝癌

在 1958 年时一男孩名钟小毛,年 6 岁,在其他医院诊为肝癌。当时并无治法。其父带来门诊服中药。诊其腹部硬满疼痛,拒按,食少,胸满,呕吐,大便坚。即用大柴胡汤加薏苡仁 70 克及芒硝。服药 10 剂后能食,病情好转。连续服用 3 个月以上,自觉症状均除,身体见胖。又到其他医院复查,癌症病愈。

(4)大柴胡汤与大承气汤治腹满痛证

在 1956 年时,一患者经医院检查为肠梗阻症,必须手术治疗,患者不愿,来中央卫生研究院诊治改服中药。患者呕吐不止,心下急,腹满烦甚,根据《伤寒论》大柴胡汤的辨证,与以大柴胡汤原方施治,并无增减,服后呕吐止,心下急亦愈;只是腹满未除,大便未通,烦躁不安,午后潮热,凭此证投以大承气汤,少量频服。服后大便通,随便有蛔虫数十条,一剂知,三剂愈。

由以上举例见方剂加减后可见柴胡剂治疗病种甚多,是否用此方剂什么病都能治疗呢?笔者介绍一个个人失败的病例供大家参考借鉴。

该患者 40 多岁,男性,患糖尿病已多年,1960 年年初又得肝炎。就诊时 5 月天气,仍穿着棉鞋及棉套裤。当时血糖、尿糖皆偏高,时有腰酸痛。近得肝炎,又见不欲饮食、厌油腻,欲呕吐、胁下时胀痛、心烦、口苦、目眩、脉弦等证。初诊认为是小柴胡汤证具备。此为卒疾,虽有阳虚之证,为痼疾。应先治卒疾后治痼疾,即投以小柴胡汤原方。3 剂后,小柴胡证未减反增恶寒及便溏。考虑再三认为应用兼治之法,即仍服用小柴胡汤加服桂附地黄丸。3 日后仍不效。遂请教先师如何处理,师曰:虽有柴胡证,但阳虚于下,命门火衰,无阳以通三焦之气,用柴、芩反克元阳,此犯虚虚之戒,当服桂附地黄丸,以消阴翳。服后当即能食,火生土也。加服数月后两病皆愈。由此病例说明服用柴胡剂时,必须注意在少阳病提纲的基础上,抓住病机,抓住主证,用此方宣通上焦,津液滋润于下焦,达到调和中焦为治。

经方医案四则细解

吉良晨 （北京中医医院）

吉良晨教授,字晓春,晚号蛰龙,男,满族。生于1928年2月,北京市人,中医药学业启蒙于祖父乌里布额尔吉氏程吉顺(子玉),之后随师河北雄县袁鹃侨(晚清御医)、福建闽侯陈慎吾(伤寒大师)、山东惠民韩琴轩(民间世医)、北京大兴宗维新(金匮名医)诸大家。曾任北京中医医院内科主任医师、教授,山西大学民族传统体育研究所研究员、国家药品监督审评委员、国家药典名誉委员、国家中医药管理局中药开发专家咨询委员会主任委员。

一、虚损(尿毒症)

苏某,女,24岁。

【主证】 "慢性肾炎尿毒症"已久,缠绵不愈,几经抢救,病情仍不好转,故而约余往诊。证见面色淡黄薄白,头晕目眩,间有郁冒,爪甲无荣,四肢懈怠,多作麻木,胃纳甚少,不时呕逆,口干饮水,胸闷痞塞,小便不利,其溺淡黄,语音低沉,闭目懒言,咽中紧感,舌苔中里白腻,脉象沉而无力。

【辨证】 此系久病卧床,气血俱虚,湿阻脾土,膀胱气化不行,清阳不升,浊闭清窍,故眩晕间冒;湿浊下注,气化失蒸,故小便不利;湿郁经络,气血失养,故四肢多作麻木;土不健运,胃失和降,因而不时呕逆也。证属虚损为病,势显沉重。

【治则】 健运脾土,升清降浊,蒸化膀胱,调补气血,以利水道。

【方药】 川桂枝4.5克,野台参12克,土白术15克,淡泽泻9克,当归身12克,生麦芽30克,姜半夏6克,云茯苓12克,广砂仁3克(打)。

【按】 上方系五苓散、小半夏加茯苓汤、泽泻汤加减而成。五苓散健脾运化,蒸化膀胱以行水利湿;小半夏加茯苓汤,降逆行水,温胃散饮;泽泻汤健脾燥湿,行水祛浊;辅以党参、当归补益气血;麦芽、砂仁益胃醒脾以充中气。

药后小便显多,诸证有减,精神好转,3剂服尽,病情已趋缓和(非蛋白氮治疗前为85.68mmol/L,药后已降至42.84mmol/L)。

此症久病气血俱虚,脾不健运,膀胱失化,正气大衰,故以健脾益气从中焦着手为主,是为扶正;湿浊阻遏,升降失常,须以蒸化下焦膀胱通利水湿,是为祛邪。正虚甚于邪实,故重在补中,因之使病转危为安。

本例所用土白术系用伏龙肝(灶心土)炒制而成,有温脾降逆和胃之作用。白术为菊科多年生草本,根茎供药用,性味甘苦微温,入脾胃二经,有健脾燥湿之功用,气味芳香而峻烈,采取后,晒干者,名生晒术;火烘者,名烘术;原药以水或米泔水浸透,切片,晒干者为生白术,健脾燥湿;麸炒者为炒白术,健脾养胃;炒焦者为焦白术,收敛止泻,又能止血;土炒者为土白术,善于温脾止呕。

伏龙肝又名灶心土,为止吐药物,系灶底中心之焦黄土,久经火炼,坚硬如石,外赤中黄或紫赤色,又有以新红砖代替者亦可。性味辛温,入脾胃二经,有镇逆止呕,温中摄血之功用,如《金匮要略》之黄土汤,治脾不摄血的先便后血证即以此为主药,今多久煎澄清代水频饮,治疗中寒呕吐,很有效果。

虚劳是由脏腑亏损,元气虚弱而致的多种慢性疾病的总称,亦称虚损。凡禀赋不足,后天失调,或病久失养,积劳内伤,惭至元气亏耗,久虚不复,而表现为各种虚损证候者,都属于本病的范畴。此症与羸瘦、咳嗽、咯血、骨蒸、潮热、颧红、盗汗之肺痨病有所不同。

二、胸痹心痛(心绞痛)

佟某,男,56岁。

【主证】　患冠状动脉粥样硬化性心脏病已有4个月,现证胸闷心痛,不时有灼热之感,疼痛多于饮食或行走时出现,休息稍缓。痛时头晕目眩,视物模糊,大便稍干,性多急躁,善生闷气,时而太息,息后胸畅,多唾痰涎,舌润无苔,脉沉细弦,稍有涩象。

【辨证】　病因情志失旷,气机阻滞,遂致胸阳痹阻,宗气不畅,而为胸痹心痛之证。

【治则】　宣痹通阳,理气宽胸。

【方药】　南薤白18克,川桂枝12克,炒枳实9克,野台参9克,姜半夏9克,全瓜蒌30克。

【按】　上方为枳实薤白桂枝汤合瓜蒌薤白半夏汤化裁而成。《金匮》云:"胸痹心中痞气,气结在胸,胸满,胁下逆抢心,枳实薤白桂枝汤主之,人参汤亦主之。"方中薤白辛温通阳,豁痰下气;瓜蒌开胸中痰结;枳实消积下气;半夏逐饮降逆,升清降浊;党参补益中气,配桂枝振奋心阳以消阴邪。本方治胸痹属于虚寒气滞之证。

服药5剂,胸闷心痛见差,按原方加制厚朴9克以增宽胸理气之功。6剂以后胸闷见畅,心痛显减,而且眩晕性躁均差,已能工作。

后因停药,1个月以后胸闷心痛又作,心胸烦热,舌苔白腻滑润,脉沉细弱。此痰湿凝聚,胸阳不振,宗气失畅之征,于上方加生白术9克,合半夏以加强燥湿化痰健运之力。药服4剂,胸闷又畅,心痛显减,活动力增,心烦见差,胸阳得畅,诸证均退,苔滑腻消,痰湿渐化之象。患者坚持中药治疗,始终未用硝酸甘油含片,又服数剂,已恢复工作能力,继续上班。并嘱做适当运动,以增加体力,怡情舒郁,免气阻滞,每食勿饱,防浊填胸,以杜复发。

三、痹痛(多发性动脉炎)

杨某,女,40岁。

【主证】 始由左足挫伤,疼痛拘急,继而右腿及上肢疼痛且有麻感,遇寒加重,得暖则舒,头晕不清,月经错后,色黑量少,白带较多,舌白根厚,脉极细弱,微不可寻,略有涩象。病已4个月,西医诊为"多发性动脉炎,动脉痉挛",因多方医治无效,由东北边疆来京求治。

【辨证】 外伤经络,寒凝瘀滞,形成痹痛。

【治则】 益气通阳,行痹活络。

【方药】 生黄芪30克,川桂枝12克,黑附子(先下)30克,全当归6克,鸡血藤30克,广陈皮6克,生姜片9克,炒谷麦芽各9克。

【按】 本方系黄芪桂枝五物汤、桂枝附子汤、当归补血汤加减。方用黄芪益气,桂枝通阳,因病证属"阴阳俱微"(脉极细弱,微不可寻,略有涩象),且寒象明显,故用附子以温经散寒,辅以当归补血汤补气养血,佐以鸡血藤养血活络,调以炒谷麦芽、陈皮、生姜健胃和中,使补而不滞。

服药6剂,疼痛即有轻减,精神好转,按原方再加野台参15克以助中气,共服药12剂,自觉四肢舒畅,心情振奋,头晕显减,肢麻亦轻,治前行路手必扶杖,治后已去拐杖,两腿有力,身轻神爽,只有轻微疼痛,手足已温,脉力有增,此为阳气已通,瘀滞渐畅之征,再拟益气温通,养血荣络为主,以巩固疗效。

方二:生黄芪60克,野台参15克,川桂枝15克,黑附子(先下)45克,全当归9克,广陈皮9克,鸡血藤30克,首乌藤30克,炒谷麦芽各9克。

另加人参须、当归须各9克,煎水当茶饮服。

因其证缓,脉亦有力,患者在京长期治疗不便,已携方回籍续服,巩固疗效。

四、虚损水肿(原因不明水肿)

王某,女,34岁。

【主证】 水肿已有5年,现证朝则面浮,暮则胫肿,按之凹陷,背如有水,俯卧方舒,夜寐欠安,时有汗出,肢怠乏力,胃中觉干,口渴思饮,饮后脘中不适,头昏目昏,间有胸闷气短,小溲量少色淡,纳食不甘,食后腹胀尤甚,四肢畏寒,手足不时发热,近半年白带显多,月经血量亦多,色黑有块,但不腹痛,须八至十天始净,面肤淡黄,舌苔薄白,质略淡,边有齿痕,脉沉细缓弱,尺中弱小。

【辨证】 此证脾肾阳虚则畏寒肢怠。脾不化湿,肾不治水则溢皮肤发为水肿;久病气血亏虚,阴阳失和,应属虚损水肿之候。

【治则】 先拟温肾健脾,化湿行水,继以补益气血,调和阴阳。

【方药】　黑附子 15 克,生白术 15 克,杭白芍 9 克,云茯苓 24 克,干姜片 4.5 克,野台参 9 克,制厚朴 3 克,淡泽泻 24 克。

【按】　上方系真武汤、附子理中汤、茯苓泽泻汤加减而成。方中以黑附子温补命火,温经散寒;野台参补气,配生白术健脾燥湿运化中焦;干姜辅白术温脾散寒;云茯苓、淡泽泻健脾渗湿行水;杭白芍滋阴和血;制厚朴下气调中。是以中焦得运,腹胀可减,腹胀能减,才能升清降浊。

服药 4 剂,腹胀已减,但水肿之势未除,此阴水较盛,阳少难以温化,上方附子改为 24 克,干姜改为 6 克,去制厚朴加桂枝 9 克,炙甘草 3 克。又连服 4 剂,胫肿见消,畏寒已轻,药已中病,唯面部仍肿不减,故以越婢加术汤与真武汤合用,上下并举,以图发越上蒸水气,下温肾元,此"开鬼门,洁净府"之法。

方二:黑附子 24 克,净麻黄 12 克,生苍、白术各 9 克,云茯苓 24 克,干姜片 9 克,杭白芍 4.5 克,生石膏(先下)15 克,大枣(切)4 枚,炙甘草 3 克。

药服 2 剂,面肿略消,汗出甚微,仍感畏寒,欲饮热水,此病重药轻故也。遂将麻黄改为 24 克,继服两剂,服药以后颜面胫肿大减,小溲量多而频,仍畏寒凉,鬼门虽开,净府未洁,因用发越温化"提壶揭盖"之法,故而水肿显消。服药未见汗出,不汗出故烦躁不寐,为欲汗不能,阳气上浮腠理未开,仍感药力不足,故以前方麻黄再加 9 克至 33 克,又服 1 剂。

上药温服,膝以上身汗出津津(鬼门得开),肿势大消,周身顿感舒适,仍畏寒凉,头部发沉,小溲量多(净府亦洁),体力有增,唯水肿尚未尽消,此里阳仍虚,故水邪未退,单拟温阳化水法。

方三:黑附子 30 克,野台参 15 克,杭白芍 18 克,生白术 15 克,云茯苓 30 克,干姜片 9 克,川桂枝 9 克,淡泽泻 24 克。

服药 2 剂,腰以上又浮肿,此少阴阳虚,太阴水盛之故,用温阳发汗法,予黑附子 30 克,净麻黄 45 克,生甘草 18 克,1 剂。药后即卧,4 小时后全身得汗,肿势又减,唯面睑肿未退,仍有畏寒之感。此乃肾阳衰微,阴寒不化,水饮上泛之证。麻黄用之虽能发越水气,肿势见退,但消而复肿,显然阳气受损,不得再用麻黄发散其阳,以防水去阳衰之弊,虽然得汗水去显快一时,但终归损阳,阳愈损则水愈剧,水愈剧则阳亦衰也。由于肿消身感畏寒,因而复肿,显系表里之阳均虚,只畏寒未加重耳,故麻黄一再加量,加重用麻黄畏寒增剧,则麻黄不可再用,虽畏寒之证未增,但麻黄亦不得久用,久用终对阳气无益。思之再三,决定舍弃麻黄不用,改拟大剂温肾益气,燠土行水,一扶正祛邪之法,以图益火消阴。

方四:黑附子 60 克,生黄芪 45 克,干姜片 15 克,野台参 24 克,生白术 15 克,杭白芍 9 克,云茯苓 30 克。

此方为真武汤、附子汤二方加减而成,药服 2 剂,水肿显消,畏寒亦有轻减,口不觉干。按上方黑附子又加 1.5 克至 61.5 克,继服 1 剂,面肿未增,只觉头稍晕感,口干咽燥,但不欲饮,舌脉同前。此肾阳衰微,难以速煦,寒水留渍,非短日能化,须缓缓调之,急则无功。

此证阴水不化,阳气衰微,正虚邪实,久病尺中弱小,当责命门火衰,元阳虚惫,故难化气行水。因之嘱服金匮肾气丸。每日早、午、晚各服 1 丸,白水送下,连服 200 余丸,水肿尽除,正气亦复,此症治疗颇费周折,但附子温阳一味贯彻始终,可见肾阳虚匮之程度。

金匮肾气丸最早见于《金匮要略》一书,原名肾气丸,至宋代《济生方》又以肾气丸方加减,为济生肾气丸,至明·张景岳又以济生肾气方进行加减,改为金匮肾气丸(详见《景岳全书》卷53)。其方药为熟地黄、山茱萸、怀山药、云茯苓、牡丹皮、淡泽泻、川附片、去粗皮肉桂、怀牛膝、车前子,共为细粉,炼蜜和丸,每重 9 克。宋人钱乙之六味地黄丸即从肾气丸演化而来,后人又多在此基础上根据病情加减多有效果。如桂附地黄丸、知柏地黄丸、麦味地黄丸、杞菊地黄丸、归芍地黄丸、肉桂地黄丸、七味都气丸,以及现在的加减地黄丸、地黄丸等。

水肿是体内水液潴留、泛滥肌肤,引起头面、目窠、四肢、腹部,甚至全身浮肿的一种疾病。本病在《内经》称为"水",《金匮》称为"水气"。人体内水液的运行,依靠肺气之通调,脾气之转输,肾气之开阖,三焦之决渎,才能使膀胱气化畅行,小便因而通利。故肺、脾、肾三脏功能障碍与三焦的决渎作用,对于水肿的形成有着极为密切的关系。实证(阳水)多为外邪侵袭引起,虚证(阴水)多为内伤阳衰引起。治法实证宜攻(祛邪),虚证宜补(扶正)。在《素问·汤液醪醴论》有"平治于权衡,去菀陈莝……开鬼门,洁净府"的记载;《金匮要略》水气篇也有"诸有水者,腰以下肿,当利小便;腰以上肿,当发汗乃愈"的论述。这给后人指出了治水方法的原则。目前在临证上根据这些原则,主要有发汗、利尿、逐水,以及健脾益气、温肾化水等方法。而这几种方法或用一法,或数法合施,须视疾病的轻重和需要而选择应用。本例正虚(阳衰)邪实(水盛)水难速化,故攻补兼施,扶正祛邪并用,以麻黄开肺,以附子温肾,但总以温肾为主,最后终使水肿得解,正气渐复。

王嘉麟治疗慢性泄泻的临床经验

陈 荐 许山鹰 （北京中医医院）

王嘉麟，主任医师，北京市人，1925 年出生于中医世家，中学毕业后即随其父名医王浦安学医，继拜名医陈慎吾、赵锡武为师。

1956 年应聘到北京中医医院工作，参与组建了肛肠科，历任医师至主任医师，1990 年被确定为国家级名老中医学术经验继承指导老师。

王嘉麟行医 50 余年，继承、发展陈慎吾等中医前辈的临床经验，治疗外科、皮肤科、痔瘘科常见病常常独辟蹊径。现将其治疗慢性泄泻的临床经验做一简述。

慢性泄泻不同于急性泄泻，多由于急性泄泻因循失治或脾胃虚寒而致。临床常见症状：长期不明原因的腹痛、腹泻、里急后重、伴黏液或脓血便，症状时重时轻，迁延半年、数年甚至十几年。《景岳全书》说："若饮食失节，起居不时，有致脾胃受伤，则水反为湿，谷反精微之气不能输化，致合污下降而泻利作矣。"慢性泄泻是一方面湿热之邪留滞胃肠之间，另一方面脾胃虚弱运化失常，日久延绵则脾肾阳虚，肾阳不足，命门火衰不能温煦脾胃，以致泄泻顽而不愈。临床上常常出现"虚中夹实"之候，治疗法则不外"扶正""驱邪"。王嘉麟老中医在治疗慢性泄泻时多采用扶正为主，兼以驱邪的方法，根据不同病情分别选用参苓白术散、附子理中丸、真人养脏汤等，配合白头翁汤临症加减，辨证施治。

现代医学认为慢性泄泻是一种原因不明的直肠、结肠非特异性炎性病变。多数认为机体的免疫功能低下。王嘉麟老中医认为脾虚、肾虚、脾肾阳虚为本病的根本原因。因此在治疗上：①以扶正为主。慢性泄泻病程长，多为虚寒之证。治疗上故先予以健脾利湿，益肾和胃。使脾胃运化功能重建，脾肾之阳渐振，在扶正的基础上佐以清利收涩止泻的药物，使正实邪去，达到固本止泻事半功倍的效果。②固涩药品不宜过早使用。慢性泄泻的治疗，健脾补肾、固本止泻乃为医家熟知之法，唯其中的涩肠之品使用次序值得探讨。赤石脂、诃子、米壳如过早使用，可使寒湿留滞于内。收涩过早，泄泻虽可暂止，但腹痛加重，腹泻日久缠绵不愈。因此在治疗上要把握固涩药品的使用时机。③辨证选药随症加减。根据患者的证候，脾肾阳虚者以真人养脏汤、四神丸、附子理中丸温补脾肾；脾虚泄泻者以参苓白术散、四君子汤健脾和中；肾虚泄泻者以附子理中丸、赤石脂禹余粮汤固肾止泻。临床上三证时有交互参杂，须根据变化不拘一方。同时根据患者症状的特点，在组方中选择恰当的药物。健脾益气可选用党参、太子参、沙参、黄芪、白术、山药；升阳之药可选用木香、升麻、柴胡；健脾化湿可选用茯苓、薏苡仁、扁豆、陈皮、半夏、苍术、冬瓜皮、冬瓜子；其他清热、疏利、和胃、温补、固涩之品均可随症选择用药。④局部灌肠治疗。慢性泄泻其临床病理多为直肠、结肠非特异性炎症。黏膜多呈充血、水肿、糜烂、溃疡。临床可表现里急后重，伴大量黏液、伴脓血。采用局部灌肠是在中药汤剂的基础上选加适当药物，如清热可用三黄粉，止血可用白及粉，收敛可用五倍子粉，溃疡面大的可用锡类散等。保留灌肠可使中药的有效成分直接作用于直肠及低位结肠，使黏膜非特异性炎症得到控制。患者临床症状的改善常常很快显效，因此治疗慢性泄泻采用局部灌肠是非常必要的。中医治疗慢性泄泻，在扶正的基础上祛邪、辨证选药、适时收涩，配和局部灌肠，方可使"虚中夹实"之证邪去病自愈。

病例1 赵某，女，61岁。腹痛、腹泻间歇发作3年，腰酸腹痛，恶寒喜暖，少食乏力，明显消瘦，每日腹泻3～5次，伴大量黏液，偶见脓血，舌质淡苔白，脉沉迟无力。纤维结肠镜检查见横结肠黏膜充血、水肿，散在出血点；降结肠结膜轻度充血水肿；直肠黏膜重度充血、水肿，覆盖黏液，可见黏膜广泛糜烂。诊断为"溃疡性结肠炎"。证属脾肾阳虚。治以温补脾肾，固肠止泻。以真人养脏汤、白头翁汤加减。

方药：党参30克，炒二术各10克，白头翁6克，秦皮10克，黄连10克，木香3克，肉桂6克，补骨脂30克，吴茱萸6克，甘草3克。7剂，水煎服，每日2次。第3煎100毫升保留灌肠，嘱其禁食生冷辛辣。

复诊1：服药后腹痛，腹泻明显减轻，少腹隐痛恶寒，腹泻每日3～4次，伴少量黏液，无脓血，食欲增加，乏力减轻，舌质淡苔白，脉沉细。证治同前，前方加诃子肉6克，焦槟榔20克，21剂，服法用法同前。

复诊2：用药后诸症减轻。食欲增加。现腹痛隐隐，晨起腹泻2～3次，仍少量黏液，无脓血，舌质淡苔白，脉沉细。证治同前。

方药：党参30克，炒二术各10克，白头翁6克，秦皮10克，黄连10克，木香3克，肉桂6克，台乌药10克，焦槟榔20克，枳壳10克，甘草3克，14剂。中成药可服用参苓白术散加固本益肠片巩固疗效。

病例2 闻某，男，31岁。腹泻每日3～5次半月余，腹胀、腹部隐隐作痛，食欲不振，消瘦乏力，面色㿠白，下肢浮肿，大便每日3～5次，便呈粥样，夹杂少量黏液。舌质淡苔白腻，脉沉细无力。既往溃疡性结肠炎病史2年。此次纤维结肠镜检查：肛内黏膜水肿并见糜烂，进镜80厘米退镜至50厘米处见肠壁水肿，不规则散在溃疡出血。病理：结肠黏膜显重度慢性炎症。诊断为"溃疡性结肠炎"。证属脾阳不振，湿热未尽。治以温补脾阳，和胃燥湿。以参苓白术散、白头翁汤加减。

方药：党参30克，炒二术各10克，白头翁6克，秦皮10克，炮姜10克，猪苓、茯苓各10克，陈皮炭10克，川黄连10克，薏苡仁30克，半夏6克，甘草3克。7剂，水煎服，每日2次。第3煎100毫升保留灌肠。嘱其禁食生冷辛辣。

复诊：用药后腹胀、腹泻减轻，下肢浮肿消失。现症小腹隐痛，大便每日 2～3次，不成形，伴少量黏液，食欲增加，舌质淡苔白，脉沉细。证治同前，前方加白芍10 克，莲子肉 10 克，以增加健脾行气之效，继服 10～20 剂，每日保留灌肠 1～2 次。用药 2 个月余，诸症基本消失。改服固本益肠片巩固疗效。

对小半夏加茯苓汤的理解与应用

钮韵铎 （北京市东城金针研究学会）

钮韵铎，出生于 1938 年 12 月，北京市东城金针研究学会会长，主任医师。先后师从北京名医陈慎吾、魏舒和、王乐亭，应用针药结合治疗脑和脊髓病变及各种疑难病症，均有丰富的临床经验。特别是治疗外伤性截瘫成绩突出，曾被树为全国 22 个中西医结合先进典型之一。

被誉为医方之祖的《金匮要略》是祖国医学四大经典著作之一，是治疗内科杂病、部分外科及妇科疾病的规范准绳，在当今的医疗实践中仍具有临床实用价值。现将多年来学习与临证应用的心得体会介绍如下。

一、对小半夏加茯苓汤证的理解

《金匮要略·痰饮咳嗽病脉证并治》说："卒呕吐，心下痞，膈间有水，眩悸者，小半夏加茯苓汤主之。"

【名家注解】 清·陈修园指出："此言膈间有水之治法"。清·尤在泾认为："饮气逆于胃则呕吐，滞于气则心下痞，凌于心则悸，蔽于阳则眩。半夏、生姜止呕降逆，加茯苓去其水也。"结不散，故阻碍气机升降以致心下痞满；饮邪中阻，清阳不升则头眩；水气上凌则心悸。症候群之中，其呕吐为主证，应以小半夏加茯苓汤为治疗法则。

二、对小半夏加茯苓汤证的分析

【辨证】 脾虚湿阻，胃饮上逆，清阳不升。

【治法】 燥湿化浊，和胃降逆，引水下行。

【组成】 半夏、生姜、茯苓。

【方解】 方取半夏蠲饮燥湿，生姜散饮和胃止呕，茯苓淡渗利湿，引水下行。诸药共奏调中和胃，降逆止呕，引水下行之功效。该方在医疗实践中颇有应用价值，特别是治疗一些疑难病症疗效甚佳。

三、临证治疗呕吐验案三则

【案例 1】

霍某，男，54 岁，军官，1995 年 12 月 17 日初诊。

主诉:呕吐 5 年,所吐为痰涎清水及食物,每日必定发作。头晕心悸,胃脘堵闷,烦躁神疲,尿少便溏。面色黄暗无泽,痛苦病容,形体消瘦。舌质淡红,苔白而腻,脉沉滑。虽屡经西医多方面治疗均无疗效。也曾服过旋覆代赭汤、橘皮竹茹汤等,但每服中药则食之即吐,无法坚持服药,曾试用针灸亦未取得满意疗效。病人对治疗已经丧失信心。经部队医院全面检查,诊断为神经性呕吐。观其脉证,病属脾虚痰湿内阻,浊逆胃气失降。治宜燥湿化痰,和胃降逆。方用小半夏加茯苓汤加味。

处方:姜半夏 25 克,生姜 5 片,茯苓 30 克,陈皮 15 克,甘草 10 克,伏龙肝 30 克(煮水煎药)。

服法:水煎温服,每日 1 剂,煎 2 次,混合兑匀频服,每隔 10 分钟服用 1 小勺,当天服尽,连服 7 剂。

复诊:上方每天按照少量频服的方法,病人开始服药时恶心、欲吐而又吐不出,因为服药分散,其纳入量甚少,待药力被吸收之后,其降逆止呕的作用逐步产生。所以病人经过两天服药,未再发生呕吐。因此病人坚定了对中药的治疗信心。经过认真服药 7 天之后呕吐止、胃脘舒、饮食增、二便调,诸症均得到缓解。慢慢地精神振作,体力渐复,改变了痛苦病容,按时前来复诊。遵照效不更方的原则,继续再拟前方 21 剂巩固疗效,结束治疗。几年之后霍某带外孙女前来求医,知其呕吐病完全治愈,一直未再复发。

【案例 2】

刘某,男,36 岁,机关干部,2004 年 6 月 28 日初诊。

主诉:呕吐 4 个月,饮水则呕,进食即吐,如此难得安宁。头晕头沉,汗多心烦,胃中灼热且有吞酸,急躁易怒,夜寐不安,转侧难眠,日渐消瘦,二便通调。面色两颧发红,舌质微红,苔黄白相兼,脉弦滑。虽经三家医院治疗未见功效。西医诊断为浅表性胃炎。病人闻到中药气味就恶心,所以拒绝服中药。脉证合参病属脾虚胃热,湿浊瘀阻,气机失降。治宜化湿浊,降胃逆,调气机。方用小半夏加茯苓汤加味。

处方:姜半夏 25 克,生姜 5 片,茯苓 30 克,北秫米 30 克,陈皮 15 克,竹茹 10 克,吴茱萸 2 克,黄连 10 克,桑叶 30 克。

服法:

①为了能使病人配合服药,首先解决“闻到中药气味就恶心”的困难,所以取针先刺经外奇穴的中缝穴放血,刺后病人的恶心症状能暂时缓解。

②针刺之后,即令病人采取少量频服的方法服药。

③水煎温服,每日 1 剂,煎 2 次,混合兑匀频服。每间隔 10 分钟服用 1 小勺汤药,当天服尽,连服 7 剂。

复诊:遵照上述治疗方案,每天上午 8 时以针刺为先导,再配合少量频服的服药方法,经过 3 天治疗呕吐明显见好。服药 7 天之后,头已不晕,夜寐能眠,汗出已止,胃中灼热吞酸基本消除。舌质淡红,苔转薄白,脉弦。惟不思饮食,口苦心烦。再拟小柴胡汤加减,继续调治 2 周后病告愈。

【案例 3】

于某,男,32 岁,煤矿工人,1969 年 6 月 15 日在截瘫病房住院。

主诉:呕吐 2 天,高热 40.3℃。患者 3 年前因脊柱外伤,胸 12、腰 1 骨折脱位,经手术复位钢板内固定。双下肢截瘫(痉挛型),反射性膀胱建立,合并慢性泌尿系统感染,经常因急性发作而致高热。现症:面色灰暗,汗出如油,饮水即吐,拒吃食物,头晕神疲。经各项化验检查后,临床诊断为急性肾盂肾炎。虽经输液并使用大量抗生素,热势起伏呈弛张热型。肾病组主管医生会诊,急拟当归连翘赤小豆汤加减。其思路、辨证、立法、处方都与病症相符,无可厚非。但病人服药即吐,使治疗方案无法落实,所以必须想变通之策。观其舌质红绛,苔白厚腻,边缘有齿痕。症属肾虚膀胱热,水湿之毒上扰中焦,故胃气上逆,呕吐难平。再拟和胃降逆,驱解水毒之法。方用小半夏加茯苓汤加味。

处方:姜半夏 25 克,生姜 5 片,茯苓 30 克,陈皮 15 克,甘草 10 克,鲜芦根 60 克。

服法:

①水煎温服,每日 1 剂,煎 2 次,混合兑匀频服,每隔 10 分钟服用 1 小勺,当天服尽,连服 2 剂。

②将治疗急性肾盂肾炎的当归连翘赤小豆汤也改为少量频服的方法,与小半夏加茯苓汤同时交替应用。

复诊:依前法服药,未出现呕吐,只有 2 次恶心,体温逐渐下降,病势见缓。2 天之后精神见好,体温 36.8℃,可以饮食,大便通畅,尿量不少,停止输液。再拟治疗泌尿系感染的中药进一步调理。小半夏加茯苓汤完成了降逆止呕,驱解水毒的使命。协助当归连翘赤小豆汤解决了患者的感染性高热,起到了辅助作用。

四、讨论与体会

1. 本文讨论 3 例验案,其共性都是湿邪瘀阻,胃气上逆,皆取小半夏加茯苓汤治愈。但详观其病程、体质、兼证皆有不同,所以处方的药物组成也略有差异。

例 1,病已 5 年,体虚气弱。除呕吐之外,兼见眩晕、脘堵、尿少、便溏。病属脾虚痰湿内阻,浊逆胃失和降。取姜半夏、生姜、茯苓为基础,加陈皮、甘草燥湿益中;配半夏、茯苓取二陈之义;伏龙肝扶土温中,和胃止呕,运脾除湿以助茯苓淡渗利水。诸药配伍,共奏燥湿化痰,和胃降逆之功效。

例 2,病仅 4 个月,体质尚可。除呕吐外,兼见夜难寐、易急躁、胃灼热、多汗出。症属脾虚胃热,湿浊瘀阻,气机失降。取姜半夏、生姜、茯苓为基础,加北秫米与半夏组成。半夏秫米汤之配伍,治胃不和则卧不安;竹茹清胃热、除虚烦;陈皮理气燥湿,伴姜半夏降逆止呕;萸、连相配(左金丸),系寒热并用清泻肝火,可以调和肝胃而止呕吐,善治胃酸灼热之候;妙在重用桑叶能止汗、敛汗,临证屡收功效。诸药相配,共奏化湿浊、降胃逆、调气机之能。

例3,外伤性截瘫住院患者,由于合并慢性泌尿系统感染,长期卧床,膀胱残留尿过多,容易引起急性发作而致高热。此乃肾虚、膀胱湿热,水毒上泛之证。应用通淋化浊的当归连翘赤小豆汤加减实属正治法。但因胃逆上冲不能受药,故配合姜半夏、生姜、茯苓为基础,加陈皮、甘草增强燥湿化痰、理气和中之力;鲜芦根味甘寒,清胃火、除大热、降胃逆、止呕哕,功效尤佳。诸药相伍,共济和胃降逆、解水之毒。辅助当归连翘赤小豆汤顺利的纳入胃中而被吸收,从而发挥了通淋化浊的药效,使病人转安。

2. 关于服药方法,为了能说清楚服药方法,首先了解有关胃的主要生理功能和病理表现。胃的主要功能就是受纳饮食和腐熟(即消化)饮食物,故有"胃为水谷之海"之称。胃的功能称为"胃气"。由于胃需要把消化后的饮食物下输到小肠,所以,胃的特点是以下降为顺。如果胃气不降而上逆,就会引起恶心、呕吐、嗳气、呃逆等症状。恶心、呕吐都是胃气不降的病理表现。当胃气严重上逆时,则必然产生饮水则呕,纳谷则吐。如果此时服用"气厚味苦"的汤药,肯定"病胃"难以接受,将饮入于胃的药物吐出是难免的,也是必然的。所以通过多年的临床体会,将顿服改为少量频服,这样当药物被吸收之后,则呕吐得到缓解。当然配合针刺暂时止呕取效,为服药创造有利的条件,也是医疗实践的探讨。

怎样选读《伤寒论》和《金匮要略》

李书义 （北京朝阳中医院）

陈幼生 （北京崇文中医医院）

王凤岐 （北京东方医院）

　李书义，主任医师，从医 40 余年，多年的临床及教学使其积累了较为丰富的临床经验，尤其在治疗心脑血管疾病及老年病等方面，对于疑难病症有着一定的个人体会和证治经验。

为了更好地学习仲景学说和陈慎吾老师的《伤寒论讲稿》，在此我们介绍怎样选读《伤寒论》和《金匮要略》，以供学习研究仲景学说时参考。

一、《伤寒论》与《金匮要略》的源流

《伤寒论》与《金匮要略》是仲景学术的代表作，张仲景在《伤寒卒病论》（现为《伤寒论》）自序中说："为《伤寒杂病论》合十六卷"，并未提及著有《金匮要略》，而后世《伤寒论》也只有十卷。所以后世医家对此有两点疑义：一为其他六卷如何？ 二为"卒"为何义？宋代郭雍在其《伤寒补亡论》中认为，杂病之杂误书为卒，"今书卒病，则杂病字也……今存伤寒论十卷，杂病论亡矣"。这种解释，得到中医学者的普遍认可。

仲景的十六卷《伤寒杂病论》原书早已散失不全，后经西晋太医令王叔和搜集整理为《伤寒论》十卷。至北宋林亿等校正"伤寒论十卷，总二十二篇，证外合三百九十七法，除重复，定有一百二十二方"，成为后世流行的《伤寒论》。

宋仁宗时，一位翰林院大学士王洙发现了一部十六卷的删节本，名为《金匮玉函要略方》，该书分为三卷，上卷论伤寒，中卷论杂病，下卷载有方药及疗妇人病诸法。林亿等校刊时，认为该书的伤寒部分过于简略，不如《伤寒论》十卷本详细，便只从中卷论杂病以下至服食禁忌共二十五篇，略加校订，分为三卷，又去掉了"玉函"二字，名之为《金匮要略方论》。这就是《金匮要略》的由来。

当然，也有学者认为，《伤寒论》也不只为十六卷。据皇甫谧说："仲景论广伊尹《汤液》为十数卷"。因为晋·皇甫谧距东汉仲景的时代较近，他所看到的《伤寒论》本子，应比较准确。

二、怎样读《伤寒论》

(一)首先要读《伤寒论》白文本

所谓白文本,是指北宋林亿的校刊本,但此本已十分罕见。其次是明代赵开美的翻刻本,此本亦很少见。目前能见到的较好的白文本有 5 种,且都是根据赵开美本影印或排印的。

1.1911 年武昌医馆刊本。

2.1923 年恽铁樵托商务印书馆发行的影印本。

3.1931 年上海中华书局的影印本。

4.1955 年重庆出版社发行的《新辑宋本伤寒论》。

5.1959 年《新辑宋本伤寒论》增附索引再次发行。

(二)参读《伤寒论》注本

《伤寒论》注本繁多,首选注本通常有 5 家。

1. 宋·成无己著《注解伤寒论》10 卷,是《伤寒论》最重要的一部注本。其特点是:第一部通注《伤寒论》的书,并且是以《内经》为主要依据。此书启迪我们对中医辨证施治思想方法的理解,从而更好地把《内经》的理论结合实用于临床。

2. 清·喻嘉言著《尚论篇》4 卷。其特点是:本书以明代方有执的《伤寒论条辨》为依据,用错简方法治学《伤寒论》,前承方有执,后启张璐等诸家,读后可概知伤寒诸家之说。

3. 清·张志聪著《伤寒论集注》6 卷。其特点是:维护伤寒的旧论,主要阐明人体"经气"的变化。本书采用摘其总纲,明其大旨,汇节分章,用理明义尽的方法研究《伤寒论》。读张氏注本,可掌握《伤寒论》的全面分析。

4. 清·柯琴著《伤寒来苏集》8 卷。其特点是:柯氏主张不必孜孜于仲景的旧论篇次,重要的是学习仲景的辨证心法。本书以证为主,"分经类证,以方名证",证因类聚,分篇汇论,提纲详目,以方附后。读柯氏注本,可辨识伤寒方证的关系,很适合于临床应用。

5. 清·尤怡著《伤寒贯珠集》8 卷。其特点是:通过临床实践,从《伤寒论》条文中研究仲景的立法和治疗,非常实用。读尤氏注本,可领会伤寒确立治法的依据。

(三)阅读《伤寒论》的方法

1. 凡对《伤寒论》学习有成就的人,大都是熟读白文本,背诵重要条文,再读注本。

2. 联系经典文献学习,特别是联系《内经》《难经》《神农本草经》等基础理论学习。

3. 文义并研,既要字句斟酌,更要精研透义,结合临床实践去领会贯通。

4. 对文中各条相互对照,如对麻黄汤证及麻黄汤禁忌证等各条对照互明。

5. 要了解并应用方注,以注习文,以注解义,增进对原文的理解。

三、怎样读《金匮要略方论》

(一)首先要读较好的《金匮要略方论》选本

1.《金匮要略》,杨守敬跋的元刊本,流传甚少。

2.《新编金匮要略方论》,商务印书馆据明代吴勉学校刻的《古今医统正脉》本排印。

3.《金匮玉函要备方论》,中华书局据吴校刻本排印的《四部备要》本。

4.《新编金匮要略方论》,人民卫生出版社据明代赵开美校刊的《仲景全书》本,影印单行本。目前最易得到。

(二)选读《金匮要略》注本

《金匮要略》注本远不及《伤寒论》注本多,在此介绍几个较好的注本。

1. 清·尤怡著《金匮要略心典》三卷。其特点是:详述尤氏研习《金匮要略》之心得体会,条理通达,指归明显,辞简意深,深入浅出,令人可以扼要掌握《金匮要略》各篇实质,是必读的注本。

2. 清·周扬俊著《金匮玉函经二注》二十二卷。其特点是:有精义,多发明,而且容易买到,以1958年上海卫生出版社复印本出版发行者为善。

3. 清·魏荔彤著《金匮要略方论本义》三卷。其特点是:对注《金匮要略》的议论和发明最多,读后可启发我们深入分析疾病的方法。

(三)阅读《金匮要略》的方法

1. 由于《金匮要略》是治疗杂病的实用书,它既有理论,更重于临床实际运用,并且提纲挈领的警句对临床实用具有指导意义,应当熟读或背诵。该书重点应在第一篇至二十二篇。

2. 不能望文生义,只图文字解释,而应结合临床实际去体会和领悟。

3. 在全面领会仲景学说辨证论治精髓的基础之上,再对每个具体病症去系统分析,悟出通理和特点。

《伤寒论》知要

张长恩 （首都医科大学中医药学院）

弟子张长恩问:"陈老师,怎样掌握《伤寒论》精髓呢?"师父陈慎吾教授答:"在对《伤寒论》背诵理解的基础上,要知其要。《内经》说:'知其要,一言而尽,不知其要,流散无穷'。"弟子遵循师父的教导指引,夜以继日,不懈地探究追求30年,终于发现了《伤寒论》的要点:即"病—证—方证"三级结构和其代表的八个方证。

一、"病—证—方证"三级结构

1. 病级　病级即《伤寒论》中的太阳病、阳明病、少阳病、太阴病、少阴病、厥阴病。它们是以六经提纲为定义的,并以病代证做了权变,这样六经证便成为外感病的六个阶段,从而成为外感病的辨病纲领。

2. 证级　证级在《伤寒论》中有明指或暗寓。明指者,如太阳病有伤寒证、中风证,阳明病之热证和实证;暗寓者,如少阳病之胆火内郁、枢机不利证,太阴病之脾阳虚弱、寒湿内停证,少阴病之肾阳虚衰、阴寒内盛证,厥阴病之寒热错杂、虚实相因证。暗寓之证主要是从分析有关原文而得到的,这为进一步指导辨认方证打下牢固的基础。

3. 方证级　方证级是辨证的基础单位,在《伤寒论》中计有112个方证,它要求精准,既要有扎实的中医辨证理论,又要有熟练的仲景方药学知识,还要有经方大师的传带指导,这样才能掌握正确方证辨证及临床运用的基本功。

基于上述,"病—证—方证"的三级结构形式也可以看作是"立体—面—点"的关系。其中病是方证的上位概念,方证是病的下位概念,证是病和方证的中介概念。弄清了层次,也就搞清了病与方证的辖属关系,这就为中医的病与证相结合的辨证论治奠定扎实的理论基础。

二、八个代表方证

(一)麻黄汤证

【证象】　发热恶风寒,头痛,身疼,腰痛,骨节疼痛,无汗而喘,脉浮紧。

【证质】　风寒外束,卫遏营滞。

【证治】　发汗解表,宣卫畅营。

【证方】　**麻黄汤方**

麻黄9克,桂枝6克,杏仁12克,炙甘草3克。

上 4 味，以水 1800 毫升，先煮麻黄减 400 毫升，去上沫，内诸药，煮取 500 毫升，去滓，温服 160 毫升，覆取微似汗，不须啜粥。

【治验举例】 马某，男，28 岁，2006 年 7 月 8 日初诊。

就诊前日下午踢足球后用冷水洗澡，夜间恶寒发热，体温 39℃，无汗，头痛，身痛，腰痛，骨节疼痛，口不渴，咽喉痛而不红肿，苔薄白，脉浮紧。此属太阳病表实证，治以发汗解表，与麻黄汤。

麻黄 9 克，桂枝 6 克，杏仁 12 克，炙甘草 3 克。

上药急煎，按法即服，得微汗，热退痛止，仅服 1 剂则愈。

(二)桂枝汤证

【证象】 啬啬恶寒，淅淅恶风，翕翕发热，汗自出，头项强痛，鼻鸣干呕，脉浮弱。

【证质】 风寒袭表，营弱卫强。

【证治】 解肌祛风，调和营卫。

【证方】 **桂枝汤方**

桂枝 9 克，白芍 9 克，炙甘草 6 克，生姜 9 克，大枣 4 枚。

上 5 味，以水 1400 毫升，微火煮取 600 毫升，去滓，适寒温，分 3 次服，每次服 200 毫升，片刻，喝热稀粥一碗，并盖被取微汗，但以周身微似有汗为宜，不可汗出太过，病必不除。若一服汗出病瘥，余药停服，不必尽剂。若病不除，可继续服药，并可缩短给药时间，直至病愈为止。服药期间，忌食生冷、黏滑、肉面、五辛、酒酪、臭恶等物。

【治验举例】 罗某，男，56 岁，1995 年 12 月 26 日初诊。

今春患冠心病，曾住某医院 2 个月，出院后自觉体质下降，稍有不慎，即患感冒。昨日着凉，旋即头痛身痛，鼻塞流清涕，发热恶寒，无汗。自服感冒通而汗出太过，遂致全身酸楚，动则汗出，纳呆而欲呕，心悸气短，舌淡苔白，脉浮弱。诊为表证未解，营卫失和。治以祛风解肌，调和营卫法。方用桂枝汤。

桂枝 9 克，白芍 9 克，炙甘草 6 克，生姜 9 克，大枣 4 枚。

煎服按桂枝汤法。上方服完 2 剂，自汗已止，身爽不楚，诸证若失，嘱其将息饮食调养。

(三)白虎汤证

【证象】 大热(不恶寒，反恶热)，大汗出，大烦渴，舌苔黄燥，脉洪大或脉浮滑。

【证质】 热入阳明，燥热亢盛。

【证治】 辛寒重剂，清解阳明。

【证方】 **白虎汤方**

生石膏 48 克，知母 8 克，粳米 18 克，炙甘草 6 克。

上 4 味，以水 2000 毫升，煮至米熟，其汤即成，去滓，分为 3 份，早、中、晚各服 1

份,温服。

【治验举例】　贾某,男,36 岁,2005 年 5 月 10 日初诊。

就诊前日患外感,发热不止,自服感冒通或安乃近,其热汗出稍退,但旋退旋起。2 天后仍持续发热达 39℃。5 月 10 日,其父带其来诊。诊见:发热不恶寒,口渴心烦,欲饮冷饮,自汗出,咽微痛,舌红苔黄,脉象浮大。此为热入阳明,气分热盛证,治当辛寒重剂,清解阳明。急疏白虎汤。

生石膏 48 克,知母 8 克,粳米 8 克,炙甘草 6 克。

2 剂,按白虎汤煎服法。仅服 2 剂,即热退身和而愈。

(四)大承气汤证

【证象】　潮热,谵语,大便不通,或热结旁流,腹部胀满硬痛,或绕脐疼痛,拒按,手足溅然汗出,甚则喘冒不得卧,神昏谵语不止,或目睛不和,视物不清,循衣摸床,惕而不安,舌苔发黄或焦燥起刺,脉沉实或沉迟有力。

【证质】　阳明腑实,痞满燥实。

【证治】　攻下实热,荡涤燥结。

【证方】　**大承气汤方**

大黄 12 克,枳实 15 克,厚朴 24 克,芒硝 5 克。

上 4 味,先用水 2 000 毫升,煮枳实、厚朴 2 味,取 1 000 毫升,去滓,下大黄,煮取 400 毫升,去滓,将芒硝调入,并加热使之充分溶解,分 2 次温服。如果得大便泻下,剩下的勿再服。

【治验举例】　孙某,男,34 岁,2004 年 8 月 15 日初诊。

腹痛 3 天,某医院诊断为“急性麻痹性肠梗阻”,经禁食、胃肠减压,腹痛未减。故来我处就诊。诊见,患者痛苦面容,腹部胀满,绕脐疼痛,拒按,大便 6 日未解,小便短赤,饥不欲食,心烦急躁,舌红苔黄起刺,脉滑有力。据此辨为阳明腑实,肠燥结实证。治宜大承气汤。

大黄 12 克,枳实 15 克,厚朴 24 克,芒硝 5 克。

按大承气汤煎服法 1 剂。服后腹痛甚,片刻即频传矢气,而后排出臭秽粪便许多,随之腹痛腹胀锐减,神情转畅,嘱以素食调养。

(五)小柴胡汤证

【证象】　往来寒热,胸胁苦满,默默不欲饮食,心烦喜呕,脉弦细。

【证质】　邪犯少阳,枢机不利。

【证治】　和解少阳,疏利枢机。

【证方】　**小柴胡汤方**

柴胡 24 克,黄芩 9 克,半夏 10 克,生姜 9 克,党参 9 克,炙甘草 9 克,大枣 4 枚。

上 7 味,以水 2400 毫升,煮取 1200 毫升,去滓,再煎取 600 毫升,温服 200 毫升,每日 3 次。

【治验举例】 贾某,男,34 岁,工人,1998 年 10 月 6 日初诊。

患感冒已 7 日,自服中西抗感冒药数种,又在本厂医务室打针、输液 3 日不愈。现症头痛且晕,往来寒热,胸胁苦满,纳呆欲呕,舌苔薄白,脉弦细。诊为邪犯少阳,枢机不和证,选用小柴胡汤主之。

柴胡 24 克,黄芩 10 克,党参 10 克,半夏 10 克,生姜 10 克,炙甘草 10 克,大枣 4 枚。

按小柴胡汤煎服法,3 剂而愈。

(六)理中汤证

【证象】 自利不渴,腹满而吐,食不下,自利益甚,时腹自痛,舌淡苔薄腻,脉沉弱。

【证质】 太阴阳虚,寒湿内盛。

【证治】 温中散寒,健脾燥湿。

【证方】 **理中汤方**

干姜 9 克,白术 9 克,党参 9 克,炙甘草 9 克。

上 4 味,以水 1600 毫升,煮取 600 毫升,去滓,温服 200 毫升,日 3 服。

【治验举例】 刘某,男,41 岁,2001 年 3 月 12 日初诊。

患慢性腹泻已逾 1 年,经常腹胀肠鸣,大便稀溏,日下五六次,食纳不馨,身软乏力,曾多次医治而效不显。来诊时,面色苍白,神疲体倦,恶寒喜暖,渴喜热饮但不多,腹胀而喜按,舌淡而胖,苔白腻,脉沉迟。此系中阳虚弱,寒湿内盛,治宜温振中阳,健脾燥湿。方用理中汤。

干姜 10 克,白术 10 克,党参 10 克,炙甘草 10 克。

按理中汤煎服法。上方连服 7 剂,病情大有好转,继服 7 剂,药尽病瘥。

(七)四逆汤证

【证象】 恶寒蜷卧,精神萎靡,四肢厥逆,下利清谷,呕吐,口不渴或渴喜热饮,舌质淡,苔白滑,脉沉微。

【证质】 阳气衰微,阴寒内盛。

【证治】 温阳抑阴,回阳救逆。

【证方】 **四逆汤方**

干姜 5 克,附子 9 克,炙甘草 6 克。

上 3 味,以水 600 毫升,煮取 240 毫升,去滓,分 2 次温服。

【治验举例】 谢某,男,72 岁,2003 年 7 月 18 日初诊。

患者体质较弱,经常感冒,时值夏日,仍穿毛衣,怕风恶寒,畏冷欲热,冷则下利频作,来诊时,精神疲惫,手足发凉,自觉胃中冷,喜热饮但不多,日下利两行,且完谷不化,腰酸腿软,四肢乏力,舌淡白,苔薄腻,脉沉细。此为少阴阳虚,阴寒内盛。治宜温阳抑阴,回阳救逆,以四逆汤主之。

干姜 5 克,附子 9 克,炙甘草 6 克。

按四逆汤煎服法。服 1 剂后,精神转佳,服 3 剂后,手足转温,已脱下毛衣,下利已止,诸证消失而愈。

(八)乌梅丸证

【证象】　腹痛绕脐,或右上腹疼痛,甚则痛引右肩部,时作时止,呕吐或吐蛔,痛剧时四肢厥冷,脉微,心烦不安,痛止则安静如常。

【证质】　胃热脾寒,肝乘蛔扰。

【证治】　寒热并用,安蛔止痛。

【证方】　**乌梅丸方**

乌梅 300 枚,桂枝 18 克,当归 12 克,党参 18 克,干姜 30 克,附子 18 克,蜀椒 24 克,细辛 18 克,黄连 48 克,黄柏 18 克。

上 10 味,分别捣筛,备用。用米醋泡乌梅一宿,去核,与米 10 升。共蒸,饭熟后捣成泥,放入其他药,共同放于臼中,加上蜜,杵 2000 下,做成如桐子大的小药丸,饭前服用,每次 10 丸,每日 3 次,可稍加至 20 丸,服药期间,忌食生冷、滑物及臭食等。

【治验举例】　尹某,男,45 岁,2004 年 10 月 6 日初诊。

患上腹疼痛,反复发作,已有 2 年之久,经医院诊为"肠神经官能症",屡治罔效。昨晚又作,今晨来诊时,形体消瘦,神情抑郁,面色苦容,昨夜腹痛,疼痛极甚,辗转不安,呻吟不已,难以耐受,今晨稍轻,食纳不甘,伴有恶心,小便尚可,大便溏软,日行 1 次,脘腹喜热,四肢欠温,舌质偏暗,苔薄白,脉沉细弦。此寒热交错,虚实相因之证,可选用乌梅丸,但目前尚无成药,故改丸为汤。处方如下:

乌梅 10 克,川椒 5 克,干姜 6 克,细辛 5 克,当归 6 克,党参 10 克,桂枝 12 克,炮附片 6 克,黄连 10 克,黄柏 6 克。

药进 3 剂,腹部疼痛遂止,患者大喜,亦能进食,口中较和,身体舒适,舌尚暗淡,脉沉弦细,效不更方,连进 12 剂而愈。6 个月后随访,未再反复。

小结

1. 上述知要,是言《伤寒论》之常。主要说明"病—证—方证"和代表方证及其临床应用的关系(附图 1)。

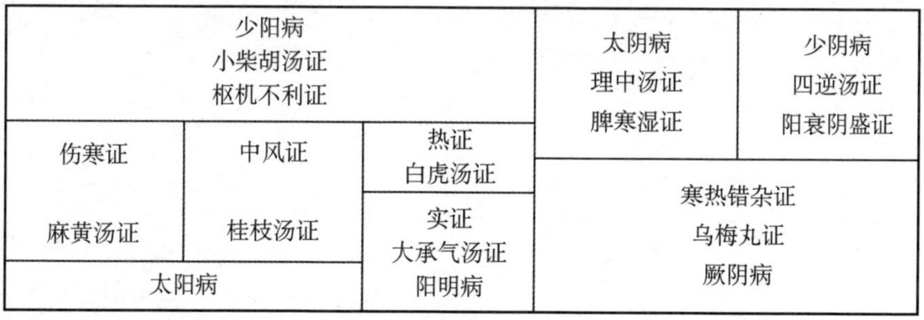

少阳病 小柴胡汤证 枢机不利证			太阴病 理中汤证 脾寒湿证	少阴病 四逆汤证 阳衰阴盛证
伤寒证	中风证	热证 白虎汤证		
麻黄汤证	桂枝汤证	实证 大承气汤证	寒热错杂证 乌梅丸证 厥阴病	
太阳病		阳明病		

附图 1　"病—证—方证"三级结构示意图

2. 知常才能达变,从而引申六经病证的传变、合病、并病、坏病、可治病、不可治病,顺证、逆证、典型方证、非典型证等,深入探究,自在掌握之中。

3. 上述 8 个代表方证,是六经病证的主方证,以此导出的类方证,构成了《伤寒论》112 方证之系统,清代徐大椿之《伤寒论类方》,近代左季云之《伤寒论类方汇参》、胡希恕之《经方传真》等,皆从经方着眼,余受大师们的启迪,则改从方证探求,对证而求方,因方而援案,因案而知所取舍,宋代林亿等人所说:"尝以对方证对者,施之于人,其效若神。""区区之心,窃慕乎此。"

王明五运用经方治疗疑难病经验

王泽生 （北京朝阳区新源里医院）

王泽民 （中国中医科学院望京医院）

王明五，1918 年生于河北省滦县岳各庄乡。出身中医世家，师从著名中医岳美中教授。1954－1958 年在北京中医研究所跟随陈慎吾等老师学习。在北京朝阳中医医院行医 50 余载，擅长于运用经方治疗肿瘤及内科、妇科疑难杂症。

王明五老中医临证 50 余载，擅用经方治疗疑难杂证，每获良效，兹举验案五则简介如下。

一、小柴胡汤治疗定时肌无力

王某，女，12 岁。定时肌无力反复发作 1 年，经中、西医治疗未效。症见：每天上午 11 时许出现全身肌无力，不能行走，但欲寐，约 2 小时后自行缓解，缓解后如常人。已休学 1 年。舌苔薄白，脉弦细。此系午时发病，阴阳交接不利使然，治当调和阴阳，方选小柴胡汤：柴胡 25 克，党参 10 克，半夏 10 克，炙甘草 6 克，黄芩 10克，生姜 10 克，大枣 4 枚。3 剂，水煎服。服药后，上述症状减其大半，继服 3 剂，诸症消失，后随访 20 年，身体健康，未见复发。

【按】 小柴胡汤寒温并用，升降协调，疏利三焦，通达上下，宣通内外，调和阴阳，治疗定时发作性疾病属于邪郁少阳者，如定时发热，往往疗效显著。

二、下颌关节弹响症

李某，男，19 岁，在校大学生，2005 年 4 月 18 日初诊。患者右下颌关节部位咬东西时有咯吱咯吱的声响，并伴有酸痛感 1 年余。曾到多家医院诊治，后经某院诊断为"下颌关节炎"，要给予手术治疗，患者因害怕手术，未接受治疗。服中、西药无效。患者体胖，面色白，动则头微微出汗，右下颌关节部位有压痛感，舌苔薄白，脉浮滑。既往有夜间睡觉咬牙病史。中医辨证：患者体胖，属痰湿偏盛；动则汗出当属卫阳不固，风寒之邪乘虚而入，与痰湿阻滞于阳明经，经络阻滞，关节失于濡润滋养，故下颌关节疼痛，动则有声响。治宜解肌和营，化痰通络。方用桂枝汤加味：桂枝 10 克，白芍 10 克，半夏 10 克，陈皮 10 克，茯苓 10 克，全蝎 3 克，僵蚕 6 克，白芷6 克，炙甘草 6 克，生姜 9 克，大枣 4 枚。3 剂，水煎服。患者服完 3 剂后下颌关节疼痛减轻,效不更方,继服原方 7 剂,诸症消失,多年的夜间睡觉咬牙症亦随之而愈,随访 1 年未复发。

三、手指颤动症

唐某,女,63 岁,退休医生,2006 年 7 月 4 日就诊。患者 2 周前无明显诱因出现右手拇指颤抖,静止时加重,速到医院诊治。经头部 CT,及颈部 X 线片检查均未见明显异常。予一些营养神经的西药治疗 1 周未效。7 月 4 日就诊于余。患者素有高血压病史,服降压药血压控制平稳,除右手拇指不由自主地颤抖外,余无不适。舌苔白,脉弦缓。患者年逾六旬,气血已亏。"气主煦之,血主濡之"(《难经》)。"掌受血而能握,指受血而能摄"(《素问·五脏生成篇》)。"血和则筋骨劲强关节清利矣"(《灵枢·本脏篇》)。今气失温煦,血不濡润,指不受血,故颤证生矣。治宜滋阴养血,舒筋活络。考虑到桂枝汤有滋阴和营之功,桂枝又有"温筋通脉"之效(《名医别录》),因与桂枝汤加鸡血藤等以加强舒筋活络之功。处方:桂枝 9 克,白芍 12 克,炙甘草 6 克,葛根 10 克,威灵仙 10 克,鸡血藤 12 克,片姜黄 10 克,生姜 9 克,大枣 4 枚。3 剂,水煎服。患者服完 3 剂手颤即止,至今未复发。

四、荨麻疹

张某,女,48 岁,教师,2005 年 3 月 17 日就诊。因患荨麻疹反复发作半年余,此次发作 2 天。患者 2004 年秋天因"受风"自觉全身瘙痒,抓之则起成片的疙瘩,遍及全身。在某医院诊断为"荨麻疹",予葡萄糖酸钙静脉注射,口服抗过敏药,两天后疹退痒止。此后稍一受风则复发,虽服大量抗过敏药及疏风解表的中药,均未能彻底治愈。刻下症:患者全身浅红色疙瘩,瘙痒异常。患者平素怕冷怕风,饮食二便无异常,舌苔薄白,脉浮缓。中医辨证:卫阳不固,风邪外袭。"卫气者,所以温分肉,充皮肤,肥腠理,司开阖者也。""风善行而数变。"今卫外不固,风邪乘虚而入,故全身瘙痒,此起彼伏反复发作。治宜解肌祛风,调和营卫。方用桂枝汤加味。处方:桂枝 10 克,白芍 10 克,防风 6 克,蝉蜕 6 克,炙甘草 6 克,生姜 10 克,大枣 4 枚。3 剂,水煎服。21 日复诊云:服完 1 剂自感身微热,随后瘙痒止,丘疹渐消,3 剂服完丘疹全退。考虑患者病久卫气虚,恐其复发,上方加生黄芪 15 克,继服 7 剂以巩固疗效。随访 1 年未见复发。

【按】 桂枝汤出自《伤寒论》,用于治疗太阳病外感风寒表虚证。该方组方严谨,配伍精当,外证得之为解肌和营,内证得之可化气,调和阴阳。柯琴赞之曰:"此为仲景群方之冠,乃滋阴和阳,调和营卫解肌发汗之总方也。"

五、奔豚

李某,女,67 岁,1972 年 6 月初诊。腹痛反复发作 8 个月,加重 1 个月。患者腹痛时发时止,发则腹中雷鸣,从少腹出现肠型,向上冲动,伴食入即吐,腹痛拒按,遇寒痛甚,得温痛减。痛甚则不省人事。刻诊:近1个月来,发作频繁,不能进食,只能靠输液维持营养。每日发作,痛甚则昏不知人,医院欲剖腹探查,患者拒绝。

舌质淡,苔薄白,脉弦迟。辨证:脾胃虚寒。此寒气客于肠胃之间,故腹中雷鸣,上下攻冲作痛。治宜温补脾胃,方用大建中汤合桂枝加桂汤。处方:干姜12克,川椒10克,人参6克,炮附子10克,桂枝15克,白芍10克,生姜10克,炙甘草6克,大枣4枚,粳米20克,水煎服,每日1剂,分6次温服。服药3剂后,腹痛减其大半,诸症悉减,继服7剂,腹痛消失,诸症悉除。随访8年,未见复发,身体健康。

"保胃气, 存津液" 之心得

张克庄 （北京市中医药学校）

张克庄, 男, 汉族, 1932 年生, 汇通第十班毕业, 主治中医师, 中医一级教师, 曾在中国中医研究院、北京市中医药学校等从事临床和教学工作(包括讲授《伤寒论》及《金匮要略》)。

陈慎吾老师在讲《伤寒论》《金匮要略》时盛赞仲景"保胃气, 存津液"的医疗思想, 现据所学之一得, 就正于同道。

脾胃居中属土, 生万物, 灌四旁(指其余四脏, 亦含全身), 故曰: "有胃气则生, 无胃气则死"。津液(亦含阴血)为人身之物质基础, 故在疗、养、护中, 必须时时注意"保胃存津", 仲师于此, 可谓典范。

被柯韵伯尊为"仲景群方之冠"的桂枝汤, 除君药桂枝辛温散风解肌发汗, 尚有臣药芍药酸敛和营以存津液, 并佐大枣助之, 而大枣、甘草又含甘以保土、助正以驱邪之义。药后啜粥, 除助药力以解肌发汗, 尚具养土保津之义。其服法要求"染染微似有汗……不可令水流漓"则存津更明。此外, 禁忌诸项, 亦不离保胃。

麻黄汤, 后世称为发汗峻剂, 但其要求也只是"复取微似汗", 且除"不须啜粥"外, "余如桂枝法将息"。保胃存津, 无异桂枝。

大青龙汤, 麻黄六两, 为麻黄汤之二倍, 然同样要求"取微汗", 更嘱汗多时"以温粉粉之"。"一服汗者, 停后服。"意在何? 无须赘言。

第 71 条(按赵开美本条序, 下同), "太阳病, 大汗后, 胃中干……欲得饮水者, 少少与饮之, 令胃气和则愈"。则是救津和胃之又一法也。

众方中被广泛应用的人参、甘草、大枣, 以及粳米、饴糖、术蜜等, 亦明示仲师保胃之旨。现以六经主方为例。

太阳病: 麻黄汤含甘草; 桂枝汤含甘草、大枣。

阳明病: 白虎汤含甘草、粳米; 大承气虽为峻下, 无人参、甘草、大枣等, 但又有以其峻下而达存阴之目的; 小承气则"微和胃气"; 调胃承气以甘草缓硝黄以"调胃"。

少阳病: 小柴胡汤含人参、甘草、大枣。

太阴病: 理中汤含人参、白术、甘草。

少阴病: 四逆汤含甘草。

厥阴病: 乌梅丸含人参、蜜、米饭。

尤其值得注意的是十枣汤,众所周知,方剂命名,常依君药,而本方却避君药(芫、遂、戟)而以"十枣"为名。虽有枣色赤,应四神之"朱雀",然其避防逐水伤胃伤津之意甚明。况其服法,强、弱人不同量,下少再加,利后糜粥等,均明显地体现了在峻下逐水中力避伤胃损津之临渊、履冰小心翼翼之情。

世有"伤寒怕亡阳,温病怕伤阴"之论,纵览大论,难以得到只重亡阳的结论,如不可汗诸条(麻黄九禁)。

第 49 条:"尺中微,此里虚"须"津液自和"而愈。

第 50 条:"尺中迟"为"荣气不足,血少故也"。

第 83 条:为津亏咽燥。

第 84 条:为阴亏有热之淋家。

第 85 条:为气血不足之疮家。

第 86 条:为阴血素亏之衄家。

第 87 条:为气血不足之亡血家。

第 88 条:为阴血俱虚之汗家。

第 89 条:为素寒阳虚。

综视之,虽也涉及阳、气,但阴津荣血确占绝对多数。

此上种种,一再证明陈师所赞仲景之"保胃气,存津液",诚言之有据、信而有征也。

"保胃、存津"属中医补法、扶正范畴。补者,补其虚也,然实证驱邪时,当虑伤正,而配合扶正之品。

某治癌专家,在以某药杀癌细胞时,患者副作用强烈,甚至个别丧生。但此君总结时却说:"由杀癌角度讲,此药应该肯定"。呜呼!如此见物不见人,诚可悲也。设若稍学仲景,亦不致如此大智实愚吧!学习经典之现实意义实不可忽之也。

忆陈慎吾老师对《伤寒论》学习方法论述

张克庄 （北京市中医药学校）

本文非对陈师讲述的记录，是讲课时零散提及的。几十年了，虽记忆深刻，但难免挂一漏万，或有本人的误解。敬请广大读者指正。

1. 暂时把"以前的"放下，这是一位同学发表于某报的文中涉及的，作者是西医，陈师的意见可能嘱他不要急着联系现代医学和现代科学，并以其为准评判是非。其实，岂止中西之间，即使中医本身，也有各种学派，《伤寒》也是注家繁多，初学者若想由此众说纷纭中理出头绪，简直是不可能的。因此，需要暂时放下它，先把"一家之言"学下来，到一定程度再博览，由十而一（即由博而约）。我的一学生，上《伤寒》课时总是拿本参考书，边听边对照，虽劝阻，但无效，结果是"乱了套"。

2.《伤寒论》是一个整体，条文顺序常寓深意，或有隔条呼应。

如第 1 条（按明赵开美本条序，下同）"太阳病，脉浮，头项强痛而恶寒。"是太阳提纲。第 3 条"太阳病，或已发热，或未发热，必恶寒，体痛，呕逆，脉阴阳俱紧者，名曰伤寒。"是太阳伤寒提纲。第 35 条麻黄八证，又补充了太阳伤寒的证。只有将这 3 条结合起来，才能正确掌握太阳伤寒（麻黄汤证）。再如第 51 条"脉浮者，病在表，可发汗，宜麻黄汤"。第 52 条"脉浮而数者，可发汗，宜麻黄汤"。若拘泥于句下，不参考其他经文，不问何证，不问是何种浮脉，而用麻黄汤，则很可能败事。其实此两条是继第 49 条里虚"尺中微"和第 50 条血少"尺中迟"而言。

在麻黄汤与衄，有第 46 条"衄乃解"，第 47 条"自衄者愈"；有第 55 条衄后伤寒未解仍用麻黄汤；有第 86 第阴血素亏的"衄家不可发汗"。只有细读、深思、对照，才能掌握可用、不可用、不须用。

3. 于无字中求之，虽无其字，但"悟"则可得"弦外之音"。

（1）以症（或脉）代经：一个症状（或脉象）代一经。如第 8 条，以"头痛"代太阳病；第 23 条"呕"代少阳；"清便欲自可"代未传阳明；第 37 条"胸满胁痛"代少阳；"浮"代太阳；第 61 条"呕"代少阳；"渴"代阳明。

（2）以方测证：如第 18 条"喘家作，桂枝加厚朴杏子佳"。据其方为桂枝汤加味，测知其"作"乃"作中风"。第 32 条由葛根汤中含麻、桂而测知其所云"太阳病"当是太阳伤寒。第 68 条，芍药甘草附子汤之组成，知其"虚故也"乃阴阳俱虚，而其"恶寒"当是阳虚，而非表证，再由其前一"反"字亦可佐证。第 69 条茯苓四逆汤为阴阳两虚。还有些初看之，经文与方剂似有矛盾，就更应以方来做决断，如第 63 条及第 162 条麻杏石甘汤的"汗出"用麻黄，"无大热"用石膏，实则此汗出非属表虚，乃肺热熏蒸所致；而其"无大热"是指表无大热，其热在里（肺）。还有第176条"表有热，里有寒"用白虎汤，应据石膏知母而理解为表里俱热。

（3）测病性：如第17条，酒客服桂枝汤后呕吐。以酒可助湿热，测酒客属内有湿热，而桂枝汤在本条中只云"甘"，实则是甘（草枣）能助湿，辛温（桂）助热，湿热内蕴，胃气不降而反上逆。如胃中湿热久羁，则肉腐血溢而"吐脓血"矣，即第19条。

（4）详于彼而略于此（省文）：如第51、第52两条均为麻黄汤，但言脉未及证，这就需要联系有关太阳伤寒（麻黄汤证）经文而理解了。

（5）插叙（自注）：如第27条"太阳病，发热恶寒，热多寒少，脉微弱者，此无阳也，不可发汗，宜桂枝二越婢一汤"，其中"脉微弱……不可发汗"。第41条"伤寒，心下有水气，咳而微喘，发热不渴，服汤已渴者，此寒去欲解也。小青龙汤主之"，其中"服汤已渴者，此寒去欲解也"。第63条"发汗后，不可更行桂枝汤，汗出而喘，无大热者，可与麻黄杏仁甘草石膏汤"。第162条"下后，不可更行桂枝汤，汗出而喘，无大热者，可与麻黄杏仁甘草石膏汤"之前或后。

除上述种种，还有一个值得一提的就是"小组讨论"。即听完课后组织小组讨论。由于同学的基础、经历、思维方式、接受能力，以及所阅参考资料不同，对老师所教理解上有深浅和差异。在小组讨论中互相交流、启发而得到互补、提高。同时，也培养了对学术问题相互探讨的习惯，并增强了同学间的友谊。我至今仍然怀念这种学习方式。

研读温经汤之心得

林有英　（首都医科大学北京中医药学院）

林有英，男，1934年生于北京，1950年开始学医，1953年拜受于许作霖、陈慎吾老师门下学习，加入北京市中医学会，业医，至今50多年。

《金匮要略·妇人杂病脉证并治第二十二》篇中，有一段原文："问曰：妇人年五十所病下利数十日不止，暮即发热，少腹里急，腹满，手掌烦热，唇口干燥，何也？师曰：此病属带下何以故，曾经半产瘀血在少腹不去，何以知之，其证唇口干燥，故知之，当以温经汤主之。"

温经汤方：吴茱萸三两，当归、川芎、芍药、人参、桂枝、阿胶、牡丹皮（去心）、生姜、甘草各二两，半夏半升，麦冬一升（去心）。

上十二味，以水一斗，煮取三升，分温三服。亦主妇人少腹寒久不受胎，兼取崩中去（似为"出"之误）血或月水来过多及至期不来。

愚以为"温经汤"方乃是临证常用、功效卓著、历久不衰、难以替代的经典方剂。信手拈来，对症施用，无不应手而收功，可谓"经方"之典范也。每每复习此段原文，总有梗涩之感。反复诵读，忽闻河南之乡音，豁然开朗。其实仅为前人断句之误也！殊不知，汉代学者著书立言于"木牍""竹简"流传于世，或为"帛书"以至刻版印刷，皆无标点符号，后人研习，辄以红殊点逗，使之成句，加以诵读。点逗之人，忽略了仲师乃是河南南阳之人，在其著作之中，夹有地方方言、俚语，何足为奇。综观《伤寒论》《金匮要略》之原文当中，"中"（读 zhǒng）与"不中"屡见不鲜。"利数"（读 shuò）"不利数"之句，亦有出现。而本段原文之中"问曰：妇人年五十所病下利，数十日不止……（下略）"，皆都断读为"问曰：妇人年五十所，病下利，数十日不止……（下略）"。窥以为或可断读为"问曰：妇人年五十，所病，下利数，十日不止……（下略）"。两相比较，立见端倪，无须更正"下利"为"下血"之笔误，更无妄议"数十日不止"之嫌。"下利数（读为 shuò）"正是河南南阳地方之方言、俚语，出于仲师之口，著之于"木牍""竹简"传于后世，为后人传抄学用，何足为奇！余今冒昧正之。

这段原文，可以释译为"问曰：五十岁右右之妇人，下焦经血，仍然利数（读 shuò），可谓为病，亦可谓不病，所谓病者，实为'下利数'太过，延至十日，仍不能自止，同时续见'暮即发热，少腹里急，腹满，手掌烦热，唇口干燥等症，这是为何？老师答曰：此病属带下妇人之病……（以下从略），当以温经汤主之。'"方后自注之文又说："亦主少腹寒，久不受胎，兼取崩中去（或可为'出'）血，或月水来过多，乃至期不来"。反复说明温经汤之主治事项,申明其中之理。

探明事理,在临证当中,以温经汤方调治妇人杂病中之所谓"更年期综合征",何其恰如其分。尤其是虚实夹杂,寒热相混,月经不调,漏下不止或至期不来者,屡用屡验。取其温阳散寒,引火归元,温经暖宫,化瘀通经,止漏固冲,皆相宜也。

管窥之见,以引金玉良言,弘扬中国医学之宝藏以为现实服务大众,明辨先师辨证、组方、用药之法则,善莫大焉。

附:"温经汤"方验例两则

案例1

杨某,女,44岁,首都机场某公司。

2006年3月首诊。

近半年月经不调,前后无定,且淋漓难收,伴有腹痛,腹下凉,跗有微肿。咽干口燥,舌糜,面赤,脉象弦无力,舌红滑,口中多涎,皆属"冲任受损,寒阻于,虚火上之症",当以"温经固冲,养血暖宫,引火归元"之剂,方拟如下。

当归10克,红参、白参各10克,川芎15克,肉桂10克,台党参15克,法半夏10克,吴茱萸10克,麦冬15克,牡丹皮15克,生甘草10克,炮姜炭5克,生阿胶(烊化)15克,生姜3片。

水煎2次,混合,早晚各半,温服,每日1剂,连服7日。

药后复诊:漏下已收,还有少许带下,腹痛,余证均有好转,二便调,食寐佳,中渐退。仍以本方再进,又连服2周后,显著好转,月经应时而行,五日后自收,乃停药,今去妇科复查,结果"肌瘤,手肿"已无踪迹。一切均已正常,更有幸者,半年后,又怀孕,足月产一男婴,母子平安,迄今1年余,安为如同此年,此皆"经方"妙用之功效也。

案例2

陈某,女,54岁,北汽,退休工人。

年逾五十,月经不但未绝,且多频仍,绵延十余日不能自收,最多时如同"崩中漏下",腹痛,贫血状,某医院妇科诊为:更年期功能性出血,二度贫血,脉象细,面色光,无热畏寒,腹中冷,尿频,便溏,舌淡苔滑。

此皆"冲任,宫寒不能摄固"之症,乃与"温经汤"原方,重用阿胶治之,方拟如下。

当归10克,杭白芍15克,川芎15克,肉桂10克,党参15克,法半夏10克,吴茱萸10克,牡丹皮10克,麦冬15克,生甘草10克,生姜3片,生阿胶(后下,烊)25克。

水煎2次,混匀,早晚温服各半,每日1剂,连服7日。1个多月后复诊,自诉:服药后大有好转,坚持照方服用,前后约服20余剂,漏下尽收,面色润泽,脉亦,食寐佳,二便准,多年之带下腹痛,均已消失,前后判若两人,见者无不称奇。

不读仲景书，无以起沉疴

徐洁生 （北京中医药大学附属护国寺中医医院）

徐洁生，女，1937年生，北京中医药大学附属护国寺中医医院主任医师、教授。1957年考入陈慎吾教授主办的汇通中医讲习所。

从医近50年，主攻哮喘、肿瘤、顽固性头痛、内分泌及血液病、皮肤科、五官科，尤擅长眼科。

仲景《伤寒杂病论》融理、法、方、药于一炉，创立了祖国医学的临床辨证论治体系，指导着医家的临床实践。笔者在多年的医疗生涯中（尤其治疗疑难病），备受恩霖。举例如下。

一、悬饮治验

阎某，男，18岁，学生，初诊于1971年4月25日。右胸憋闷、疼痛2个月余，3日来痛剧憋闷，咳唾引痛，痰黄稠，发热恶寒，大量盗汗，纳差，腹胀，口干多饮，饮则脘胁胀甚；烦躁，失眠，无力，大便干，少尿。望之仰卧于床，面色萎黄，神情烦躁，舌淡红质干，苔白腻夹黄，声低气怯，肤热，脉滑数寸细数。（X线检查右下四前肋间一片密实阴影，肋膈角消失，考虑胸膜腔积液。白细胞16 000，中性粒细胞75%，淋巴细胞22%，嗜酸性粒细胞3%，血沉110mm/h，体温38.3℃，血压120/70mmHg。

辨证为悬饮内滞，胸阳痹阻，郁久化热。法宜化痰逐饮，疏通胸阳，清肺泄热。葶苈子、杏仁、薤白、白术各10克，大枣、桔梗各6克，茯苓、百部各12克，沙参、冬瓜仁各10克，瓜蒌15克，5剂，水煎服。外用：醋调白矾，葱胡（捣烂）敷双足心。

复诊：药后胸痛咳嗽明显减轻，发热恶寒解，体温已正常，纳增，口干、盗汗、腹满均减轻，二便调，精神佳，舌淡红苔薄白微腻，上方加减调之……

四诊：足心汗出甚多，胸痛咳嗽除，盗汗腹满解，饮水正常，食欲佳，眠安，二便正常，精神愉快，面色红润。舌红苔薄白，脉细缓。X线检查：右侧结核性胸膜炎吸收好转。血象、血沉、体温等一切正常而告愈出院。

此证之治疗完全是在仲景理论指导下进行的。《金匮》云："问曰：'夫饮有四，何谓也?'师曰：'有痰饮、有悬饮、有溢饮、有支饮。'问曰：'四饮何以为异?'师曰：'……饮后水流在胁下，咳唾引痛，谓之悬饮。'"饮邪的特点是局部停水，根据停水的部位通常分四个类型。水饮积留胁下的为"悬饮"，其病理变化是脾阳不运，三焦气化失常。饮之治法当以温药"和"之，故选用茯苓、白术健脾燥湿、渗利小便。仲景还提出"病悬饮者，十枣汤主之"。此方为攻逐水饮峻猛之剂，适用于水饮结蓄严重而胸胁胀、满、痛，咳则胀痛加重，呼吸转动困难……等邪实之证。该患者虽有邪实症状，但久病必虚，此时只以"温药和之"则力微效差，用十枣汤攻伐又嫌猛峻，此时悟仲景方意选用了葶苈大枣泻肺汤与苓桂术甘、瓜蒌薤白合方。既开泄肺气，泻水逐饮，又安中调和药性；既以温药和之，又通阳散结豁痰下气。

为何使用"外用药"，乃受《伤寒论》第 235 条之启发：此条指出阳明病用导法——因势利导法，加速了祛邪以扶正。成无己《注解伤寒论》曰："津液内竭，肠胃干燥，大便因硬，此非热结，故不可攻，宜以药外治而导引之。"结合本例悬饮，邪虽实而正已虚，如过用攻伐更伤正气，若只"和"之则邪留不去，故从"外"用药，既可祛邪又不徒伤正气（因不经过胃汤消化吸收，不致伤胃气）。此乃仲景之启迪，内科病不可拘于内服药物，配合外治法往往事半功倍。

二、菌痢治验

张某，女，53 岁，会诊日期：1972 年 7 月 27 日。2 周前以急性菌痢休克型入院，15 天来一直输液，每日加间羟胺 3 支，热不退，血压不稳定，昨又降至 70/50mmHg。（入院 1 周后化验大便已正常）现神志不清，已发病危通知，遂请中医会诊。望之面枯黄，仰卧闭目如僵尸，神志不清，呼之推之无反应，掰口方可见舌，黯淡无华边剥，苔腻色白，切之右脉沉细欲绝（左手、前臂肿甚，无法切脉）。辨为气耗津伤，脾胃两伤，以益气生津、补中益气法治之。人参（先煎）2.4 克，麦冬、黄芪、陈皮、炙甘草、党参、百合、柏子仁各 10 克，白术、五味子各 6 克，山药 30 克。1 剂，水煎服。

复诊：7 月 28 日，体温 36.2℃，血压 110/70mmHg。代诉：昨上午至下午 3 时不复人事，3 时灌中药，至 4 时神清，液间饥饿，进粥一大碗，今晨又进大米粥及半磅牛奶。望之已睁眼，精神较愉快，舌淡，根部白苔已融合成片（苔薄），询之对答切题，脉沉细，本人及家属要求继续服用中药以巩固之。

面对危在旦夕之患者，如何着手治疗？此时《伤寒论》第 29 条为笔者指点迷津："伤寒，脉浮，自汗出，小便数，心烦，微恶寒，脚挛急，反与桂枝汤欲攻其表，此误也。得之便厥，咽中干，烦躁吐逆者，作甘草干姜汤与之，其脚即伸；若胃气不和，谵语者，少与调胃承气汤，若重发汗复加烧针者，四逆汤主之。"说明阴阳俱不足，误服桂枝汤后的变证和救逆之法。在此阴阳两虚之时，救逆方法必须分步进行。应先复其阳后复其阴，故用甘草干姜汤辛甘扶阳之剂以复其阳，阳复则厥愈足温；再以芍药甘草汤以复其阴，阴复则两脚即伸。如是则阳气既能温煦，阴气亦能濡养。联系本例，患者住院至 15 天，不但间羟胺等升压药撤不下来，而且每况愈下，出现了危象。此时不仅耗伤了津液，且"气"亦随之散失，急以生脉散两救气阴（人参、麦冬、五味子三药合用，一补、一清、一敛，可益气生津，治热伤元气），兼用补中益气汤加减，不仅补益中气，且甘温除热，培补后天之本，使脾胃强健，中气充足，气陷得升，故一剂而热退，血压回升，转危为安。正如柯韵伯所说："至若劳倦形气衰少，阴虚而生内热者，表证颇同外感，惟东垣知其为劳倦伤脾，气不盛，阳气下陷阴中而发热，制补中益气之法……。遵《内经》'劳者温之，损者益之'之义，大忌苦寒之药，选用甘温之品，升其阳以行春生之令。凡脾胃一虚，肺气先绝，故用黄芪护皮毛而闭腠理，不令自汗，元气不足，懒言气喘，人参以补之，炙草之甘，以泻心火而除烦，补脾胃而生气，此三味除烦热之圣药也……是方也，用以补脾，使地道卑而上行；亦可以补心肺，损其肺者益其气，损其心者调其营卫也。"此例使笔者深感，如不读仲景书则面对危重症束手无策，必早已成冤魂矣！

三、虚劳治验

刘某，女，23岁，工人，1973年7月9日初诊。1年来气短，乏力，易摔跤，劳累即发热，大汗出，恶心呕吐，每日进食1两，体重明显减轻，面色日益变黑，腹痛腹泻，月经淋漓不净，头晕耳鸣，注意力不集中，自诉脑子乱（糊涂），心中慌乱，四肢阵发性冷、热、麻，毛发脱落，神倦，目懒睁，面色棕黑不泽，齿龈黯黑微蓝，舌质灰黑枯槁微蓝。反应迟钝，对答迟缓，语声低微，脉沉细尺微弱。某医院内分泌科确诊为"艾迪生病"（化验17羟皮质类固醇1.7）；中医辨证为五脏虚损，重在脾肾，中气虚衰，胃气上逆。法以损者益之，衰者补之，健脾和胃，降逆止呕。党参、白术、茯苓、陈皮（后下）、藿香各10克，砂仁、竹茹各6克，伏龙肝（先下）30克，山药20克，3剂，水煎服。至1973年8月11日共服药18剂，恶心呕吐、腹痛解，每日可进食3两左右，大便接近成形，但仍头晕、心悸气短，无力。望之自己喜睁，眼已"得神"，舌、龈、面色黑中带蓝，脉沉细两尺微弱，以小建中汤加减。1973年12月21日头晕无力诸证减轻，每日进食5两以上，汗减少，已1个月未发热，毛发不再脱落，面色黑面微润，舌、龈黑而微荣，脉沉细尺弱，益肾治本，益阴助阳，六味地黄汤加减（化验17羟皮质类固醇2.9）；1974年5月29日精神愉快，双目较前有神，走路较轻快，面棕黑稍浅，舌黑稍退且含荣润之生机，对答声音、速度正常。头晕、语无伦次诸证未作，纳增。月经连续两次正常，大便成形，脉沉细缓尺弱，以丸药缓图之：六味地黄丸、金匮肾气丸、参茸卫生丸交替服用（17羟皮质类固醇3.4）。1975年已上班，追访至1983年一切正常。

此例病情复杂，损及多脏，病势沉重……着眼点何在？笔者反复学习仲景有关"虚劳"的论述后，茅塞顿开。《金匮》云："虚劳里急，悸，衄，腹中痛，梦失精，四肢酸疼，手足烦热，咽干口燥，小建中汤主之"，"虚劳腰痛，少腹拘急小便不利者，八味肾气丸主之。"成无己《注解伤寒论》曰："……心悸者，气虚也；烦者，血虚也。以气血内虚，以小建中汤先建其里。""建中者，建脾也。《内经》曰：脾欲缓，急食甘以缓之。

胶饴、大枣、甘草之甘以缓中也。辛润散也，荣卫不足，润而散之，桂枝生姜之辛，以行荣卫。酸收也、泄也、正气虚弱，收而行之，芍药之酸以收正气……"，此说与尤在泾《金匮要略心典》之论点完全相符："……是故求阴阳之和者，必求于中气，求中气之立者，必以建中也。"虚劳为五脏俱虚，重在脾肾，即先天、后天之本，故"后天"中气"建"则立即补肾。肾气丸由八味药组成，方中干地黄、山茱萸补益肾阴而摄精气；山药、茯苓健脾渗湿；泽泻泄肾中水邪；牡丹皮清肝胆相火；肉桂、附子温补命门真火，引火归元，诸药合用共有温补肾阳之效。补肾虽重在补肾阳，却以补肾阴为基础。由于阴阳既对立又互根，互相转化，所谓"孤阳得阴助而生化无穷；善补阴者，必于阳中求阴，必于阴中求阳，则源不竭。"

　　以上验案3则，例一"悬饮"误治失治2个月余，单纯用中药治愈（缩短疗程二分之一）；例二菌痢休克，中医会诊后化险为夷；例三"虚劳"痊愈后某医院感到震惊。三者均是在仲景《伤寒杂病论》指导下进行辨证论治的。仲景皇皇大著给了后人治疗疑难病的金钥匙——即辨证论治、灵活多变的"方法"，使医家在临床实践中能够方圆法活、左右逢源。因此深感：不读仲景书，无以起沉疴。

阴阳妙用小柴胡

陈　勇　（北京中医医院）
王吹俊　（辽宁中医学院）

陈勇，北京中医医院肝病科主任医师，行医 47 年，30 余年来在关幼波老师的教导下专门从事肝胆病的医、教、研工作。

伤寒大家陈慎吾先生是我伤寒学的开蒙恩师，我始受先生教导是早在 50 余年前的 1957 年，那时的我还只是一个初涉杏林找不到门径的懵懂少年，而那时的先生早已是闻名遐迩的国医泰斗。回想起当年聆听先生为我上的第一堂课："太阳之为病，脉浮，头项强痛而恶寒……"先生背挽着双手，侃侃而谈的音容风貌仍如对目前！想至如今，先生与我等弟子阴阳相隔，不胜怅然……为纪念老师，兹从阴阳之道谈起，将从先生那里学来的关于小柴胡汤的用法结合自己几十年临床应用心得奉献诸同道，以慰先师在天之灵！

小柴胡汤是《伤寒论》中非常著名的方子，由 7 味药组成（柴胡、黄芩、半夏、生姜、人参、炙甘草、大枣）。本方在《伤寒论》中出现的位置非常耐人寻味，因为小柴胡汤虽然是治疗少阳病的主方，却在太阳篇中首先出现。即太阳中篇的第 96 条、97 条、98 条和第 99 条，这几条都是专门介绍小柴胡汤的条文。之后的第 100、第 101 条中亦有介绍小柴胡汤的内容。更为有趣的是，小柴胡汤条文是紧接着再次出现的桂枝汤条文而来的。这又如何呢？大家知道，《伤寒论》只有太阳篇分为上、中、下三篇。太阳上篇共 15 个方子。主要是介绍桂枝汤的，这一点单从 15 个方子的方名上就可以清楚地看出来（如桂枝汤、桂枝加葛根汤、桂枝加厚朴杏子汤、桂枝加附子汤、桂枝去芍药汤、桂枝去芍药加附子汤、桂枝麻黄各半汤、桂枝二麻黄一汤、桂枝二越婢一汤、桂枝去桂加茯苓白术汤……）。

可以说张仲景在太阳上篇中已经淋漓尽致地将桂枝汤介绍清楚了，似乎没有再在中篇赘述。联系前后条文，我们可以发现：仲景在太阳中篇中隔着 22 张新方子于第 95 条文中再次提出桂枝汤，实际上只是为了用"此为荣弱卫强"一句，引出第 97 条小柴胡汤的"血弱气尽"一句。营卫和气血正是体用表里的关系。至小柴胡汤之后，从小建中汤开始，一直到抵当丸结束，几乎都是在讲有形之气血。由此我们可以认为，小柴胡汤是无形之营卫与有形之气血、无形之气血与有形之气血的分水岭。介于两者之间，起到承上启下的作用。

另外一个很值得注意的现象是：小柴胡汤开始的几条原文中有一个共同的特

点,即都特别强调胁下这个部位。如第 96 条:"胸胁苦满";第 97 条:"血弱气尽,腠理开,邪气因入,与正气相搏,结于胁下";第 98 条:"……而胁下满痛";第 99 条:"胁下满"等。为什么小柴胡汤条文中"胁下"这个部位如此频繁地出现呢?如果把这个问题弄明白了,对本方的应用将更加得心应手。

胁指侧胸部,从腋下至第十二肋软骨部分的统称。从正面看,胁肋刚好位于人体左右两侧。《素问·阴阳应象大论》曰:"左右者,阴阳之道路也。"所以,从这个角度讲左右胸胁部正是阴阳、气血通行之部位。或者说这个部位是"阴"和"阳"两类物质运行的部位。如果这样理解,这个位置的作用就太大了!第一,阴阳运行,即气机的升降出入,是气机运行的基本内容。而气机运动可以说是生命存在的前提,道路通畅又是气机正常运行的前提。道路不畅就会引起运动失常,气机运行失常,轻则百病丛生,重则危及生命。所以说这个部位作用很大。

另外关于这句话我们还可以这样理解。"阴"指阴位,就是在下、在里、在内的位置。"阳"指阳位,就是在上、在表、在外的位置。而"左右"则是阴位至阳位的道路。也就是说上下之间、内外之界,中医学把它称之为表里之间。由此可知,张仲景之所以在此处如此频繁地提到"胁"是有其深义的。细细玩味条文,我们不难发现,小柴胡汤证是寒热动静对偶出现。往来寒热自不待言,其他诸如"默默不欲饮食"是胃之静,"心烦喜呕"就是胃之动;"或渴"为阳、"或不渴"即为阴,不一而足。由此可见,《伤寒论》第 101 条所说的"伤寒中风,有柴胡证,但见一证便是,不必悉具。"这一证当为"阴阳交半"之证。而后世医家所谓的"半表半里"就不应该单纯地理解为六经半表半里。凡上下之间,前后之间,表里之间,气血之间,动静之间、寒热之间、阴阳之间皆可理解为半表半里之间。兹举数例以说明之。

一、上下之间案

治疗痹症时常能遇到这样一种情况,一方面下肢寒冷,虽夏月必不能舍棉裘;另一方面上肢却关节红肿、掌心发热,多兼见口苦、咽干、脉弦细等少阳脉证。温通、清解诸法多不见效。当此之际,投以小柴胡汤可获良效。

二、前后之间案

笔者曾经有过一次牙痛经历。从下颌角沿下颌支向上一直至耳后的狭长地带,被几颗磨牙连累得都跟着剧烈地痛起来。叠用清热、降火、滋阴、固肾诸法而无效。最后考虑到这个部位,正是前后之间,符合小柴胡汤"阴阳交半"之机,试予小柴胡汤原方,想不到,药汁入口一刻钟未到,疼痛竟霍然而失。

三、气血之间案

曾经治疗过一例患有原发性血小板减少性紫癜的女孩子,月经暴来而不走,继而突发高热不退。面色不见苍白,经血不见瘀块,心烦而口苦,头晕而厌食,舌苔、脉象皆无明显在气在血之确证,唯患者素来脾大。辨证认为,符合小柴胡汤条文所说:"血弱气尽,腠理开,邪气因入,与正气相搏,结于胁下……"。予小柴胡汤全方加白茅根 15 克,僵蚕 10 克,蝉蜕 6 克,合欢皮 10 克,白蒺藜 10 克。5 剂,水煎服尽剂复诊,经净热退。不可思议的是,复查血象亦转正常。

四、动静之间案

晕车、晕船算不得什么大病,治疗起来却很觉棘手。因为这个病平时并无异常,只有坐上车、踏上船,车走船开,人随车船时动时静、时走时停、起伏不定,不待多时,患者必头晕目眩,"心烦喜呕"。值得注意的是,晕车晕船的程度,与乘车时的心情关系十分密切,心情愉快时或可不晕或晕而甚轻,反之若心情郁闷则晕起必甚。此证非常符合小柴胡汤证,故嘱患者临上车船预服小柴胡汤颗粒剂一剂,多可有效防止晕车、晕船的发生。

五、阴阳之间

这里所说的阴阳之间单指时间而言,无论什么疾病,只要发作有时,并兼具少阳脉症,小柴胡汤可以放胆用之。

古人说:"一阴一阳之谓道",可见阴阳之重要。既然阴阳如此重要,阴阳的道路也就理所当然的十分重要了。综上所述,小柴胡汤不但可以畅达少阳、三焦二经。更可以畅达"胁下"这条阴阳通行的道路。古人说:"万物负阴抱阳冲(中)气以为和",小柴胡汤有畅达明阳的本领,所以后世医家称它为"和剂之魁"是毫不为过的。

仲景之方,效如桴鼓

王焕禄　（北京市西城区展览路医院）

 王焕禄,1936 年生,河北涞水县人,中医主任医师。1955 年仲夏进入北京中医研究所就读,在陈慎吾老师的培育下,学识日增。50 多年来,兢兢业业于临床实践,孜孜汲汲于仲景学说及其理论探索,屡起沉疴。

　　家父于 40 年代悬壶京城,为后继有人,几兄弟之中唯我听命。家父多处临诊,疏于教学,为使子学有所成,非常仰慕陈慎吾老师办学之盛名,极力拜托邻里好友相庆昶先生协助,于 1955 年仲夏,使我顺利地进入北京中医研究所就读。

　　回顾当年,历历在目。正值老师讲授《伤寒论》,年近花甲的陈老师精力充沛,谈锋甚健,对每条经文,旁征博引,加之个人见解,言简意赅,一言中的,使学生易懂。由于讲解生动,学生易于记忆,并亲授记诵《伤寒论》经文的具体方法。本人就是按照老师的指点:将经文抄录卡片,随时随地反复阅读,久之则能背诵如流。

　　如是,我在医海中已工作了 50 多个春秋,时今已逾古稀,取得一定成绩,现择选验案数则,作为追忆恩师的献礼。

一、越婢汤化裁治风水案

　　纪某,男,10 岁,初诊于 1973 年 6 月 18 日。

　　全身浮肿,发热 1 周,曾在某医院查尿蛋白(＋),白细胞 3～4,红细胞(＋＋),诊为"急性肾炎",住院治疗中,因家长不满意其治疗效果,故求治于中医。病儿全身水肿,肾囊皆肿,咳喘,平卧困难,舌淡红,苔薄白,脉数。证属风水阻遏,拟宣肺利水。

　　麻黄 4.5 克,防风 6 克,金银花 10 克,连翘 10 克,白茅根 15 克,赤小豆 10 克,大蓟、小蓟各 15 克,生桑皮 10 克,泽泻 6 克。

　　服 1 剂,浮肿渐消,咳喘好转;3 剂,肿消喘平。后随症治疗半年痊愈。

二、葶苈大枣泻肺汤加味治支饮案

　　杭某,女,27 岁,初诊于 1977 年 3 月 3 日。

　　自 1971 年开始,心悸心慌,胸闷憋气。1973 年因水肿不能平卧而住院治疗,诊为"风湿性心脏病,心力衰竭",因效果不著,自动出院,接受中医药治疗好转。1976 年病情加重,到 1977 年 3 月 2 日,呼吸困难,不能平卧,因不愿服用西药,翌日来我处治疗。症见:全身水肿,呼吸困难,咳逆倚息不得卧,咳吐大量白稀痰,心悸,心下坚硬,舌胖,苔薄白,脉数。证属心气阳虚,水凌心肺(支饮证)。

葶苈子 10 克,大枣 5 枚,生黄芪 30 克,台党参 10 克,猪苓 30 克,泽泻 10 克,白术 10 克,生桑皮 30 克,铃兰 1.5 克。

3 剂,水煎服。

3 月 16 日复诊,经服药 36 小时,水肿消退过半,3 剂药后,水肿尽消,憋气、咳喘均减轻,能平卧安睡。后随症加减延续治疗数日收效。于 1982 年 3 月婚配,生活安然。

三、乌头赤石脂丸加减治胸痹案

董某,女,70 岁,初诊于 2003 年 11 月 11 日。

胸闷、胸痛 2 年。2 年来胸闷憋气,胸背彻痛,活动则加重,家中活计不能自理,甚至不能下床活动。经住院检查诊为"冠心病,顽固性心绞痛",服多种西药只获短暂效果。

刻诊:稍事活动则胸痛憋气,心悸汗出,畏寒肢冷,胃脘不适,食纳尚好,睡不安实。舌质绛暗,苔薄白,脉沉弦。证属胸阳不振,心血瘀阻(胸痹)。

炙川乌 10 克,桂枝 10 克,干姜 6 克,枳实 10 克,生黄芪 30 克,炒酸枣仁 30 克,水蛭 6 克,虻虫 3 克,炙甘草 10 克。

每周服 6 剂,服药 30 剂后,上述诸症均见缓解,辞退佣人,自理家中活计,若遇病情反复,则以是方服用数剂则可缓解,故视之为神方妙药。余以是方治疗胸阳不振,心血瘀阻之胸痹,屡用屡验,效如桴鼓。

上述 3 则案例,是学生秉承老师的教诲,学习仲景学说,用仲景之方,师古而不泥古;运用老师的学术精粹,而获成功。足以证明仲景学说之神奇;足以证明陈慎吾老师承治仲景学说数十年,培育弟子逾千,硕果累累,乃是盖世之功。而今学生们所取得之业绩,是老师承治仲景学说的延续,再延续!

读陈慎吾老师《伤寒论讲稿》

王凤岐　（北京东方医院）

张济中　（北京医药大学颜正华教授的入室门人）

　　王凤岐，主任医师，早年毕业于北京中医药大学中医系。曾先后从事多年中医药临床工作及中医药教学。曾任国家中医药管理局办公室主任。

　　陈慎吾先生的《伤寒论讲稿》编著于 20 世纪 40 年代，重订于 1951 年，由于《讲稿》早于全国中医院校试用教材的《伤寒论讲义》，所以在条目顺序、条文数目及编写体例不太相同，我们以为陈老的《讲稿》更为弥足珍贵。

　　现将我们学习 1951 年重订本的心得简述如下。

　　陈老《伤寒论讲稿》内容计分为 9 项：①经文；②征引；③讲义；④附注；⑤方剂；⑥药物；⑦待考、备考；⑧治验；⑨习题。

一、经文部分

　　经文体例方面，陈老仿《伤寒论集成》（该书系《皇汉医学丛书》之一，共 10 卷，为日本山田正珍编著）。经文引用据赵开美影印宋刊本之《仲景全书》，又旁参成无己《注解伤寒论》，并参照《金匮玉函经》《脉经》《千金要方》《千金翼方》《外台秘要》等，互相参照，博采各家之长，力求经文准确。

　　本《讲稿》的条目、顺序及体例与中医院校《伤寒论讲义》不尽相同。例如：学院《讲义》列有经文 395 条，而陈老《讲稿》为 270 条，更为准确精练。

　　陈老《讲稿》在经文之前加有"标题"，如"太阳病提纲""太阳伤寒提纲""太阳中风提纲"……而学院讲义是在经文之后作为"提要"处理，有的提法不如陈老的妥帖切题。例如《伤寒论》太阳篇第 4 条，"伤寒一日，太阳受之，脉若静者，为不传，颇欲吐，若躁烦，脉数急者，为传也"。学院《讲义》提要为"辨伤寒传与不传的脉证"，而陈老《讲稿》标题为"伤寒传变之脉证"，相比之下"提要"浅显，而"标题"精深。

二、征引部分

　　据不完全统计，陈老在"征引"一项先后引用注家及著述有近 70 家，其中包括了所有日本《伤寒论》学者。更为可贵的是陈老以《伤寒论》经证为宗旨，并结合当时基础医理，凡不相矛盾者相互印证，把中西医之理进行大胆而恰当的对应探讨，使《伤寒论》的研究达到了一个更高更新的境界,是用中西两法研究《伤寒论》之先行者。例如在《伤寒论》第 40 条,"表不解兼水证之一"小青龙汤一条的征引中,陈老引用《陆氏论医集》(陆渊雷著)中观点:"西医之大叶性肺炎、支气管肺炎、支气管螺旋体病、急性支气管炎、渗出性胸膜炎等证皆相似,本方皆主之"。陈老在此条按语中说:"上证以麻杏石甘汤主治时为多,又肺结核慎用麻黄剂"。陈老之见解,高于陆氏之说。

三、讲义部分

陈老以解释本节经文为主,文字力求简明精练,释义剖析精深透彻。例如在《伤寒论》第 7 条,"阴阳虚实提纲"中,解释恶寒发热与人体正气和外邪交争的关系时,陈老说:"阴阳是指正气,正气充足之人,偶感风寒,正气必向外与邪气争抗,故恶寒与发热同时并见。正气衰微之人,若感风寒,正气不足或一时不能与邪气抗争,故无热或不即发热,故曰,发热恶寒者,邪中于正气充足之人也;无热恶寒者,邪中正气衰微之人也。正气足则病实,正气衰则病虚,此阴阳虚实之要。"

陈老在"太阳病提纲"一条的讲义中有一段精辟的讲解。他认为人体本身有一种"自然疗能",他说"自然疗能即原形质之能力,人体为四百余兆细胞组织而成,……细胞又由原形质所组成,无数之原形质各有其天职而发挥其专门能力,而为自己细胞组织器官系统全体之生活而活动,此种活动力能恢复伤痕,能消灭细菌,如吐、泻、咳、发热等皆排泄毒物于体外自然疗能之表现。惟此种能力愈用愈大,故兽类远胜于人类。彼醉心现代医学之人士,稍有疾病,药剂杂投,使自身疗能减退,愈不用愈小,故城市人民不若乡村农民也。"这段文字,值得我们认真思考和借鉴。

四、附注部分

陈老说:"凡在本节讲义中,在病证或文字上有待旁证者,并需要解理与释名,又不宜在本节内同时并举或随文作解者,或有新意者或随类引申者,均放入附注项下。"如《伤寒论》第 18 条之酒客中风治法,经文为"若酒客病,不可与桂枝汤,得之则呕,以酒客不喜甘故也"。在附注中陈老说:"干呕证,或由气逆或痞结或因寒水,或自寒虚,如第 12 条表不解,表虚自汗者,桂枝汤证也;第 40 条表不解,心下有水者,小青龙汤证也;第 161 条表解而里未和,胸膈有水者,十枣汤证也;第 332 条膈上有寒饮,胸实不可吐下者,四逆汤证也;第 323 条利不止厥逆无脉,阴寒过甚,正气极度沉衰者,白通加猪胆汁汤证也。统观上述,凡阴阳、表里、寒热、虚实皆见干呕,故仍须辨证施治之也。"陈老用六条伤寒论的经文,剖析"干呕"一证的辨证施治,足见陈老对《伤寒论》研究之精深。

五、方剂部分

陈老把经方、药味、剂量及煎服法,根据经文次序照录,无多赘言。

六、药物部分

《讲稿》把每味药大致分为药能、药征、调剂、备考或待考。药能指药物功能主治;药征指该药的适应病证;调剂是指药物的配伍及用药宜禁,在此栏下有许多陈老的临床经验之谈,十分重要;备考或待考,是指若有疑问,用以存记备忘。

例如大黄,味苦、性寒、泄下药、冷(凉)性。

药征:便秘、慢性及急性肠加答儿(即下利),尿闭证,浮肿及蓄水。

调剂:历观《伤寒》《金匮》配用本药,各依其主药而发挥其特能,如合厚朴、枳实则治胸腹满;合黄连则治心下痞;合甘遂、阿胶则治血与水;合水蛭、虻虫、桃仁则治瘀血;合黄柏、栀子则治发黄;合甘草则治急迫;合芒硝则治坚块。其他方中用本药者,不一而足。而其用之征,不外利药,本药用实证结毒,无不应手奏效也。

其刺激作用能引起骨盆腔内、腹腔内充血,如有月经过多、子宫出血等证,肠及下腹部有充血、炎性机转者慎用。

产于我国东北、西藏、四川等处,而越南、阿富汗、伊朗、土耳其亦产之。

邪气在上,非酒不至。单服利便,每服二分至三分;助消化五厘至一分。

用本药一两六钱粗末,沸水十三天,浸两天,去滓入冰花糖二十四两,每服一钱至二钱治小儿腹泻或便秘。

七、备考、待考

两项皆疑问之类,主要用以存记备忘。

例如大枣条下备考中说到"本药药证类似芍药,但芍药之解释拘挛,其凝结充实之触觉较本药为强,而本药强急引痛之知觉较芍药为敏,且芍药无利水作用,与本药不同。"

生姜条下备考中说到"按本草所载本药主治伤寒头痛、鼻塞咳逆上气、止呕吐等证,皆水毒上逆所致。若不因水毒用之则有毒无益。又本药陕甘乡民,每遇感冒服生姜汁一碗,发汗即愈。故本药又为发汗药。"

八、治验部分

为了证明《伤寒论》之理法方药之确实,笔者通过摘录前贤之治验和陈老的临床心得验案来加强对《伤寒论》的学习和应用。例如《讲稿》中在桂枝汤一栏的治验中,陈老摘录日本吉益修夫(著有《伤寒论正义》)的两段话很有意义。①吉益先生说:"桂枝汤者,盖经方之权舆也。《伤寒论》始于桂枝汤,杂病论始于瓜蒌桂枝汤非偶然也。仲师之方凡二百余首,重用桂枝者,殆六十方,以之为主者,垂三十方,可见此方比他方变化为之多也。"②吉益治验有"一儿外感切血,与麻黄汤愈甚,与桂枝加桔梗兼用黄解而愈"(第一黄解,黄连、黄芩、黄柏、大黄。第二黄解,即上方以栀子易大黄）。桂枝汤加桔梗，必有咽痛或黏痰难以咳出或化脓证，因本方含有桔梗汤、排脓汤之方义。

陈老为了便于后人学习，在讲义中对于《伤寒论》中的剂量专门记有《度量衡考》。

"林忆以古三两为一两，古三升为一升。李濒湖谓古之一两今之一钱，古之一升，今之二合半。张景岳以古之一两为六钱，古之一升为三合三。徐洄溪谓汉晋升斗权衡，以今较之，不过2/10。吉益东洞谓古之一两，今之二钱，一升合今一合五。汤本按瓦计，瓦系法国重量单位，即一方厘纯水，在百度表四度时重量，合我国库秤2.680……分。钱天来云汉之一两，今之二钱七分，一升今之二合半。汪苓友谓一升即一升，即今大白盏一杯。程扶生古以二十四铢为一两，一两分四分，六铢为一分（即二钱五分）。"

"按：各家衡量之比较，因时代不同，其说亦异。钱天来谓汉之一两，今之二钱七分（为现新秤之三钱）。古方载三服为一剂，只取三分之一。即是古方一两，今用一钱为最宜。李濒湖说亦近似。汪苓友谓一大白盏为一升，取三分之一，即古方一升，今之大白盏三分之一耳。"

以上仅供学习陈慎吾老师《伤寒论讲稿》时参考。

阳明热盛与精神障碍漫谈

王彦恒 （首都医科大学附属北京安定医院）

王彦恒，1936 年 8 月出生，河北定州市人。1956 年就学于著名中医伤寒学派学者陈慎吾门下，熟读中医经典医著。现任首都医科大学附属北京安定医院特需门诊中医主任医师，兼北京朝阳区精神卫生中心中医精神科主任。

何谓经典？在将近 50 年的中医学习与实践中，我深深感受到每读一遍《伤寒论》就每有一次收获，可谓常读常新，深深地感受到"仲景学说"的博大精深，以及经方的如神效验。下面拟就"阳明热盛与精神障碍"这一话题做一简要探讨。

一、阳明热盛是精神障碍的主要病机

"诸躁狂越，皆属于火"。我们现在知道，各种精神障碍的主要原因是脑神失调，与全身各脏腑的气血阴阳功能失调有关系。脑神是脑的功能，与五神脏一起构成了控制人体精神神志活动的脑神控制系统。脑喜清、喜润、喜凉，恶热、恶浊、恶躁、恶扰，所以阳明热盛会导致火热上炎，影响脑神，从而使脑神出现各种功能失调，继而出现各种精神障碍。临床实践表明，阳明热盛各症是精神障碍的基本临床表现，阳明热盛是精神障碍的基本病机。《伤寒论》中关于谵语等症状的论述虽然更多的是在论述感染性精神障碍的治疗，但实践证明对于指导各种脑神病均具有临床指导意义，特别是关于阳明热盛对脑神影响的病机及其相应的疏泄阳明热邪治法，对治疗各种脑神病具有普遍意义。

二、精神障碍阳明热盛的特点与表现

精神障碍的一个基本病机就是阳明热盛，上扰脑神，使脑神失于清静，从而出现各种神志症状。从现代角度看，可能与两种情况有关，一是大脑的异常兴奋精神状态导致自主神经功能紊乱而见消化系统和内分泌系统的亢盛和失常；另外一种情况是由于消化系统的功能失常，产生了很多毒素，或者体内毒素排泄不畅，毒素影响了脑的功能和其他系统的功能，从而见到各种兴奋性功能状态的紊乱。

1. 精神神志症状　兴奋话多，躁扰不宁，语高声粗，胡言乱语，注意力容易转移，甚至登高而歌，弃衣而走，骂詈不避亲疏。可以表现为感觉过敏，幻听、幻视、幻嗅和其他各种幻觉，思维障碍，注意力障碍，情绪激动，易激怒，暴力倾向，打人毁物等。在慢性期可见睡眠障碍,烦躁而喜卧,阳明热盛与肝郁、脾虚、肾亏症状互见,呈虚实夹杂之象,是为难治。恶闻人声,畏火光。

2. 消化系统症状　口干,舌燥,口臭难闻,舌苔厚腻,或干燥,牙垢难除,消谷善饥,腹胀便秘,大便臭秽,病久可见胃热肠寒、胃热脾虚或兼夹气滞诸症。在广泛应用各种抗精神病药和抗抑郁药物之后,阳明热盛的肠胃症状更为普遍和错杂。

3. 运动系统症状　"全身不适,较劲",坐卧不安,四肢肌肉抖动。舌唇颤动,颈项倾斜,甚至扭转如各种药物反应,特别是迟发性运动障碍,这些症状多与药物毒邪作用于中州、药热耗阴伤津、筋脉失于濡养有关,与肝热、阴虚动风还有差别。

4. 皮肤症状　面色晦暗或焦黑,目眵多或粉刺、痤疮此起彼伏,底盘深厚,皮肤干燥粗糙,起鳞屑,易起各种疖肿,这除了与精神病人的热盛体质有关之外,还与药毒充斥阳明,熏蒸肌肉皮肤不可分开。

常见阳明热盛,大体可分为阳明经证与阳明腑证两大类型,如果从汤证角度看主要包括白虎汤类、承气汤类,以及兼见的大柴胡汤类等。阳明热盛因为热邪充斥阳明,在精神障碍的各个阶段都可以见到阳明热盛的证型,但有时是作为主要证型,有时是作为兼夹证型存在。阳明热盛是精神障碍的一个普遍性表现,陈士铎在《辨证录》中对阳明热盛为害的病机有一分析颇为精彩,可见一斑,即"夫阳明,胃土也,邪入阳明,其势自大。盖阳明多气多血之经,其容水谷亦至盛,已足以容邪,何邪入反能作祟?盖水谷之气盛,正足资盗贼之粮也。譬如贼居深山,势不甚张,及至于城市,则妄行流毒,跳其掳掠,无有止足也。阳明胃经之邪,亦复如是。如胃中水谷未足充其饥渴,必索水以救其内炎……心气为水所遏,不得下交于肾,则心肾两开,何能寐乎!心不能下交于肾,则肾为火炎,何敢上交于心,以滋心中之液,自然心无所养而烦躁生。火邪更炽,伤火畏火,喜静而不喜动,人声喧哗,安得不畏!总皆阳明热邪作祟也!"(《辨证录卷八》),所以要急清阳明以去其邪,邪去则神安。

长期服用精神科的抗精神病药物或抗抑郁药物后出现的食欲异常、胃脘痞满、嘈杂、恶心、呕吐、呃逆、口干、口渴、口臭、便秘、肠麻痹或肠梗阻等消化系统功能紊乱的临床表现。有的患者服后反应可能较轻,在服用一段时间后,不良反应可能逐渐减轻或消失;也有的患者反应较重,严重影响患者的服药依从性,导致治疗中止,或影响患者的生活质量,所以必须予以重视。其病因病机是在患者本身多为情志不畅,或热盛,或痰盛,或气滞的基础上,药物邪热作用于中州,热邪充斥于脾胃,脾胃气机壅滞,中气不得运行,痰湿内停,升降失司,可发生痞满、食欲下降、吐酸、嘈杂;胃火上逆,可见呃逆、呕吐、口臭、烦渴、喜冷饮、便秘;阳明热盛,伤津耗气,可见口干、口渴、大便秘结;痰、食、热壅滞,可见烦渴引饮、大便秘结或溏滞不爽;饮食积滞,则脘腹胀满,腹痛拒按,嗳腐吞酸;热盛伤及胃阴,胃阴不足则呕吐时作,或时作干呕,似饥不欲食,口燥咽干。凡此种种,总属胃热胃火,气机不畅或上逆,各种表现虽然复杂,但其中一个重要的病机环节就是药毒所致的阳明热盛,药毒热邪充斥阳明,所以治疗长期服用抗精神病药的患者,需要予以清泻阳明以解药毒之热。

三、清泻阳明热邪是治疗各种精神障碍的基本治法

阳明热盛是精神科疾病的基本临床表现,按说已经超出了一个普通证型存在的意义。几乎每一个精神障碍的病人,或多或少都有一定程度的阳明热盛问题,所以治疗各种精神障碍宜以清泻阳明为主,或者说清泻阳明之法是精神科治疗的常法,是基本治疗方法。也可以说,在治疗各种疾病时,我们有辨病治疗、辨证治疗、对症治疗的几个层面。对于各种精神障碍而言,清泻阳明,使邪热从阳明而泻,是治疗精神障碍的常法,属于辨病治疗的层次。即使对于那些临床上热象不是特别明显,甚至基本上暂时没有热象的病人,往往也同样需要在使用其他治法的同时使用清泻阳明的药物,这是因为,热盛往往是精神障碍的本质,另外,也可以起到"治未病"的作用。清泻阳明,可以使阳明热邪随便而解。

四、治疗精神障碍,重用生石膏清泻阳明

受仲景学说的启发,在精神科治疗各种精神障碍,笔者广泛使用清泻阳明的治法。其中,重用生石膏是这一治法的具体体现。生石膏,以往的观点是大辛大寒,质重,笔者使用的经验是质重而气轻,使用适当不会伤及胃气。"石膏气极清寒,味却甘辛。""东垣云,立夏前服白虎,令人小便不禁,降令太过也。今人以此汤治冬月伤寒之阳明证,服之未有得安者,不特石膏之性寒,且有知母引邪入犯少阴,非越婢、大青龙、小续命中石膏佐麻黄化热之比。先哲有云:凡病虽有壮热而无烦渴者,知不在阳明,切勿误与白虎。《本经》治中风寒热,是热极生风之象。邪火上冲,则心下有逆气及惊喘。阳明之邪热甚,则口干舌焦不能息。邪热结于腹中则坚痛。邪热不散,则神昏谵语,等乎邪鬼。解肌散热,外泄则诸症自退矣。"(《本经逢原·生石膏》)重用石膏,根据病情和热邪的程度,可施以 20～480 克,一般常用在 60～240 克。古人慎用生石膏,一是古人应用的领域主要是感染性疾病或感染性精神疾病领域,病人在经过感染的消耗之后体质都比较虚弱,胃气已经大伤。二是古人的体质与今人不同,今人营养条件的改善以及气候的变迁使今人的体质都偏热,加之我们实践中面对的病人基本上是精神科病人,其病性偏热,所以重用石膏未见不良反应也。

重用生石膏还要根据具体症情进行配伍加减,伴有气滞者伍以理气化滞的青陈皮、香橼、佛手、炒枳壳之类;热毒重者,配以黄连、黄芩、黄柏、栀子之类;皮肤热毒症状者,加用金银花、连翘、板蓝根、紫草之类;如需引热下行,还可以加用怀牛膝之类,不一一详述。

除了使用生石膏外,再就是要经常使病人保持大便通畅,对于体质强壮、偏于阳热体质的病人,往往需要保持微泻状态,可以起到减少兴奋发作、控制精神症状

的作用。正是为了保持脑神的正常功能,防止精神症状如兴奋话多、思虑过度、胡思乱想、冲动伤人、幻觉妄想等热邪上扰脑神。防止热邪的产生,除了保持食物的清淡、良好的心态、避免不良情志刺激之外,就是要防止热邪在阳明的积聚,其中保持大便的通畅或微泻状态具有十分重要的意义。诚如《伤寒论》"以承气汤微溏,则止其谵语"。所以如果出现烦躁话多、敌意兴奋、易激怒、喜冷饮、口干舌燥、大便干燥秘结,有明显阳明邪热的病人,可以在重用生石膏取白虎之意的同时,合并使用大黄适量,并根据情况选配炒枳壳、玄明粉,取承气之意。即使在阳明热盛的症状不甚明显之时,为了不伤正气,不使用或少使用大黄、承气之类,也要积极使用火麻仁、郁李仁、莱菔子等润便缓泻之品,保持大便的通畅,避免郁热内生,化火伤神,可以起到治未病的作用。

小议《伤寒论》中眩晕与痰的分析

张吕夫 （北京护国寺中医医院）

张吕夫，生于1937年，1957年拜师求学于陈慎吾老师，1960年进入新街口医院，后合并为护国寺中医院。

《伤寒论》是针对外感热病而言，是理论与实践、辨证与治疗的经典。对广大学者来说，在用于指导临床实践的治疗上，只要辨证准确，用药恰到好处，就会百发百中。除四饮五水的方选外，《伤寒论》治痰饮的立方当以苓桂术甘汤为主方。

"伤寒，若吐，若下后，心下逆满，气上冲胸，起则头眩，脉沉紧，发汗则动经，身为振振摇者，茯苓桂枝白术甘草汤主之"。按今之临床上用于眩晕或梅尼埃病的治疗上都有绝对的疗效。分析痰饮湿邪的临床表现不同，而本原则一。痰饮在上可导致清阳不升，浊阴不降，又可表现呕吐恶食、食欲不振等症状；若清阳不能实四肢，浊阴不能归六腑，则可导致清阳不升、浊阴不降，当升清降浊使邪去正安。

临床上痰饮湿邪病证居多，或伤于饮食劳倦，或因临床治疗不当，而本节中如若吐、若下后、凡痰饮者当以温药和之，不可吐下。

分析苓桂术甘汤的方剂组成，茯苓、白术为健脾补脾要药，必因除湿而脾健运。方中桂枝更有疗肌解表而驱除肌表风湿之邪的作用。甘草调和诸药解百毒。

病案举例：魏某，女，28岁。不明原因眩晕并伴有头痛，体重增加，日渐肥胖（120千克），渐见浮肿、心悸、多痰、月经失调，带下增多。某医院检查：左目偏盲，右眼瞳孔变小。经磁共振检查为下丘脑病变。患者眩晕头痛，肥胖病因为脑垂体瘤病变所致。

分析患者病因及病理变化，现代医学认为本病与内分泌失调关系密切，中医则认为本病在病因及病理变化上与湿痰关系密切，而且也有肥人多湿痰的论述。

患者的临床表现如眩晕、浮肿、肥胖、平素多痰、月经不调、多带等皆与痰、湿、饮邪关系密切。《内经》曰："诸湿肿满，皆属于脾。"脾主运化水谷精微，若脾失健运，水湿不化，湿聚痰生，痰邪湿邪上犯清窍，导致眩晕；若痰湿留滞不去，亦可形成本病的因素。故可视为脑垂体瘤在发病上与气滞血瘀、湿痰凝聚最为密切。

脑垂体瘤的病因病理变化错综复杂，笔者临床上分析人体内分泌失调、水液代谢失常等终可导致肺的宣发、脾的运化、肾的气化功能紊乱所引起的病变。朱丹溪认为："百病皆因痰作祟"。因此临床上因痰致病者居多，当以祛痰、豁痰为主要治疗方法。

古人所曰："肥人多湿痰"，分析患者肥胖的体征，脑垂体瘤的病因可视为湿痰凝聚、上犯清窍，应重视除湿化痰。病有标本，脑垂体瘤的形成为标，治本当清除湿痰。

笔者以苓桂术甘汤为主方，佐以活血化瘀、清化湿热的方法。患者服药 3 个月后复查，除自觉症状明显消失和好转，体重下降（由 120 千克下降至 90 千克）。经服药 1 年，脑垂体瘤消失，追访 2 年未再复发。

笔者认为古为今用、一方多用皆可奏效的根本所在，因其病因所在略同，审证求因，本源上痰湿饮邪。无论眩晕、脑垂体瘤皆与痰、湿、饮邪关系密切，痰、湿、饮邪排除，病即可愈。

防己黄芪汤治疗肾病综合征

苏庆英 （首都医科大学中医药学院）

苏庆英，主任医师，教授。1955—1958 年，在汇通中医讲习所学习，1958—1959 年在北京中医学校进修，1961 年被校派北京中医学院进修中医诊断学。后留校教授中医诊断学、温病学、中药学及方剂学等。同时在市中医院内科、儿科门诊工作。

肾炎是内科常见病之一，西医认为与机体免疫有关。中医学认为风寒、湿热、疮疡、感染病灶是引起肾炎的外因，内因是正虚，就是说脏腑阴阳气血失调而以脾肾两虚为主。一般分为急性肾炎、慢性肾炎和肾病综合征。

常见肾病综合征表现如恶心、呕吐、纳少、肢冷、畏寒、面色㿠白，眼或身浮肿，伴有胸腹水，阴囊积液，皮肤肿胀光亮，按之凹陷。检验：尿蛋白卅～卌，血浆白蛋白低，胆固醇高，舌苔属白，质淡红，脉沉细无力。

笔者在临床选用《金匮》防己黄芪汤为主方加以化裁，取得满意效果。现介绍如下。

生黄芪 30 克，白术 10 克，防己 15 克，茯苓 20 克，枳壳 10 克，生甘草 6 克，生薏苡仁 30 克，半夏 10 克，竹茹 10 克，菟丝子 30 克，泽兰 30 克，生姜 3 片，大枣 5 枚。

方解：方用防己辛苦大寒，辛以散风，苦以燥湿，寒以清热，善泄下焦血分湿热，对湿热互结、小便不利、脚气水肿、腹水胀满等症有效。黄芪补气升阳，固表止汗，托疮生肌，利尿消肿。黄芪不仅升阳，还有降压作用，尤对舒张压高者有效。本品甘温补气，为治气虚首选，善治气虚下陷者。黄芪、防己配用，黄芪以升为主，防己以降为要，二药一补一泻，一升一降，外宣内达，通行诸经，降泄不耗正，相辅相成，共奏益气利水消肿之效。又防己还祛风除湿，得生黄芪为引，又可走表行水，治风湿表虚或风水浮肿。现知对消除蛋白尿有较好疗效。菟丝子辛、甘、平，补肝肾，益精髓，也有消蛋白尿之效。惟肾家有火，大便燥结者忌用。本品配黄芪，脾肾先后天兼顾，补固升提并用，相辅相成，共奏补气益肾、固元生精之功。泽兰苦辛气香，性温通达，善舒肝脾之郁，以活血祛瘀行水，具有散结通经而不伤正气之特点。本品配防己，祛瘀利水消肿之效增强，且不伤正，治慢性肾炎水肿伴有瘀血阻滞者有较好疗效。白术苦、甘、温，健脾运湿，补脾益气，利水止汗。配黄芪大能鼓舞脾胃气化，振奋生机，补脾行水，消蛋白尿，改善肾功能，增强机体抗病力，预防复发，取

"塞因塞用"之意。白术、茯苓均为健脾渗湿药,脾喜燥而恶湿,白术甘以健脾,苦温燥湿,功偏健脾燥湿;茯苓甘以健脾,淡以渗湿,功擅渗湿益脾。两药合用,一燥一渗,健利结合,使水湿去而脾气健,为平补平利之品。半夏辛温燥湿化痰,降逆止呕,消痞除满。竹茹甘,微寒,为消痰开郁、清热止呕之品。半夏性温偏热,善祛湿痰而和胃止呕,竹茹微寒,长于清化热痰、清胆和胃而止呕,两药合用,一热一寒,相制为用,健脾燥湿、和胃止呕之力增强。生薏苡仁甘淡利湿,微寒清热,性质平和,配黄芪有消肿、消蛋白尿之效(妊娠妇女慎用)。枳壳辛苦微寒,有降气消痰、宽胸利膈消积之效。配竹茹一消积滞而通,一化痰热和胃而清,合用清通开郁,畅中焦枢机而运清降浊。再配甘草甘平补中益气,和中清热解毒。生姜辛温,功专散寒解表,温中和胃;大枣甘温,功专补中益气,养血安神,缓和药性。

经方治验体会三则

蔺友良　（北京市石景山区中医医院）

蔺友良，男，北京市通州人。北京市石景山区中医院中医科主任，主任医师。

幼承庭训，后受业于北京中医研究所伤寒名家陈慎吾先生，聆教侍诊，尽得衣钵。长期致力于中医基础理论和临床实践研究，并从事培养中医人才任务。

一、大柴胡汤合大承气汤治疗输尿管结石痛证

张某，女58岁，退休工人，2005年6月25日初诊。主证：患者患肾结石症2年，屡发绞痛，最近痛症复作，赴某医院给予碎石治疗，碎石后下腹部疼痛剧烈，难以忍受，要求医生处理，X线摄片显示碎石阻塞输尿管上端。采用罂粟栓肛门给药，痛势稍缓。适至深夜，疼痛又发，辗转不安，难以言状。患者畏于手术来求予治疗。诊得急性病容，呻吟不已，呕逆欲吐，心下急痛，触之实满拒按，脉呈弦大，舌苔黄腻。辨证：输尿管结石。证属碎石排泄不畅，阻于输尿管。属于热盛邪实之急腹证，法应急下。拟大柴胡汤与大承气汤合用，清热解痉，软坚急下止痛。加金钱草以辅助排石。方药：北柴胡15克，黄芩10克，厚朴10克，玄明粉（分冲）10克，白芍15克，枳实10克，大黄（后下）10克，金钱草30克，清半夏10克，生姜3片。2剂水煎服，每日2次。服后2小时即泄稀便三四次，疼痛大减，再服呕逆已除。二诊时患者面带笑容，表示谢意。嘱其再去医院摄片检查，报告结石已经排出体外，以告痊愈。

体会：大柴胡汤、大承气汤源出于《伤寒论》少阳篇、阳明篇，前方治疗大柴胡证"呕不止，心下急，郁郁微烦，与大柴胡汤下之则愈"。陈老授课时强调心下急应属急腹重证，至今深受启迪。后方属于邪实内结，痞满燥实，疼痛俱备，故两方合用相得益彰，适合本病病机，故急下结石获效。谁云中医不能治急证，实践是检验真理的唯一标准，临证方知不谬也。

二、麻黄细辛附子汤治疗病态窦房结综合征

李某，男，40岁，干部，2004年8月20日初诊。

主证：一年多来自觉心悸，气短，胸闷，发憋，日轻夜重。近3个月来体倦神疲，

恶寒,肢体疼痛,并有饥饿感,多食腹易胀。经北京某医院做心电图、多普勒彩超检查,确诊为病态窦房结综合征。经用中西药品治疗枉效,医生建议安装心脏起搏器治疗,患者考虑经济问题,慕名求予诊治。刻诊患者颜面失华,精神不振,语音低沉,抚脉沉迟,脉搏 40 次/分,舌苔薄白,辨证:心阳虚匮,肺气遏滞,脾胃素弱,化源不足,因果相因,故而发病,处以麻黄细辛附子汤加参、术、黄芪主治。方药:麻黄 6克,细辛 6 克,炮附子 10 克,党参 30 克,黄芪 30 克,白术 15 克,10 剂,水煎服,每日2 次。

二诊:脉证如前,无不良反应。守方服药 30 剂,脉搏已增至 50 次/分,心悸、胸闷、饥饿、恶寒、体倦肢痛亦有好转。继服 30 剂,脉搏已增至 60 次/分,以本方配丸药继服缓图。坚持 3 个月服药,避风寒,慎饮食,远房帏,增体育,诸证悉除。脉搏每分钟增至 65 次。

体会:麻黄细辛附子汤源自《伤寒论》少阴篇,为温阳解表而设,本例寒阻心肺,脾胃素虚,纳欲不佳,以致化源不济,阳气势微,导致循环滞涩。方中麻黄、细辛宣通心肺;黄芪、党参、白术补益心脾;附子温阳以保心阳而助麻黄细辛之力。《经》云:心者,君主之官也,神明出焉。肺者,相傅之官,治节出焉。心主血,肺主气,君相相通相使,调节脏腑气血,治节复健,病机已清,选方用药吻合,故本病半年治愈。

三、桂枝茯苓丸与当归芍药散治疗子宫肌瘤

王某,女,48 岁,工人,2003 年 3 月 10 日初诊。

主证:患者身体状况尚好,惟近来因与丈夫失和,经常生气而发生抑郁症。2003 年夏季又发现月经异常,血量时多时少,色暗红,时有延长,下腹部胀痛,伴有白带淋漓不断,到妇科医院检查,下腹部有硬块,复用超声检查发现宫体有核桃大小肿物,病理检查确诊为子宫肌瘤,属于良性。医生建议手术治疗,患者不愿手术,求中医于门诊。望诊:精神抑郁不爽,颜面晦暗,舌质暗红,苔白腻,脉沉涩。腹部检查从略。依医院 B 超所示。辨证:肝郁脾虚,气滞血瘀,痰瘀阻滞胞宫,凝聚为子宫肌瘤。子宫肌瘤属于中医"癥瘕"范畴。《神农本草经》《金匮要略》《诸病源候论》等书均有记载。"癥者有形为征,固定不移,痛有定处。瘕者瘕聚成形,聚散无常,推之可移,痛无定处"。一般以癥属血病,瘕属气病,但临床难以划分,故并称癥瘕。本案治疗遵《金匮要略》妇人篇之法,以桂枝茯苓丸、当归芍药散加香附合用治疗。方药:桂枝 10 克,牡丹皮 10 克,桃仁 10 克,当归 10 克,茯苓 10 克,香附 10 克,赤芍 10 克,红花 10 克,川芎 10 克,泽泻 10 克,水煎服,每日 2 次。

上药服 30 剂,月经趋于正常,带下减少,腹痛已止。复到医院检查,瘤体未增,续服 1 个月,瘤体缩小。遂用原方加鳖甲、水蛭、土鳖虫,介以软坚,虫以搜剔,使瘀化癥消,制丸剂缓图以治。

体会:陈慎吾老师治病强调治急性病如将,治慢性病如相。运用临床诚为箴

训。桂枝茯苓丸为化瘀消癥之方,药仅五味,桂枝、芍药(用赤芍)其性阴阳寒热并用;茯苓、牡丹皮分主气血,利湿而能清热;佐桃仁以消癥。癥之肇起必因寒,桂枝温化而消本寒;瘤之已成必兼湿热,故茯苓利湿,牡丹皮清热,赤芍凉血清热以和阴血。当归芍药散(当归、赤芍、川芎、茯苓、白术、泽泻)养血利湿并用,以加强养血活血、化湿利浊之功。增香附之意,血中气药也,主以解郁调经。运用于本病,药证相应,如矢中的,故收取临床著效。

半夏泻心汤治疗胃脘痛的体会

李葆富 （北京昌平国医堂门诊部）

 李葆富，主任医师，教授，男，1934 年 3 月出生，河南安阳人。毕业于北京中医研究所、北京中医进修学校、北京中医学院。原北京昌平中医院副院长。

半夏泻心汤出自东汉著名医学家张仲景所撰《伤寒论》，由半夏、黄芩、黄连、炙甘草、干姜、人参、大枣 7 味药组成，本方为少阳误下成痞所设，是辛开苦降、寒温并用、攻补兼施、调和脾胃的代表方剂。因其配伍精当，效专力宏，故后世广泛应用于各种消化系统疾病的治疗。以下将应用本方治疗胃脘痛的体会小结如下。

一、临床资料

1. 一般资料　本组 82 例，其中男性 44 例，女性 38 例，均为门诊患者。病程最短 14 天，最长者 5 年，本组病例经过纤维胃镜检查确诊 72 例。其中萎缩性胃炎 5 例，出血性胃炎 5 例，糜烂性胃炎 8 例，十二指肠溃疡 6 例，胃肠功能紊乱 10 例，Hp 阳性 25 例。

2. 诊断标准　参照 1995 年卫生部颁发《中药新药治疗胃脘痛的临床研究指导原则》。

3. 方药组成及治疗方法

半夏、黄芩、川黄连、干姜、党参、甘草、大枣。

水煎服，每日 1 剂，分 2 次服用。10 剂药为 1 个疗程。

4. 加减

(1)胃脘胀痛者加百合、乌药、延胡索。

(2)胃脘冷痛者加良姜、荜茇。

(3)胃脘刺痛者加丹参、檀香、砂仁。

(4)呃逆者加旋覆花、代赭石。

(5)腹胀者加厚朴、佛手、莱菔子。

(6)胃酸过多加瓦楞子、海螵蛸。

(7)大便隐血加大黄、三七、白及。

(8)呕吐恶心者加藿香、竹茹、砂仁。

(9)腹泻者加白术、茯苓、山药。

二、治疗结果

1. 疗效评定标准　治愈：胃脘痛及其他症状消失，胃镜检查正常；好转：胃痛缓解，发作次数减少，其他症状减轻，胃镜检查有好转；未愈：症状无改善，未再行胃镜检查。

2. 治疗结果　临床痊愈 48 例，占 57%；好转者 28 例，占 34%；无效者 6 例，占 9%。

三、病例介绍

王某，男，62 岁。胃脘痛反复发作 3 年，近 1 个月加重。证见心下痞满而痛，伴呃逆、泛酸、烧心、胃中灼热、肠鸣。舌苔白腻中黄，脉弦滑。胃镜：萎缩性胃炎，Hp阳性。伴轻度肠上皮化生。诊断：胃脘痛。辨证：脾虚肠寒，湿热中阻、胃失和降。立法：辛开苦降，和中化湿。方药：党参、半夏、干姜、川黄连、黄芩、大枣、旋覆花、代赭石、海螵蛸、砂仁、藿香、竹茹。上方连服 10 剂，诸症减轻，继续服用本方出入治疗 2 个月，诸症消失，胃镜复查：恢复正常。

四、体会

半夏泻心汤出自东汉著名医学家张仲景所撰《伤寒论》，《金匮要略》中亦有论述。《伤寒论》第 149 条曰："伤寒五六日，呕而发热者，柴胡汤证具，而以他药下之，柴胡证仍在者，复与柴胡汤。此虽以下之，不为逆，必蒸蒸而振，却发热汗出而解。若心下满而硬痛者，此为结胸。大陷胸汤主之。但满而不痛者，此为痞，柴胡不中与之，宜半夏泻心汤。"说明原方为伤寒证误下损伤脾胃之气，使少阳邪热乘机内陷，寒热错杂之邪干犯于中焦，致脾胃升降失常，气机痞塞，故出现"满而不痛"的心下痞证。由于心下痞证是由寒热错杂之邪痞塞于中焦，脾胃升降失和所致，故当兼见恶心、呕吐等胃气不降之证。《金匮要略·呕吐哕下利病脉证治》谓："呕而肠鸣，心下痞者，半夏泻心汤主之。"是对《伤寒论》条文的补充，也是将半夏泻心汤列为呕、利、痞的主要依据。

半夏泻心汤由半夏、黄芩、黄连、炙甘草、干姜、人参、大枣七味药组成，本方为少阳误下成痞所设，是辛开苦降、寒温并用、攻补兼施、调和脾胃的代表方剂。方论吴昆《医方考》卷一："伤寒下之早，胸满而不痛者为痞，此方主之。伤寒自表入里……若不治其表，而用承气汤下之，则伤中气，而阴经乏邪乘之矣。以既伤之中气而邪乘之，则不能升清降浊，痞塞于中，如天地不变而成否，故曰痞。泻心者，泻心下之邪也。姜、夏之辛，所以散痞气；芩、连之苦，所以泻痞热；已下之后，脾气必虚，人参、甘草、大枣所以补脾之虚。"因其配伍精当，效专力宏，故后世广泛应用于治疗消化系统疾病。方中重用半夏，味苦性辛燥，散结除痞，降逆和胃、止呕，为全方之君药;黄芩、黄连苦寒清降泄热开痞——苦降;干姜辛热,温中散寒除痞——辛开;黄芩、黄连、干姜共为臣药。三药寒热平调,辛开苦降。佐药——人参、大枣,甘温补脾气以和中,生津液,既可防黄芩、黄连之苦寒伤阳,又可制约半夏、干姜之辛热伤阴。使药——炙甘草,补脾和中,调和诸药。共达调和中焦脾胃升降之功。

半夏泻心汤是调节胃肠之和解剂。为治疗中气虚弱、寒热错杂、升降失常而致肠胃不和的常用方,又是体现调和寒热、辛开苦降治法的代表方。临床应用以心下痞满,呕吐泻利,苔腻微黄为辨证要点。半夏泻心汤主要症状分析:①痞——同"否",否塞不通。②满——胀满。③痛——疼痛。胃不降浊,呕吐。脾不升清,下利。

组成及剂量:半夏9克,黄芩6克,干姜6克,人参6克,炙甘草6克,黄连3克,大枣4枚。

【功用】 寒热平调,消痞散结。

【主治】 寒热错杂之痞证。

心下痞,但满而不痛,或呕吐,肠鸣下利,舌苔腻而微黄。现代用法:水煎服。病机:少阳证误下而中气虚,寒热互结于中焦,气机结滞,脾胃升降失常。半夏泻心汤治寒热交结之痞,故苦辛平等;此是与其他泻心汤之区别。本方即小柴胡汤去柴胡、生姜,加黄连、干姜而成。因无半表证,故去解表之柴胡、生姜。痞因寒热错杂而成,故加寒热平调之黄连、干姜,变和解少阳之剂,而为调和肠胃之方。后世师其法,随证加减,广泛应用于中焦寒热错杂、升降失调诸症。湿热蕴积中焦,呕甚而痞,中气不虚,或舌苔厚腻者,可去人参、甘草、大枣、干姜,加枳实、生姜以下气消痞止呕。现代医学广泛应用于急慢性胃炎、胃及十二指肠溃疡、慢性肠炎等证属寒热错杂、肠胃不和者。

注意事项:①食积之痞满者禁用半夏泻心汤,应该用保和丸。②痰浊内结之痞满者禁用半夏泻心汤,应该用旋覆代赭汤。

本方以调和为中心,通过调和,使体内阴阳、脏腑功能、气机的升降得以改善,

从而达到治疗目的。在应用半夏泻心汤时,应重点掌握寒、热、虚、实四要点。一为虚,脾气虚、胃阳弱而见乏力便溏、泄泻;二为实,气机升降失常而见胃脘痞满、腹胀;三为寒,胃阳不足而见恶食生冷、脘腹冷痛;四为热,脾胃运纳不健、食积化热上蒸而见口舌生疮、口干口苦、舌红苔黄、脉数等。

临床运用本方时可以扩大使用范围,凡是寒热错杂、阴阳失和、胃热肠寒、痰湿交阻、升降失常导致胃脘胀满,中焦痞满,恶心呕吐,嗳气吞酸,胃中嘈杂,肠鸣下利等均可应用此方。只要抓住主症及辨证准确,应用此方适当加减均有很好疗效。

大青龙汤证探究

王文友　（北京鼓楼中医医院）

王文友，主任医师，教授，男，1934 年生，山东文登人，师从陈慎吾、王友虞、刘寿山、朱格一、张菊人、关幼波等名老中医学习。曾在北京市中医医院、石景山中医院、鼓楼中医院工作。

大青龙汤证在仲景方中有三条：一是《伤寒论·辨太阳病脉证并治》中的第 38 条和第 39 条；一是《金匮要略方论·痰饮咳嗽病脉证并治第二十》的第 27 条。这三条原文，表面上看，前两条为外感病而设，后一条为杂病而立，顺理成章，不无道理。但仔细探究，可以发现，此三条有着深刻的内在联系。本文拟从原文解说、汤方释义、实践验证、几点体会四个方面加以阐述，谬误之处，敬请同道批评指正。

一、原文解说

《伤寒论·辨太阳病脉证并治》中第 38 条说"太阳中风，脉浮紧，发热恶寒，身疼痛，不汗出而烦躁者，大青龙汤主之。若脉微弱，汗出恶风者，不可服之。服之则厥逆，筋惕肉瞤，此为逆也。"本条冠首既言"太阳中风"，理应是"辨太阳病脉证并治上"的第 2 条"太阳病，发热，汗出，脉缓者，名为中风。"可是，今不见上述表虚证，而见"脉浮紧，发热恶寒，身疼痛，不汗出"的表实证。但表实证不应"烦躁"，今又烦躁，这是为什么呢？据第 4 条"伤寒一日，太阳受之，脉若静者，为不传；颇欲吐，若躁烦，脉数急者，为传也"的文义。可知，这是表实证有了变化，也就是风寒外束，郁热内扰所致。此时用大青龙汤外散风寒、内清郁热即可主治。然而，大青龙汤治疗的是外寒内热、表里俱实的证候，不能治疗"脉浮弱，汗出恶风"表阳虚的证候，故说"不可服之"。若错误应用是虚以实治，最终导致大汗亡阳，造成"厥逆，筋惕肉瞤"的逆证。总之，本条既指出了大青龙汤的主治证，又指出了大青龙汤的变化证。

同篇第 29 条又说："伤寒，脉浮缓，身不疼，但重，乍有轻时，无少阴证者，大青龙汤发之"。本条冠首为"伤寒"，理应是第 3 条"太阳病，或已发热，或未发热，必恶寒，体痛，呕逆，脉阴阳俱紧者，名为伤寒。"可是，今不见上述表实证，而见"脉浮缓，身不疼，但重，乍有轻时"。据"辨阳明病脉证并治"第 187 条："伤寒，脉浮而缓，手足自温者，是为系在太阴……"和"辨太阴病脉证并治"第 278 条："伤寒，脉浮而缓，手足自温者，系在太阴……"之意，可知，本条之脉浮缓为水湿在表之征。因为太阴为脾所主,脾司运化水湿,水湿之脉多为缓象。所以,水湿在体表则"脉浮缓,身不疼,但重",内热外蒸,水湿流动不居则"乍有轻时"。应当注意,这种身重,既不同于阳明病邪热伤气之身重(第221条);也不同于少阴病阳虚水泛之身重(第316条),故说"无少阴证者"。只有在断定本证为水湿在表,内有郁热时,方可用"大青龙汤发之"。此"发"字,具有发越在表水湿之意。总之,本条在上条的基础上,既指出了大青龙汤的适宜证,又补充了大青龙汤的禁忌证。

《金匮要略方论·痰饮咳脉证并治第十二》第27条说:"病溢饮者,当发其汗,大青龙汤主之;小青龙汤亦主之。"何谓溢饮? 该篇第2条说:"饮水流行,归于四肢,当汗出而不汗出,身体疼重,谓之溢饮"。显然,这是痰饮溢于表的病证,其治法的"当发其汗"。一法两方如何选用? 小青龙汤姑且不论,但就大青龙汤来说,《伤寒论》第39条之大青龙汤证不正是本条最好的注脚吗? 因为湿、水、饮、痰在性质上均属阴邪寒类;在病位上皆居于表;在病机上都是邪著于表面里热内郁;在见证上发热恶寒,或身体疼痛,或身体沉重,或身体疼重,无汗而烦躁,脉浮紧或浮缓;在治法上,发汗解表兼清里热;在选方上,大青龙汤则最为适宜。

如上所述仲景书中的大青龙汤证三条,第38条确为外感病之表寒里热证而设,奠基于前;第27条也确为杂病之溢饮里热证而立,衬托于后;而第39条水湿郁热证居于中间,以中介的形式,将前后二者紧密地联系起来。这样,不仅把大青龙汤证的辨证由下而上分为三级(即方证级——证型级——病证级)审辨得细致入微;而且也将其论治由下至上分为三级(即方剂级——治法级——治则级)对应得恰如其分。蔚然构成一个辨证论治的整体,同时,也为异病同治提示出法则。

二、汤方释义

大青龙汤方,由麻黄(六两)、桂枝(二两)、炙甘草(二两)、杏仁(四十枚)、生姜(三两)、大枣(十枚)、石膏(如鸡子大)7味药组成。对此,如从组织法则上分析:方中以麻黄为君,辛温发汗;桂枝为臣,协麻黄,增强发汗之力;石膏为佐,辛寒清热,可制麻、桂之温而宣郁清热;杏仁亦为佐,苦温入肺,疏利气机;生姜、甘草、大枣为使,既助宣发,又培中气。7药合和,共奏发汗解表、清宣郁热之效。若从方剂的组成变化来分析,可有两种形式:一是可以看作麻黄汤的加味方,麻黄用量加重一倍,故其发汗力量尤峻,以其开皮毛散风寒之邪,但内有郁热,纯用辛温发汗,须防助热,故加石膏清宣内热为佐,郁热易伤津液,故除甘草用量也增一倍,并加姜、枣,使其既能缓辛温峻汗之功,又能收甘寒生津之效,还能和中益气,调和营卫以培养汗源,使表寒解而里热除。二是可以看作由麻黄汤(麻、杏、桂、甘)与越婢汤(麻、石、甘、姜、枣)的合成方。麻黄汤功能发汗解表,主治太阳病表实证,这就是麻黄八证(如第35条)。而越婢汤功能散水清热,主治水气病风水内热证,也就是"风水恶风,一身悉肿,脉浮不渴,续自汗出,无大热"(《金匮要略方论·水气病脉证并治第十四》第 15 条)。两汤相合,即是大青龙汤方(只是大枣用量少了 5 枚),其功能则为发汗解表,清宣郁热。以此治疗太阳病表寒里热证及水湿里热证,或痰饮病溢饮里热证。以上三种解释,其义皆通,不过,我认为以第三种解释为好,因为它将大青龙汤的功效和适应证概括无遗。验之于临床,证明可行。

三、实践验证

多年来,我将上述观点,用于临床实践,收到了较为满意的效果,今择其三例,以资证明。

例 1 表寒里热证案

李某,女,44 岁,初诊于 1982 年 11 月 30 日。3 日前因患感冒,头痛流涕,恶寒无汗,身体疼痛,自服感冒冲剂不效,次日因发热(体温 39.9℃)而就诊。证见发热恶寒,头疼身痛,关节疼痛,无汗,烦躁不安,舌苔属白,脉象浮紧。诊为风寒束表,里热内郁。治以发汗解表,兼以清热法。处方:麻黄 18 克,桂枝 6 克,杏仁 12 克,生石膏 30 克,炙甘草 6 克,生姜 12 克,大枣 5 枚。2 剂。服 1 剂后汗出热退,诸痛大减。服 2 剂后神清脉静而痊。

例 2 水湿内热证案

马某,男,28 岁,初诊于 1984 年 6 月 12 日。自述前天外出遇雨淋湿,回家后洗澡又着凉,次日身体沉重不适,无汗而烦躁。自服姜糖水,也未出汗反而更甚。来诊时,依椅伏桌,困惫难支。证见身体沉重,四肢尤甚,时轻时重,烦躁不安,无汗,轻度发热恶寒,口不渴,眼睑微浮,舌苔白滑,脉象浮缓。诊为水湿困表,里有郁热,拟发散水湿,内清郁热法。处方:麻黄 12 克,桂枝 6 克,杏仁 9 克,生石膏 15 克,炙甘草 6 克,生姜 3 片,大枣 4 枚,服 3 剂而愈。

例 3 溢饮内热证案

辛某,女,54 岁,初诊于 1984 年 1 月 5 日。患头痛身疼,发热恶寒已 3 天,自服APC 及板蓝根冲剂未解,今晨因发热(体温 39℃),四肢浮肿,身体疼重而来诊。证如上述,细察无汗,心烦不渴,纳食不甘,二便正常,舌质略红,苔白腻,脉象浮数。综上脉证,诊断为溢饮于表,郁热于里,拟发汗解表,清宣郁热法。处方:麻黄 15克,桂枝 5 克,杏仁 12 克,生石膏 30 克,炙甘草 5 克,生姜 12 克,大枣 5 枚,1 剂。嘱得汗后停服,明日再诊。

次日复诊。诉服上药,旋即汗出染染,肢肿已消,身疼重亦除,寒热已退,食纳好转,唯口干微渴,时咳无痰,舌边尖红,苔白不腻,脉象略数,再拟清热益气生津法,仿竹叶石膏汤加减,服用 3 剂而收功。

以上 3 案,仅是我临床中较为典型的病例,但是,在临床上大量的病例多是非典型的,如能将大青龙汤加减化裁,则能适应更多的病症,诸如感冒、流感、麻疹、肺炎、胸膜炎、急性关节炎、丹毒、急性肾炎、急性皮肤病性水肿、急性眼病等,只要判断病机为外寒内热、表里俱实者,皆可投用,每收良效。

四、几点体会

通过上述探究,有如下四点体会。

1. 错综立论,着意辨证 《伤寒论》大青龙汤的原文,第38条证像是伤寒,而证名却标"中风";第39条证像似中风,则证名又标"伤寒"。初读乍看似乎矛盾,其实,参错尽变,互文见义。这种表述方法,是与《伤寒论》的学术渊源"勤求古训"等有关。我们知道,仲景书著述于东汉,那时我国逻辑"名学"思想已相当发达,特别是墨子已建立了相当完整的逻辑体系。因此,《伤寒论》在先秦逻辑思想的影响下,既有形式逻辑因素,又有朴素的辨证逻辑因素。例如:原文第1条"太阳之为病"是名,"脉浮,头项强痛而恶寒"是实。第2条"太阳病,发热,汗出,恶风,脉缓者"是实,"名为中风"是名。第3条"太阳病,或已发热,或未发热,体痛呕逆,脉阴阳俱紧者"是实,"名为伤寒"是名;等等。这里的"名"相当于常说的概念,"实"相当于概念的内涵和外延。上述条文是形式逻辑概念,是反映相对静止状态下六经病证的属性,看起来名实相符,比较简单和典型,容易理解。如果用它分析"太阳中风,脉浮紧"(第38条)和"伤寒,脉浮缓"(第39条)这些复杂的、非典型的条文,那就名实不符,自相矛盾了。其实,要用朴素的辨证逻辑来分析,就容易解决。例如,上述第38条"太阳中风"的"中风"这个名,已经变化取代了里有郁热之"烦躁"这个实,由于风为阳邪,善行而数变,阳热郁里则烦躁;而"脉浮紧,发热恶寒,身疼痛,不汗出"为伤寒之实。同样,第39条"伤寒"这个名,已经变化取代了水湿泛于体表"脉浮缓,身不痛,但重"和郁热外蒸"乍有轻时"这个实。因为辨证逻辑的概念,是反映辩证思维运动主要是对立统一过程中的事物属性。这要求我们对待复杂、非典型的事物,必须在运动发展的情况下加以考察,掌握了这种辩证思维方法,对《伤寒论》若干"名不符实"的问题,诸如栀子豉汤证和吴茱萸汤证为什么横跨太阳、阳明等数篇? 猪苓汤证为什么分列阳明和少阴两处? 四逆散证又为什么置于少阴篇? 如此等问题,都能迎刃而解。由此可见,仲景错综立论的重要意义,无非是让人们在临证时一定要进行正确无误的辨证。

2. 溯源导流,注重发展 事物是发展的,《伤寒论》将大青龙汤(第38、39条)置于麻黄汤(第35条)之后,说明大青龙汤是由麻黄汤发展而来。但是,这种发展不是简单的,而是复杂的变化的,其特点是蕴含了合方的性质,也就是大青龙汤是麻黄汤与越婢汤合方而成。虽然,在仲景书中没有明指,然而,仲景在《伤寒论》第27条,已经将桂枝汤与越婢汤合方构成桂枝二越婢一汤做了示范。考桂枝二越婢一汤,是为太阳病表虚里热证而设,而大青龙汤证则为太阳病表实里热证而立。二者里热虽同,但表之虚实有别。如此理解大青龙汤的组织形式,为推广应用其适应用提供了理论根据。也为后世医家加减化裁创制新方开辟了道路。例如,刘河间之防风通圣散,用防风、薄荷、荆芥伍麻黄而去桂枝,用桔梗易杏仁;用黄芩、栀子、连翘加强石膏清火解毒之力;加大黄、芒硝通里;加滑石、白术以理湿;加当归、芍药、川芎以理血,治风热壅盛,表里三焦皆实者。陶华之三黄石膏汤,用淡豆豉协麻黄而去桂枝,用黄芩、黄连、黄柏、栀子伍石膏以增加清火解毒之力,去杏仁、甘草,治表实无汗,热盛三焦,表里大热之证。吴鞠通之银翘散,用豆豉、薄荷、荆芥代麻黄,用牛蒡子、桔梗代杏仁,用苇茎、金银花、连翘、竹叶代石膏,去桂枝、生姜、大枣,治外感引动伏气,外邪未解,伏热已动者,所有这些,都是大青龙汤的新发展。

3. 理论指导,验于实践 众所周知,大青龙汤的病机是表寒里热,我们将"表寒"依据条文精神体会成风寒、水湿和溢饮,以此为指导,在临证时详察细审,分别治愈3种病证的多例患者(如上述病例)。又把大青龙汤加以增减化裁,则其治疗范围更加广泛。如按用量加减,则可变为麻黄二越婢一汤,治疗病机偏重在表的病证;或变为麻黄一越婢二汤,治疗病机偏重在里的病证;又可变为麻黄越婢各半汤,治疗邪少郁轻的病证。如果按药物加减,若加白术,则变为大青龙加白术汤(即《金匮》麻黄加术汤与越婢加术汤合方)治疗湿邪偏重的病证;大青龙汤去桂枝则变为越婢加杏仁汤(即越婢汤与麻杏石甘汤合方)可治疗汗出而喘,身无大热,身体沉重的病证;大青龙汤去桂枝加薏苡仁,则变为越婢加薏苡仁汤(即越婢汤与麻杏薏甘汤合方),可治疗汗出当风,潮热身痛,或风水恶风,一身悉肿,脉浮不渴,续自汗出,无大热等证。推之,大青龙汤去杏仁加芍药,则变为桂枝二麻黄一汤,或桂枝麻黄各半汤……。总之,大青龙汤结合病证表现的具体情况,进行辨证分析,或加或减,可内可外,真是解决临床治疗问题的好方剂。由此可见,"谨道如法,万举万全"(《素问·至真要大论》),具体到方剂,这里的"道"和"法"字,是规律和理论;而"举"和"全"字,是运用和实践。

4. 既是认识,亦是方法 仲景书是仲景时代对中医学的认识和总结,将这种认识和总结以他能够掌握的方法进行了表述。因此,学习和研究仲景书,不仅要探究仲景学术思想,而且还要研讨其方法论。例如,我们探究大青龙汤证,就是从上述两个方面入手的,这样,对看来似乎矛盾,其实深含辨证的条文获得了深刻理解。将这种理解经过反复实践,多方印证,从而得到了仲景书中的蕴奥。不难看出,仲景书既是对中医学的认识,亦是方法,而且还是认识和方法的对立统一。

茵陈五苓散证治验举隅

王文友　北京鼓楼中医院

茵陈五苓散证,见于《金匮要略方论·黄疸病脉证并治第十五》的第 18 条。我们根据原文"黄疸病,茵陈五苓散主之"的精神,探求方证病机,针对病机,应用于临床实践,取得较为满意的疗效。今择其验案 5 则,以求教正于同道。

一、治验 5 则

例 1　黄疸(湿热内蕴,湿重于热)案

海某,女,36 岁,1986 年 2 月 19 日初诊。10 日前恶心呕吐,胃脘疼痛,就诊于某医院,诊为急性胃炎,治疗未效,故来我院门诊。症见面垢神疲,恶心不欲食,口渴不多饮,脘胁有振水声且时有胀痛,时烦肢沉,小便短赤,大便尚调,舌苔白黄而滑,脉弦缓,查:巩膜微黄,肝脾未触及,肝区叩痛(+),下肢不肿,化验:谷丙转氨酶 620 单位,麝香草酚浊度试验正常,麝香草酚絮状试验(—),胆红素 1.5mg%,黄疸指数 20 单位,澳抗(—)。诊断急性黄疸型肝炎,证属湿热内蕴、湿重于热之黄疸证。治宜化气利湿,清热退黄法,投以茵陈五苓散。处方:茵陈 20 克,猪苓 10 克,泽泻 20 克,茯苓 15 克,白术 10 克,桂枝 10 克,半夏 10 克,5 剂,水煎分服。5 日后再诊:药后自觉症状明显减轻,恶心已除,续以上方去半夏再予 5 剂。1 周后复诊:目黄已退,诸症悉除,查肝功 5 项均正常而告愈,未服其他药物。

【按】　本例患者初起湿热蕴胃,胃气上逆而致恶心、呕吐、胃脘疼痛,迁延失治,由胃及脾,脾失运化,则湿热内盛,湿热郁蒸,则巩膜黄染。《素问·平人气象论》说:"目黄者,曰黄疸"。湿性重浊,阻滞脾胃,则见面垢神疲,恶心不欲食,口渴不多饮,脘胁有水声胀痛,肢沉,苔滑脉缓;而时饮,小便短赤,苔黄又为热象。综合分析为湿热内蕴,湿重于热,而致脾胃失和,故用五苓散化气利水以祛湿;茵陈蒿苦泄下降,清热利湿专于退黄;加半夏燥湿而和胃气。如此湿去热清黄退而脾胃自和。

例 2　黄疸(少阳不和,湿重于热)案

丁某,男,22 岁,1986 年 3 月 1 日初诊。患者于 2 月 20 日恶寒发热 39℃,经某医院诊为上感,以青霉素等药治疗热退,因出现目黄 2 天而来我院门诊。症见:恶寒微发热,目黄,口苦咽干,口渴不欲饮,恶心不欲食,厌油腻,腹胀沉重,身倦乏力,小便短赤,大便灰白,舌苔白腻,舌下黄,脉弦稍数。化验:谷丙转氨酶 164 单位,麝香草酚浊度试验正常,胆红素 1.5mg%,黄疸指数 20 单位,澳抗(—),触诊:肝脾

未及,肝区叩痛。诊断:"急性黄疸型肝炎"。辨证为邪居少阳,湿热内郁致发黄疸。法以疏解少阳,利湿清热。投以小柴胡合茵陈五苓散加减。处方:柴胡20克,黄芩10克,茵陈15克,泽泻20克,猪苓10克,茯苓10克,桂枝5克,白术10克,4剂,水煎分服。3月5日复诊:药后恶寒口苦均已,食欲好转,大便转黄,小便仍黄,少腹时胀,目黄略减,舌苔薄白稍腻,脉弦缓,此少阳证已解,改以茵陈五苓散加减。处方:茵陈30克,泽泻20克,猪苓10克,茯苓15克,桂枝5克,赤芍10克,5剂,水煎分服。3月11日三诊:目黄已退,少腹胀已,小便正常,肝区叩痛(-),精神食欲均好,复查肝功5项均已正常。续服上方5剂而愈。

【按】　本例为初起外感内传少阳,故见恶寒微热,恶心不欲食,口苦咽干,脉弦。少阳火热,内涉于脾,脾失健运,湿热郁蒸而发黄疸。此目黄,口渴不欲饮,厌油腻,腹胀沉重,身倦乏力,大便灰白,舌苔白腻为湿邪留滞之象;口苦咽干,小便短赤,脉数又为热邪内郁之征。综上分析,此为少阳不和,湿热内蕴,湿重于热之证。治宜和解少阳,利湿清热为法,故投以小柴胡汤合茵陈五苓散竟获全功。

例3　黄疸(湿热瘀结,肝胃不和)案

张某,女,15岁,初诊于1986年8月28日。患者于1984年10月,因感冒后纳呆乏力,经某院检查:谷丙转氨酶400单位以上,澳抗阳性,被诊为"乙肝",服用中西药治疗半年余好转,复学1年。近周来身重乏力,食欲不振,口干烦渴多饮,恶心时吐清水,腹胁胀痛,大便溏日1~3次,小便短赤,面色黄而欠泽,巩膜黄(卅),舌苔薄腻,脉弦滑。B超:肝大右肋下3.4cm,化验:尿三胆阳性,谷丙转氨酶886单位,麝香草酚浊度试验20单位,麝香草酚絮状试验(+++),胆红素3mg%,黄疸指数35单位,澳抗阳性,蛋白电泳γ25.4%。证系湿热瘀结,肝胃不和。治以利湿清热,疏肝和胃为法。处方:茵陈30克,泽泻20克,猪苓10克,茯苓15克,白术10克,桂枝5克,赤芍10克,郁金10克,半夏10克,生姜10克,5剂,水煎分服。9月2日再诊:诸症好转,吐水已止,腹胁胀痛亦解,渴饮势减,小便黄量增,大便日1~2次,尚有目黄,纳差,乏力,续以上方去半夏、生姜、再服7剂。黄疸退净,纳佳神复,二便调。复查肝功5项均正常,澳抗阴性。并以香砂六君子汤合四苓汤加减善调其后。

【按】　本例患者西医诊断为"传染性黄疸型乙型肝炎"。而笔者通过四诊分析,认为身重乏力,食欲不振,恶心时吐清水,腹胀便溏,面目黄,苔腻为湿阻中焦;而口干烦渴多饮,小便短赤,脉滑为热郁于里;胁胀痛,脉弦为肝气郁滞。综为湿蕴热郁,湿重于热,肝胃不调之证,故选用茵陈五苓散利湿清热,加赤芍、郁金以疏肝解郁;小半夏加茯苓汤以和胃气。待湿去热清黄退胃和,再用香砂六君子汤合四苓汤健脾以善其后。此即《金匮要略》第一篇:"见肝之病当先实脾"的道理。

例4　黄疸(湿热瘀结,气滞血瘀)案

邓某,女,63岁,初诊于1989年8月26日。患者糖尿病5年余,间断服用中西

药物,血糖维持在 150～200mg％,尿糖(＋～＋＋＋)。"三多"症状不明显。于1989 年 7 月底因感冒咳嗽,周身刺痒,经皮科诊为皮炎,治疗未效,续见恶心欲吐故来诊。现症:头晕沉胀,恶心不欲食,厌油腻,胃脘堵闷,腹胀小便黄少,大便稍干,下肢肿胀,皮肤瘙痒,双目微黄。检查:尿胆红素阳性,SGPT 2544.5 单位,胆红素 1.5mg％,黄疸指数 15 单位,血糖 155.1mg％。B 超:胆囊息肉。胆囊造影:未显影。舌苔黄腻质暗,脉弦滑。西医诊断:"急性黄疸型肝炎,糖尿病,胆囊息肉。"中医诊为黄疸。证属湿热瘀结,气滞血瘀证,治以利湿清热,理气活血。投以茵陈五苓散加减。处方:茵陈 30 克,苍术 10 克,泽泻 20 克,茯苓 15 克,猪苓 10 克,桂枝 5 克,半夏 15 克,杏仁 10 粒,郁金 10 克,赤芍 10 克,泽兰 15 克,5 剂,水煎分服。9 月 1 日再诊:药后症减,舌脉同前,续以上方加酒大黄 3 克,5 剂。前后五诊,均以上方为主,略有加减一二,共服 20 剂,黄退,纳食尚好(糖尿病食控),二便尚调,化验肝功 3 项均正常,胆红素 0.2mg％,黄疸指数 2 单位,尿糖(＋＋),血糖181.7mg％。

【按】 本例患者素有消渴病,半月前因外感肺气不宣,湿热内蕴,胃气上逆则见恶心欲吐,厌油腻,胃脘痞闷;湿热上蒸,故两目微黄,头晕沉胀;外扰则皮肤瘙痒,湿热下注则小便黄少,而大便稍干,下肢肿胀。舌苔黄腻脉滑是湿热的指征。舌质暗,脉弦又为肝滞血瘀的确诊。综上脉证,此系湿热瘀结,湿重于热,气滞血瘀之证,治宜利湿清热,理气活血为法,选用茵陈五苓散加杏仁、郁金、赤芍、泽兰为方,随证出入 20 剂而愈。

例 5 浮肿(湿热瘀结,脾肾两虚)案

李某,女,58 岁,初诊于 1991 年 1 月 28 日。患慢性肾炎、肾功能不全已 9 年,胆结石发现年余。5 年来间断服用中药调理,病情比较稳定。旬日来面浮肢肿,面色黄白欠泽,头沉如裹,恶心纳呆不渴,脘腹胀满,便溏日 1～2 行,小便黄少,心烦神倦,腰疲乏力,巩膜不黄,舌苔白黄而腻,脉象滑数。化验:肌酐 2.13mg％,尿素氮 24.9mg％,CO_2 CP 50.3VoL％,血沉 33mm/h,尿蛋白(＋＋),肝功正常。辨证为久病脾肾两虚,湿热瘀结,湿重于热证。法以利湿清热先治其标,投以茵陈五苓散加味。处方:茵陈 10 克,桂枝 5 克,茯苓 15 克,猪苓 10 克,泽泻 20 克,白术 10 克,半夏 15 克,山药 15 克,白豆蔻 10 克,4 剂,水煎分服。2 月 2 日再诊:诸症大减。复诊 4 次,共服上方 19 剂,水肿消退,湿热已清,纳食已佳,舌苔亦退。复查:肌酐 1.6mg％,尿素氮 20.3mg％,血沉 13mm/h,尿蛋白(±)。尚感腰酸膝软乏力,改用六味地黄汤加减,调补脾肾。

【按】 本例患者病情复杂,久病正虚,又罹邪实,标本兼有。时症面浮肢肿,头沉如裹,恶心,纳呆不渴,脘腹胀满,苔白而腻为脾湿不运;小便黄少,心烦,苔黄,脉滑数为热郁于里,此湿重于热之象;面色黄白欠泽,大便溏,神疲腰酸,又为脾肾两虚之证。从证的标本关系上看,急则治其标,故以利湿清热为急。用茵陈五苓散利

湿清热,加半夏、山药、白豆蔻燥湿健脾和胃以顾后天,待湿去热清胃和,再以六味地黄汤加减,以治其本而善后。

二、几点体会

1. 研究原文,抓住辨证　本方证的原文过简,只言"黄疸病",未言脉证,这须用以方测证法进行分析。茵陈五苓散由五苓散加茵陈而成。五苓散在《伤寒论》中有第71、第72、第73、第74、第145、第161、第246、第385等8条,《金匮要略》中有1条,即痰饮篇第31条,共计9条,其功能为温运阳气,化气行水,主治阳气不化,水湿停留证。而茵陈蒿味苦性微寒,功当清利湿热而退黄疸。一方一药相合,主治湿热郁结发黄证,并且是证情初起,湿重于热。

本方证又为该篇第16条"诸病黄家,但利其小便"出示一方治,并与第13条茵陈蒿汤证进行对勘。前者热重成实,以发热腹胀满,口渴苔黄为主;本方证湿重偏表,以发热恶寒,身重,小便不利,口渴不多饮,苔腻为主。至于发黄的颜色,前者必黄而鲜明,后者则不甚鲜明,也是薪证中的眼目。

2. 分析方义,揭示蕴涵　茵陈五苓散,可视为五苓散的加味方。五苓散由桂枝、白术、茯苓、猪苓、泽泻五药组成,其量比关系是 2∶5∶3∶3∶5。方中桂枝温通阳气,助膀胱气化;泽泻味咸利肾,泻膀胱之水;茯苓、猪苓补脾利水;白术味甘健脾,淡渗利水。五药合和,共奏健脾祛湿,化气利水之功。于本方再加分利湿热、善于退黄的茵陈,即茵陈五苓散,功用化气利水清热退黄。

3. 探讨理论,指导实践　基于上述,茵陈五苓散证的病机是湿热瘀结,湿重于热。其临床指征为:恶寒发热,身目发黄,心烦口渴,渴不多饮,四肢沉重,小便不利,脉浮滑或弦缓,舌苔腻。以此为指导,运用于临床,分别治愈如上所述多例患者,由此可见,只要谨守本方证病机,结合实际情况,将茵陈五苓散或加,或减,或合方,或化裁,其应用范围就更加广泛。

麻杏石甘汤加味治疗小儿肺炎

胡子葵 （北京普仁医院）

 胡子葵，1935 年生，著名儿科专家。1957 年毕业于私立汇通中医讲习所，师承全国著名伤寒派大师陈慎吾教授。

从事中医临床工作近 50 年，已形成一套成熟有效的治疗方案，深得广大患者的赞誉。

小儿肺炎是儿科临床常见病之一，用麻杏石甘汤加味治疗小儿肺炎 30 例，小结如下。

一、临床资料

本组 30 例均系门诊患儿，其中男 12 例，女 18 例。年龄：3 个月至 1 岁以下者 10 例，1 岁以上至 5 岁者 15 例，5 岁以上者 5 例。病程：1～6 天 15 例，7～14 天 10 例，15 天以上者 5 例。

二、临床表现

全部病例均有不同程度的发热、咳嗽气喘、痰鸣鼻扇、烦躁不安，体温 37～40℃。肺部体征：两肺有干湿啰音 20 例，湿啰音 10 例。舌诊：舌质红者 10 例，苔薄白者 10 例，苔黄者 10 例，苔白厚腻者 5 例，舌燥少津者 5 例。实验室检查：白细胞计数 5000～10 000/mm^3 者 15 例，10 000/mm^3 以上者 15 例。X 线检查：肺纹理增强 12 例，肺有小片状阴影 16 例，肺纹理模糊阴影 2 例。

三、治疗方法

麻黄、杏仁、生石膏、甘草、鱼腥草、桑皮、黄芩、紫苏子，每日 1 剂，水煎分 4 次服。加减法：痰多加二陈；高热不退者加金银花、连翘、小儿牛黄散；喘憋甚者加葶苈子、莱菔子；便秘者加大黄；痰多黏稠者加瓜蒌。

四、疗效标准

痊愈：体温正常，症状体征消失，血象正常，胸透炎症全部吸收。有效：体温、症状、体征血象均减轻，胸透炎症未完全吸收。无效：用中药 3 天以上，体温仍高，症状体征未见改善者。

五、病案举例

王某,女,3 岁,初诊于 2000 年 3 月 15 日。初病时发热咳喘,经某院检查化验,胸透诊断为病毒性肺炎,用抗生素治疗数日无效。现仍然发热 7 天,咳喘,喉中痰鸣,鼻翼扇动,烦躁不安,大便干。检查:面红,舌红苔薄黄,指纹青紫,脉滑数。T38.6℃,两肺可闻干湿啰音,有三凹征,白细胞 8000/mm³。

辨证:痰热闭肺,肺失肃降。

治法:清肺化痰,降气定喘。

麻黄、杏仁、生石膏、鱼腥草、黄芩、桑白皮、地骨皮、紫苏子、葶苈子、天竺黄、甘草。

上方服 2 剂,热退,体温 36.5℃,咳喘好转,效不更方,继服 3 剂,诸症消除。两肺干湿啰音完全消失,以益气养阴法善后调理。

六、体会

本方为张仲景《伤寒论》名方,原为治疗太阳病发汗未愈,风寒入里化热“汗出而喘者”,余以本方为主治疗小儿肺炎,取得满意效果。

方中麻黄宣肺定喘;生石膏清肺退热;杏仁降肺气化痰止咳;鱼腥草清热解毒;黄芩、桑白皮清肺止咳;紫苏子、葶苈子降气化痰平喘。本方适用于痰热闭肺型小儿肺炎较好,无论在退热方面,在肺部的啰音消失、肺部的炎症吸收、临床症状的消除等方面均取得满意的效果。

小儿脏腑娇嫩,形气未充,易虚易实,易寒易热的特点,运用攻下药要注意,恐伤正气。如果患儿高热不退,喘憋甚者,大便数日未通者,可加大黄,通腑泻热,往往取效甚速,邪去正安。久病体弱者不可使用本法。

运用四逆散之点滴心得

吴大真 （中国保健协会）

闫民川 （中国中医科学院周超凡教授的入室门人）

　　吴大真，主任医师，早年毕业于北京中医药大学中医系，曾先后任中国医药科技出版社社长兼总编、中国中医药出版社社长兼总编及中国医药报社社长等职，现任中国保健协会副理事长。

1960年，正值国家困难时期，但我们北京中医学院的师资力量却是鼎盛的。我们这些学子们如饥似渴地游走在博大精深的传统医药文化之中，那时虽然粮食紧缺，但刻苦学习中医基础理论成了我们最丰富的精神食粮。

中医的四大经典著作之一张仲景《伤寒论》便是陈慎吾老师给我们的"最后的晚餐"。陈老讲课，条理清晰，生动活泼，深入浅出，半个世纪过去了，仍历历在目。

《伤寒论》的方药中，我比较喜欢用四逆散。这可能与既是长辈又是老师的秦伯未先生有关，秦老常说："四逆散，君臣佐使，功治分明，既能疏肝理气，又无壅滞流弊，是个好方子。"中医学认为女子以肝为先天，而女子又最容易患肝郁气滞。况且，肝木又为五行之首，极易影响心火、脾土、肺金及肾水。四逆散既为疏肝理气之常用方剂，又能调理五脏之阴阳失衡，所以临证可治疗多种疾病，其理有据，其效可观。

四逆散是为"少阴病四逆"而立。《伤寒论》第318条中"少阴病，四逆，其人或咳，或悸，或小便不利，或腹中痛，或泄利下重者，四逆散主之"。仲景用于"阳郁四逆"之热逆症。

四逆散方：柴胡、芍药、枳实（破，水渍，炙干）、甘草（炙）。上4味，各10分，捣筛，白饮和服方寸匕，日3服。

1000多年来，历代医家在张仲景四逆散立法基础上，有所发展和创新。四逆散从配伍意义看，适应证广。方中柴胡味苦平，微寒，无毒，入心、肝、脾三经，为和解之君药，疏达肝气，升脾胃之清阳，使郁里之阳气外达。枳实辛苦，味酸，微寒，无毒，入肺、脾、胃、大肠四经，泻热行气，能消一切痛，降脾胃之浊阴。白芍苦酸、凉，手足太阴引经药，入足厥阴、太阴、少阴经，缓中调胃，益气以解郁热。柴胡解之，枳实通之，白芍收之，甘草和之。柴胡、甘草同用，和中疏郁。柴胡、枳实同用，能升清降浊。枳实、白芍同用，通经散郁，流畅气滞。白芍、甘草同用，缓急舒挛，调和肝脾。四药辛、苦、甘、酸、寒，共呈升清降浊、疏肝理脾、调气去滞、缓急止痛之功。升降顺,肝脾和,气机转输,则四逆复而诸症解。

《丹溪心法》:"气血冲和,百病不生,一郁怫郁,百病生焉。故人身诸病多生于郁。"《景岳全书》:"凡五气之郁,则诸病皆有,此因病而郁也。若情志之郁,则总由乎心,此因郁而病也。"可见病与郁有密切关系。有先郁而病者,有先病而郁者,所以四逆散能治疗急慢性之疾病多因郁而引起阴阳不调、气血不和、寒热错杂、虚实兼见之病证。所谓少阴四逆,是由于肝脾失调,气机不宣,清阳不升,浊阴不降,以致阳郁于里,不能宣达四肢所致,其或咳,或悸,或小便不利,是由于气机不宣,或腹中痛,或泄痢下重,是由气血郁滞。本方以"郁"为对象,方剂之重点在于"宣达郁滞"。

四逆散所治之四逆,在病机上是由于邪热传里,或肝气郁结,致阳气内郁不能外达四肢而逆冷,故其逆冷并不严重,它与少阴病之"脉微细,但欲寐"等阴盛阳虚四逆的"阴厥"证候绝然不同。从临床上看,热邪传里致厥者有,但以肝气郁结、阳气不能外达致厥者多见,且往往兼有肝木侮土之胸胁胀痛、食欲不振、腹部胀痛,或伴泄利下重、大便不调等症状。后世医家根据四逆散的配伍含义,扩大了应用范围。凡由于肝气郁结为主因而致的一些病证,多以本方为基础加减运用,从而衍变出许多著名的方剂,如《景岳全书》之柴胡舒肝散、《和剂局方》之逍遥散、《医林改错》之血府逐瘀汤等,均由此方加减化裁而来,有的用药相仿,有的理法相同,均与本方药异而理近功同。临证治疗多种疾病,遵古而不泥于古,读书而求灵活,实为医者之大任。

总结前人的经验和我自己的使用实践,四逆散适用于气郁、血瘀、食滞、湿热风痰寒积以及肝脾不调、脾胃不和所致之诸病症。如头痛、目痛、喉痛、胸胁痛、胃脘痛、腹痛、虫痛、疝气痛、腰痛、痹证、泄泻、便秘、癃闭、黄疸、积聚、咳嗽、遗精、眩晕、耳鸣、失眠、心悸、虚损、痢疾、惊风、肢厥、癫狂、痫证、月经不调等。

四逆散是以治疗肝气郁结、气机阻滞为主的方剂,其主要症状以"胀痛"为特点,且往往先从肝经部位开始,尤以两胁及少腹最为明显,进而影响脾胃功能失常出现食欲减退、恶心甚则呕吐、泄泻等"木克土"的证候。并因肝气不舒、气机阻滞使情志不畅,出现烦躁甚或暴怒等症。《类证治裁》说:"肝木性升散,不受遏郁,郁则经气逆,为暧,为胀,为呕吐,为暴怒胁痛,为胸满不食,为飧泄……",所以四逆散临床运用中必须根据不同的病情、体质、生活习惯等灵活加减,掌握其肝气郁结、气机阻滞的特点,才能在治疗中有的放矢,取得较好的疗效。

在治疗疾病过程中,以本方为基础灵活加减,体现了异病同治及有其症用其药的治疗原则。四逆散在广泛应用临床时,必须配合八法灵活掌握,加减化裁,才能提高疗效。如头痛,有外感内伤之分。外感又有风寒、风热、风湿之分,内伤有肝阳上亢、肾虚、气虚、血虚之异。诸如此类都可用四逆散加味治疗。风热加桑叶、菊花。风湿加羌活、苍术、白芷。肝阳上亢者加石决明、钩藤。肾阳虚者加枸杞子、熟地黄、山茱萸。气虚者加党参、黄芪、升麻。血虚者加当归、川芎、首乌。如应用于其他病证,热者加清热之品,寒者加温热药同用,湿者与祛湿药配合,夹风者与治风药共进,夹痰者与除痰药相助,夹食者兼消,虚者兼补,实者兼攻,寒热错杂、虚实兼见者合投温清攻补之品。总之或单用四逆散而解,或须借四逆散升清降浊、调和肝脾之力,促进汗、吐、下、和、温、清、消、补的作用,从而达到提高疗效、药到病除的目的。

现代药理研究对本方药味功效也有证实。

柴胡,有解热镇静、镇痛、抗菌、抗病毒作用。动物实验证实退热作用平稳可靠,体外试验对结核杆菌的生长有抑制作用,对流感病毒有较强的抑制作用,有抑制第1型脊髓灰质炎病毒引起的细胞病变的作用。

白芍,有解痉、镇痛、镇静、抗菌、抗真菌之作用。实验证明,白芍能抑制胃液分泌,预防大鼠应激性溃疡病的发生,对实验家兔的离体肠管和对大鼠在胃及子宫的平滑肌有降低肌张力和抑制运动的作用,芍药苷对中枢神经系统有抑制作用,对多种皮肤真菌有不同程度的抑制作用,对金黄色葡萄球菌、志贺痢疾杆菌有较显著的抑制作用。

枳实,行气破积。证实其作用为兴奋胃肠功能。动物实验发现枳实煎剂能使胃肠蠕动增强而有节律。枳实能兴奋子宫,作用显著,动物实验发现枳实、枳壳的煎液能使家兔子宫收缩有力,紧张度增加。甘草,补脾益气,清热解毒,润肺止咳。证实其具有解毒、解痉祛痰,能使水钠潴留,血压增高,钾排出增加,且有类肾上腺皮质激素作用。抑制平滑肌活动,实验物离体肠肌稍有解痉作用,动物实验证实能抑制组胺引起的胃液分泌。甘草配芍药有相互增强疗效的协同作用。

运用四逆散的病案举例如下。

1. 黄疸型传染性肝炎　我本人,1965年毕业,当时所有大学生都要到农村参加社教。我积极响应号召,改造自己,努力工作,努力劳动,也更喜好给人摸脉看病。突然发热,食欲缺乏,厌食油腻,恶心甚则呕吐,有时腹胀肠鸣,大便溏,日二三次,小便黄赤短少,脉弦数。我自己按感冒夹食治疗,无效果。数日后,一位农村小姑娘对我说:你的眼睛黄了。当时我们下乡都不带镜子,住的地方也没有镜子。我赶紧找来镜子,一看果然眼睛黄了,脸也黄了。我立即初步诊断为急性黄疸型传染性肝炎。只能急送当地很简陋的医院检查、诊断、治疗。在医院常规治疗的同时,我要求自服中药。当时只能与秦伯未老师通信请教。治则:疏利肝胆,清热利湿退黄。四逆散合茵陈蒿汤加减:柴胡、枳壳、生甘草、茵陈、栀子、大黄、车前草、金钱草、橘皮、生麦芽等。那时,不可能有现在好的条件,但我较快治愈,未留下任何后遗症。因此,医院让我也给其他肝炎患者治疗,声名大振,尤其是积累了丰富的经验。"阳黄",即所谓"疫疸"或"瘟黄"。其发病是由"疫邪"外袭,郁而不达,以致湿热蕴结中焦,熏蒸于肝胆,导致肝胆疏泄失常,胆汁不循常道外溢肌肤而发黄疸。

《沈氏尊生书》:"天行疫病以致发黄者,俗为之瘟黄,杀人最急。"在治疗上据"身黄如橘子色,小便不利,腹微满者,茵陈蒿汤主之",又据《内经》"木郁达之"之旨,选用四逆散合茵陈蒿汤加减治之。四逆散去芍药加橘皮、生麦芽疏肝解郁,理气消胀,透邪外出,以恢复其肝胆功能,茵陈蒿汤加车前草、金钱草清热利湿退黄。两方合用,肝胆功能恢复,湿热之邪消除,则黄疸自退。

2. 无黄疸型传染病肝炎　某男,20岁。患者近几天畏寒发热,面色微黄,食欲差,恶心,精神疲惫,右胁部疼痛,腹部胀气明显,晚上更甚,大便稀,日3次,小便短少。苔薄白,脉略弦数。营养中等,巩膜、皮肤无黄染。心、肺无异常发现。肝大,脾未触及,腹部胀气,无压痛。化验检查血常规正常,尿及大便常规均正常,肝功异常。西医确诊为急性无黄疸型传染性肝炎。家中甚笃中医药,故在西医常规治疗的同时,恳求服中药。治则:清热解毒,疏利肝胆。四逆散加减:柴胡、枳壳、生甘草、鸡骨草、败酱草、栀子、丹参、生麦芽、山楂等。急性无黄疸型传染性肝炎,系由肝炎病毒引起的传染病。初治以驱邪外出为主,但应避免过度攻伐而伤正气。以柴胡轻清升散透邪外出、舒达肝胆为主药。枳壳理气散结通畅气机。生甘草缓中调胃。兼有热象者宜去白芍之敛。加鸡骨草、败酱草、栀子以清泄肝胆湿热,使邪从内外二途分消。加丹参养血活血以扶正。本"见肝之病,知肝传脾,当先实脾"的原则,以保护人体能摄取充足的营养,增强其抗病能力,故加生麦芽、山楂顾护脾胃,培补中气,以达扶正祛邪的目的。况且,柴胡、生甘草、鸡骨草、生麦芽相配伍,不仅能疏肝解郁透邪外出,按现代研究,其还有降酶、护肝、镇痛、助消化等现代药理作用。

3. 胆囊炎　某男,职工。右上腹疼痛,西医确诊为胆囊炎。虽服用西药,疗效不显。近日加重,故来治疗。右上腹阵发性疼痛,甚则牵引肩背,胆囊区压痛明显,食欲缺乏,恶心,吐苦水,神疲乏力,下午低热,小便黄少。苔薄黄腻,脉沉弦数。辨证:肝胆郁热。治则:舒肝解郁,利胆清热。四逆散、金铃子散加减:柴胡、炒白芍、枳实、甘草、焦山楂、郁金、广木香、茵陈、蒲公英、川楝子、延胡索粉等。水煎服。常期间断服用,未再复发。胆为"中清之腑",以疏泄清利为宜。胆寄附于肝,肝胆相为表里,与肝的功能十分密切,协助脾胃运化饮食。胆汁疏泄不利,则影响脾胃功能而出现食欲不振,恶心腹胀,同时伴见低热、右胁下痛等症。此即肝胆郁热为患,治用四逆散合金铃子散加郁金、木香疏肝解郁止痛,加茵陈、蒲公英以利胆清热祛湿,佐山楂以健胃消食。故能取效较快。

4. 慢性腹泻　某女,成年人。患者因产后生气,引起腹泻,时轻时重。每因饮食生冷或生气后诱发。经医院诊为"慢性结肠炎",经服西药效果不明显。面色微黄,乏力神疲,食欲不佳,腹胀,嗳气连声,少腹部冷痛,泄下清稀,无脓血,每欲大便即少腹拘急胀坠疼痛,泄后痛减,大便日三四次,小便短少。苔白腻,脉沉弦缓。治则:疏肝健脾,温中散寒。四逆散、痛泻要方、附子理中汤加减;柴胡、白芍、枳壳、炙甘草、熟附子、乌药、干姜、白术、陈皮、防风、党参、小茴香、谷芽、麦芽等。水煎服。数剂药后,临床症状消失,食欲增加,身感有力,二便正常。腹泻一症病因较多,治法非一。此例慢性腹泻系由肝郁脾虚、肠中虚寒、脾之运化失常所致。其特点是每泄则腹中拘急胀坠疼痛,泄后则快,往往兼见胃脘胀痛、食欲不振等症。此乃扶正祛邪,攻补兼施。

5. 外伤胸痛　某男,成年人。节假日朋友们一起喝酒,有人酒醉,胸部被误伤几拳。自觉逐渐两胁胀痛,牵引胸背,出气、咳嗽则痛剧,有针刺感,身重滞不灵,性情烦闷,眠差,纳差,大便稍干,舌淡微紫,苔薄,脉弦。检查无任何阳性体征。辨证:外伤肝郁气滞血瘀。治则:疏肝解郁,活血化瘀。四逆散加减:柴胡、白芍、枳实、生甘草、延胡索、川楝子、陈皮、茯苓、川芎、九香虫等。并配服云南白药。数剂愈。

6. 经闭不行　某女,25岁,未婚。15岁初潮,按时而至。因婚姻问题而动怒不息,号哭不止,而后突然经闭不行,少腹及两胁胀痛,痛处拒按,腰痛,便溏,舌淡红,有瘀点,苔白微腻。辨证:其病由怒气伤肝,肝郁不达,冲任不调,血停胞宫所致。治则:调肝脾,和气血。四逆散加减:柴胡、赤芍、白芍、枳壳、生甘草、当归尾、红花、怀牛膝、血竭、香附、梅花、月季花、鸡血藤等。并嘱其处理好个人问题,从精神上治疗疾病。数剂后,其经复行,按时而至,色量正常。现已结婚生子,家庭美满。

7. 口异味证　某女,成年人,商人。因大怒引起胁痛腹胀,口出异味。中、西医多方治疗无效。体检未见阳性体征。近日加重,影响饮食,每食则感异味气自咽上冲,嗳气而出,甚则恶心呕吐,乏力,心悸失眠,月经紊乱,平素喜食酸味食物,性情易急躁,大便稀,日2次,小便少,苔白腻,脉沉弦。辨证:此属肝郁脾虚,胃失和降。治宜:疏肝理气,健脾和胃。四逆散、平胃散加减:柴胡、白芍、枳壳、甘草、陈皮、川厚朴、苍术、百合、首乌藤、鸡血藤、郁金、炒酸枣仁等。数剂愈。《难经》谓:"脾色黄,其臭香……",又云:"脾气通于口,口和则知谷味矣,心气通于舌,舌和则知五味矣"。人能知气味与心脾等脏有关。此病始于大怒后,两胁痛,腹胀,异味气上冲咽部,食少乏力,大便稀,苔白腻,系肝强脾弱,肝木克土。其病根源于肝气横逆,而影响于脾,以致脾之运化功能失常,加之病久肝血亏损,影响及心的正常功能,致成此症。《内经》"必伏其所主而先其所因",治用四逆散加川朴、郁金疏肝解郁,通畅气机为主,加苍术、陈皮以健脾和胃,佐以酸枣仁、百合、首乌藤养心安神。肝气得疏,脾气得升,胃气得降,心得滋养,脏腑功能得以复常,口异味证即除。

8. 牙龈肿痛　某男,69岁。患者经常牙龈肿痛,食辛辣厚味之食物则痛甚。伴胁肋胀痛,胃脘不适,食纳减少,大便干,数日一行,溲赤,口渴而饮水不多,舌红、苔黄腻,脉实而兼沉。因血压、血糖波动不稳,口腔科医生只给消炎。患者痛苦不堪,抱着试试的态度来看病。辨证:气郁生湿,湿郁生热,胃中素有宿垢,热邪与宿垢相结,蕴郁于阳明经。因湿热循经上蒸于上下牙龈,故牙龈肿痛、舌红、苔黄腻、脉实兼沉、口渴而饮水不多。湿热之邪循经下行则便燥溲赤。治则:根据"气郁必先理气,湿郁必先燥湿,热郁必先清热……或一法单施,或二法兼行,或数法兼用"之理,治宜:疏肝解郁和中,清胃泻热利湿。四逆散加减:柴胡、枳实、白芍、生甘草、生石膏、竹叶、荷叶、山楂、麻子仁等。数剂牙龈肿痛诸症如失。